★ 高等医药院校护理学专业规划教材

医学统计学
MEDICAL STATISTICS

★ 主编　王乐三

编者（按姓氏笔画排序）

王一任　王乐三　史静玲
罗建清　胡平成　胡国清
胡　明　曾小敏　谢和宾
童　瑶　虞仁和

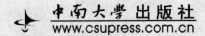
中南大学出版社
www.csupress.com.cn

内容简介

　　本书系统地介绍了医学科研中常用的统计方法。全书共 13 章，主要内容包括数据特征的描述、t 检验、F 检验、卡方检验、非参数检验、相关和回归分析、调查研究设计、实验研究设计、临床诊断试验设计和评价等基本方法，以及应用统计软件 SPSS 对问题的解决。

　　本书主要的特色是强化统计学应用的基本概念和数据分析的能力，突出学生自学能力、实践能力、学以致用能力、举一反三能力的培养，可作为医学专升本各专业学生的医学（卫生）统计学教材和医学科研工作者解决统计问题的参考书，也可作为数据分析的入门教材。

前　言

　　新世纪是生命科学和信息技术快速发展的时代。要在大量的医学信息中获得有价值的结果，需要对信息进行科学的分析。医学统计学是应用统计学的基本原理和方法，研究医学及其相关领域数据信息的收集、整理、分析、表达和解释的一门科学，是医学生的一门重要的基础课程，是医护工作者在从事临床工作和科学研究过程中必须掌握和了解的基本知识。

　　本书从专业培养目标和教学实际出发，精选"基础理论、基本知识和基本技能"内容，突出学生自学能力、实践能力、学以致用能力、举一反三能力的培养。全书共 13 章，第一章绪论，第二章至第十一章基本统计方法，第十二章医学人口统计与疾病统计，第十三章 SPSS for Windows 统计分析。还有统计用表、练习题和英汉名词对照 3 个附录。涵盖了医学本科生培养目标中需要了解和必须掌握的统计学的基本理论、基本方法和基本技能。

　　本书的编写得到中南大学出版社、中南大学网络学院和中南大学湘雅公共卫生学院的大力支持。李娴编辑为书稿编辑加工做了大量深入细致的工作。谨在此一并致以崇高敬意和衷心谢意。

　　限于学识和水平，不妥之处在所难免，诚恳希望读者和医学界同仁不吝指正。

王乐三

2010 年 4 月于长沙

目　录

第一章 绪 论

　　医学研究的对象主要是人以及与其健康有关的各种影响因素。由于医学研究对象变异现象的客观存在，因此研究中的许多观测结果具有不确定性。例如同性别、同年龄儿童的体重有轻有重；临床上同一药物治疗患同一疾病的患者，其疗效有好有差。统计学（statistics）是研究随机事件数据收集、整理、分析、推断等原理和方法的学科，是了解随机事件偶然现象背后内在规律性的有效手段和工具。医学统计学（medical statistics）是以医学理论为指导，运用数理统计学的原理和方法，研究医学科研中有关数据的收集、整理和分析的应用科学。例如，在制订调查计划或实验设计时如何保证样本的代表性和样本间的可比性；对调查或实验结果如何选用恰当的统计指标进行描述和对总体进行相应的统计推断；对调查或实验结果存在的差异与关联如何选择适当的检验方法进行统计分析；在撰写研究报告时，如何正确表达和解释统计分析结果等。随着医学的发展，作为医学科学研究方法学的医学统计学已逐渐为广大医务工作者和医学科学工作者所认识、所接受，并在基础医学、临床医学、预防医学等各个研究领域广为应用。

　　国际统计学界通常把生命科学研究、临床医学研究和预防医学研究中的统计学内容统称为生物统计学（biostatistics）。由于各研究领域的侧重点不同，我国统计界通常把生命科学实验研究中的统计学内容称为生物统计学，把基础医学和临床医学研究中的统计学内容称为医学统计学，把预防医学研究中的统计学内容称为卫生统计学。随着医学研究模式的转变，医学领域各个学科相互渗透，所涉及的统计学研究工作已难以区分它们之间的差别。

　　电子计算机的普及与统计软件（如 SAS、SPSS）的开发，为医学科学研究中的数据信息的储存、整理和分析提供了便利的条件，同时也促进了医学统计学的迅速发展和不断完善。

第一节 统计学中的几个基本概念

一、同质与变异

　　统计的研究对象是由观察单位（observed unit）构成的群体。统计研究中，给观察单位规定一些相同的因素情况，称为同质（homogeneity）。如研究儿童的生长发育，规定的同性别、同年龄、同地区、同民族、健康的儿童即为同质的儿童。但即使是同质个体，其研究因素也存在差异，称为变异（variation）。如同质的儿童身高有高有矮，体重有重有轻。统计学的任务就是在同质的基础上，对个体变异进行分析研究，揭示由变异所掩盖的同质事物内在的本质和规律。

二、总体与样本

　　根据研究目的而确定的同质观察单位的全体称为总体（population），更确切地说，它是同质的所有观察单位某种观察值的集合。例如调查某地 2008 年 7 岁正常女童的身高，则观察对象是该地 2008 年全体正常 7 岁女童, 观察单位是每个女童, 观察值(变量值)是测得的身高值, 该地 2008 年全体 7 岁正常女童的身高值就构成一个总体。它的同质基础是同一地区、同一年份、同一年龄的正常女童。这里的总体明确规定了空间、时间、人群范围内有限个观察单位, 称为有限总体(finite population)。在另一些情形下, 总体的概念是设想的或抽象的, 如研究用某药治疗缺铁性贫血的疗效, 这里总体的同质基础是缺铁性贫血患者, 同时用某药治疗, 该总体应包括用该药治疗的所有缺铁性贫血患者的治疗结果, 是没有时间和空间范围限制的, 因而观察单位数是无限的或不易确定的, 称为无限总体(infinite population)。

医学研究中, 多数的总体是无限的, 即使是有限总体, 由于观察单位数太多, 耗费很大的人力、物力和财力, 因此不可能也不必要对总体进行全面的研究。实际研究中, 常常是从总体中随机抽取一部分观察单位组成样本, 对样本进行研究, 用样本信息来推断总体特征。样本(sample)是从总体中随机抽取的部分观察单位变量值的集合。样本的例数称为样本含量(sample size)。如上例, 可从某地 2008 年 7 岁正常女童中, 随机抽取 110 名女童, 逐个进行身高测量, 得到 110 名女童的身高测量值, 组成样本。抽样一定遵循随机的原则, 并要有足够的样本含量。应当强调, 获取样本仅仅是手段, 而通过样本信息来推断总体特征才是研究的目的。

三、参数与统计量

根据总体个体值统计计算出来的描述总体(更确切地说, 是指有规律分布的总体)的特征量, 称为总体参数(parameter)。总体参数一般用希腊字母表示, 如总体均数 μ, 总体标准差 σ, 总体率 π 等。和总体参数相对应, 根据样本个体值统计计算出来的描述样本的特征量, 称为样本统计量(statistic)。样本统计量用拉丁字母表示, 如样本均数 $\overline{X}$, 样本标准差 S, 样本率 p 等。如研究某年某地 50 岁以上男子慢性支气管炎的患病情况, 该地所有 50 岁以上男子慢性支气管炎的患病率即为总体参数。若进行抽样研究, 用随机的方法从该地抽取一部分 50 岁以上男子来调查其患病情况, 计算的患病率即为统计量。总体参数一般是不知道的, 抽样研究的目的就是用样本统计量来推断总体参数, 包括区间估计和假设检验。

四、误差

误差(error)是指实测值与真值之差, 按其产生原因和性质可分为随机误差(random error)与非随机误差(nonrandom error)两大类, 后者又可分为系统误差(systematic error)与非系统误差(nonsystematic error)两类。

1. 随机误差

是一类不恒定的、随机变化的误差, 由多种尚无法控制的因素引起。例如, 在实验过程中, 在同一条件下对同一对象反复进行测量, 虽极力控制或消除系统误差后, 每次测量结果仍会出现一些随机变化即随机测量误差(random error of measurement)以及在抽样过程中, 由于抽样的偶然性而出现的抽样误差(sampling error)。统计分析主要是针对抽样误差。

2. 系统误差

是一类恒定不变或遵循一定变化规律的误差, 其产生原因往往是可知的或可能掌握的。可能来自于受试者抽样不均匀, 分配不随机; 可能来自于不同实验者个人感觉或操作上的差异; 可能来自于不标准的仪器, 也可能来自于外环境非实验因素的不平衡等。应尽可能设法预见到各种系统误差的具体来源,力求通过周密的研究设计和严格的技术措施对系统误差加以消除或控制。

3. 非系统误差

亦称为过失误差(gross error),是由研究者偶然失误而造成的误差。例如,抄错数字,点错小数点,写错单位等,这类误差应当通过认真检查核对予以清除。

五、概率

概率(probability)是描述事件发生可能性大小的一个量值,常用符号 P 表示。概率的取值范围在 0～1 之间。在一定条件下,肯定发生的事件称为必然事件,肯定不发生的事件称为不可能事件,可能发生也可能不发生的事件称为随机事件。必然事件的概率等于 1,不可能事件的概率等于 0,随机事件的概率在 0 与 1 之间。在实际问题中,当重复观测次数足够大时,可以频率作为概率的估计值。例如用某药治疗某病患者的预后有治愈、好转、无效、死亡四种结果,但对于每个患者治疗后发生哪种结果是不确定的,这里的每一种可能结果都是一个随机事件,如果将结果为"治愈"这个事件记为 A,则该患者治愈的概率可记为 $P(A)$,或简记为 P。本例在相同的条件下,经过一定数量患者的治疗,就可得到治愈例数 f 占总病例数 n 的比值,即频率 f/n。当 n 逐渐增大时,这个比值越来越接近一个稳定的数值,即该病治愈的概率 $P(A)$。

统计上一般将 $P \leqslant 0.05$ 或 $P \leqslant 0.01$ 的事件称为小概率事件,表示其发生的可能性很小,可以认为在一次抽样中不会发生。由于存在抽样误差,用样本统计量推断总体参数不可能是肯定推断,只能是概率推断。

第二节 统计资料的类型

确定总体之后,研究者应对每个观察单位的某项特征进行观察或测量,这种特征能表现观察单位的变异性,称为变量(variable)。对变量的观测值称为变量值(value of variable)或观察值(observed value),由变量值构成资料(data)。例如,以人为观察单位调查某地某年 7 岁健康儿童的生长发育状况,性别、身高、体重等都可视为变量,性别有男有女,身高可高可矮,体重可轻可重,不同个体不尽相同。变量的观察结果可以是定量的,如身高的厘米数,也可以是定性的,如新生儿属男属女。按变量属定量或定性的类型,医学统计资料一般可分为数值变量资料和分类变量资料两大类,后者又可分为无序分类变量资料和有序分类变量资料。不同类型的资料应采取不同的统计方法分析处理。

一、数值变量资料

数值变量(numerical variable)资料又称定量资料(quantitative data)或计量资料(measurement data),为观测每个观察单位某项指标的大小而获得的资料。其变量值是定量的,表现为数值大小,一般有度量衡单位。根据其观测值取值是否连续,又可分为连续型(continuous)或离散型(discrete)两类。前者可在实数范围内任意取值,如身高、体重、血压等;后者只取整数值,如某医院每年的病死人数等。

二、无序分类变量资料

无序分类变量(unordered categorical variable)资料又称定性资料(qualitative data)或计数资料(enumeration data),亦称名义变量(nominal variable)资料,为将观察单位按某种属性或类别分组计数,分组汇总各组观察单位数后而得到的资料。其变量值是定性的,表现为互不相容的属性或类别,如试验结果的阳性阴性,家族史的有无等。定性资料分两种情形:

(1)二分类:如检查某小学学生大便中的蛔虫,以每个学生为观察单位,结果可报告为蛔虫卵阴性与阳性两类;如观察某药治疗某病患者的疗效,以每个患者为观察单位,结果可归纳为治愈与未愈两类。两类间相互对立,互不相容。

(2)多分类:如观察某人群的 ABO 血型分布,以人为观察单位,结果可分为 A 型、B 型、AB 型与 O 型,为互不相容的 4 个类别。

三、有序分类变量资料

有序分类变量(ordinal categorical variable)资料又称半定量资料(semi - quantitative data)或等级资料(ranked data)。为将观察单位按某种属性的不同程度分成等级后分组计数,分类汇总各组观察单位数后而得到的资料。其变量值具有半定量性质,表现为等级大小或属性程度。如观察某人群某血清反应,以人为观察单位,根据反应强度,结果可分 -、±、+、++、+++、++++6 级;又如观察用某药治疗某病患者的疗效,以每名患者为观察单位,结果可分为治愈、显效、好转、无效 4 级。

统计分析方法的选用,是与资料类型密切联系的。在资料分析过程中,根据需要在有关专业理论指导下,各类资料间可以互相转化,以满足不同统计分析方法的要求。例如,以人为观察单位观察某人群脉搏数(次/min),属计量资料;若根据医学专业理论,定义脉搏数在 60 次/min 至 100 次/min 为正常,小于 60 次/min 或大于 100 次/min 为异常,按"正常"与"异常"两种属性分别清点人数,汇总后可转化为计数资料;若进一步定义脉搏数小于 60 次/min 为缓脉,大于 100 次/min 为速脉,按"缓脉"、"正常"与"速脉"3 个等级分别清点人数,汇总后可转化为等级资料。

第三节　统计工作的基本步骤

统计工作可分为 4 个步骤,即统计设计、收集资料、整理资料和分析资料。这 4 个步骤密切联系,缺一不可,任何一个步骤的缺陷和失误,都会影响统计结果的正确性。

一、统计设计

设计(design)是统计工作的第一步,也是关键的一步,是对统计工作全过程的设想和计划安排。统计设计就是根据研究目的确定研究因素、研究对象和观察指标,并在现有的客观条件下决定用什么方式和方法来获取原始资料,并对原始资料如何进行整理,以及整理后的资料应该计算什么统计指标和统计分析的预期结果如何等进行计划安排,力争以较少的人力、物力和时间取得较好的效果。医学科研设计按是否对研究对象施加处理因素分为调查设计和实验设计。

二、收集资料

收集资料(collection of date)是根据设计的要求，获取准确可靠的原始资料，是统计分析结果可靠的重要保证。没有完整、准确的原始数据，即使有先进的整理和分析方法，也不会产生准确的分析结果。医学统计资料的来源主要有以下 3 个方面：①统计报表，如法定传染病报表、出生死亡报表、医院工作报表等；②医疗卫生工作记录，如病历、医学检查记录、卫生监测记录等；③专题调查或实验研究。

三、整理资料

整理资料(sorting data)就是将收集到的原始资料进行反复核对和认真检查，纠正错误，分类汇总，使其系统化、条理化，便于进一步的计算和分析。资料整理的过程如下：①审核，即将收集到的原始资料进行认真的检查核对，以保证资料的准确性和完整性；②分组，将完整准确的原始资料按照观察单位的类别或数值大小进行归纳分组；③汇总，即按照设计的要求将分组后的资料汇总整理成统计表。

四、分析资料

分析资料(analysis of data)是根据设计的要求，对整理后的数据进行统计学分析，结合专业知识，作出科学合理的解释。统计分析包括以下两大内容：①统计描述(statistical description)，是利用统计指标、统计表和统计图相结合来描述样本资料的数量特征及分布规律。②统计推断（statistical inference），是使用样本信息来推断总体特征。统计推断包括区间估计和假设检验。

医学科研一般是抽样研究，得到的是样本统计量，所以对样本分析并不是真正的科研目的。通过样本统计量进行总体参数的估计和假设检验，以达到了解总体的数量特征及其分布规律，才是最终的研究目的。

本课程是为医学生学习专业课程和从事医学领域工作打下必要的统计学基础。学习本课程时应注意：①结合专业，联系实际来理解医学统计学中的基本概念、基本理论和基本方法。②注重统计思维的培养，对书中的统计公式不必深究其数学推导，着重在其意义、用途和应用条件的理解。③熟悉有关统计软件的基本使用方法，增强实际动手能力，提高分析问题和解决问题的能力。

第二章　数值变量资料的统计描述

统计描述是用统计图表和统计指标来描述资料的分布规律及其数量特征。本章主要介绍常用的数值变量资料描述性指标、正态分布及其应用。

第一节　频数分布表

对于一群同质个体的某项定量指标，收集到计量数据之后，欲了解其分布的范围、数据最集中的区间以及分布的形态，可通过编制频数分布表[简称频数表(frequency table)]来实现。频数分布(frequency distribution)通常是针对样本而言。对于连续变量(continuous variable)，频数分布为 n 个变量值在各变量值区间内的变量值个数的分配[见表2-2第(1)栏和第(2)栏]。对于离散变量(discrete variable)，频数分布为 n 个变量值在各(或各几个)变量值处的变量值个数的分配[见表2-3第(1)栏和第(2)栏]。现以连续变量为例介绍频数分布表的编制步骤。

例2-1　某年某市120名12岁健康男孩身高资料如表2-1，试编制频数分布表。

表2-1　某年某市120名12岁健康男孩身高(cm)测量资料

142.3	156.6	142.7	145.7	138.2	141.6	142.5	130.5	132.1	135.5
134.5	148.8	134.4	148.8	137.9	151.3	140.8	149.8	143.6	149.0
145.2	141.8	146.8	135.1	150.3	133.1	142.7	143.9	142.4	139.6
151.1	144.0	145.4	146.2	143.3	156.3	141.9	140.7	145.9	144.4
141.2	141.5	148.8	140.1	150.6	139.5	146.4	143.8	150.0	142.1
143.5	139.2	144.7	139.3	141.9	147.8	140.5	138.9	148.9	142.4
134.7	147.3	138.1	140.2	137.4	145.1	145.8	147.9	146.7	143.4
150.8	144.5	137.1	147.1	142.9	134.9	143.6	142.3	143.3	140.2
125.9	132.7	152.9	147.9	141.8	141.4	140.9	141.4	146.7	138.7
160.9	154.2	137.9	139.9	149.7	147.5	136.9	148.1	144.0	137.4
134.7	138.5	138.8	137.7	138.5	139.6	143.5	142.9	146.5	145.4
129.4	142.5	141.2	148.9	154.0	147.7	152.3	146.6	139.2	139.9

1. 计算全距

一组变量值最大值和最小值之差称为全距(range)，亦称极差，常用 R 表示。本例最大值为160.9，最小值为125.9，故 $R=160.9-125.9=35(\text{cm})$。

2. 确定组距

组距(class interval)用 i 表示，组距大小决定于分组多少。变量值在100例左右一般分为8~15组。若变量值较少，组数可相应少些，变量值很多，组数可酌情多些，总之，以能显示变量值的分布规律为宜。组距 = 全距/组数，本例拟分10组，组距 = 35/10 = 3.5，一般取靠近的整数作为组距，本例取 $i=4$ cm。

3. 划分组段

每个组段的起点称组段下限,终点称组段上限。第 1 组段应包括最小变量值,故其下限取小于或等于最小值的较为整齐的数值,本例取小于 125.9 的 125 作为第 1 组段的下限。本例为连续变量,组段应写为上限开口型,如 125 ~,129 ~,133 ~,…。第 2 组段的下限 129 为第 1 组段的上限,第 3 组段的下限 133 为第 2 组段的上限,余类推。最后 1 个组段应包括最大变量值,一般写为上限闭口型,本例最大值为 160.9,最后 1 个组段写为 157 ~ 161。如表 2 − 2 第(1)栏,本例共分 9 组,写成 9 个组段。

4. 统计频数

将所有变量值通过划记逐个归入相应组段,如表 2 − 2 第(1)栏 125 ~,表示所有身高值等于或大于 125 cm,小于 129 cm,都应归入此组,余仿此。表 2 − 2 第(1)、(2)栏即为所需的频数表。

5. 频率与累计频率

频数表中的各组频数之和等于总例数 n,将各组的频数除以 n 所得的比值被称为频率。频率描述了各组频数在全体中所占的比重,各组频率之和应为 100%,见表 2 − 2 第(3)栏。累计频数等于该组段及前面各组段的频数之和,累计频率等于累计频数除以总例数,见表 2 − 2 第(4)栏和第(5)栏。累计频率描述了累计频数在总例数中所占的比例。图 2 − 1 为描述 120 名 12 岁健康男孩身高的频数分布的直方图。

表 2 − 2　某年某市 120 名 12 岁健康男孩身高(cm)的频数分布

组段 (1)	频数 (2)	频率(%) (3)	累计频数 (4)	累计频率(%) (5)
125 ~	1	0.83	1	0.83
129 ~	4	3.33	5	4.17
133 ~	10	8.34	15	12.50
137 ~	27	22.50	42	35.00
141 ~	35	29.17	77	64.17
145 ~	27	22.50	104	86.67
149 ~	11	9.17	115	95.83
153 ~	4	3.33	119	99.17
157 ~ 161	1	0.83	120	100.00
合　计	120	100.00	—	—

频数分布表的用途主要有:

1. 揭示资料的分布类型

频数分布的类型可分为对称分布和偏态分布两种。若各组段的频数以频数最多组段为中心左右两侧大体对称,就认为该资料是对称分布,如表 2 − 2 及图 2 − 1;反之,则认为是偏态分布,如表 2 − 4 及图 2 − 2、表 2 − 5 及图 2 − 3。图 2 − 2 频数最多组段(21 ~)右侧的组段数多于左侧的组段数,频数向右侧拖尾,称右偏态分布(skewed to the right distribution),也称正偏态分布(positive skewness distribution)。图 2 − 3 频数最多组段(30 ~)左侧的组段数多于右侧的组段数,频数向左侧拖尾,称左偏态分布(skewed to the left distribution),也称负偏态分布(negative skewness distribution)。

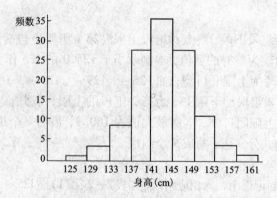

图 2－1　某年某市 120 名 12 岁健康男孩身高的频数分布

表 2－3　某医院 1123 名产后出血孕妇的人流次数分布

人流次数 （1）	产后出血人数 （2）	累计频数 （3）	累计频率(%) （4）
0	402	402	35.80
1	330	732	65.18
2	232	964	85.84
3	118	1082	96.35
4	27	1109	98.75
5	11	1120	99.73
6	3	1123	100.00
合计	1123	—	—

表 2－4　某年某市 110 名正常
成年女子的血清转氨酶（mmol/L）含量分布

血清转氨酶含量	人　数
12 ~	2
15 ~	8
18 ~	13
21 ~	22
24 ~	18
27 ~	13
30 ~	11
33 ~	9
36 ~	7
39 ~	4
42 ~ 45	3

表 2－5　某年某市 100 名正常
成年人的血清肌红蛋白（μg/mL）含量分布

血清肌红蛋白含量	人　数
0 ~	2
5 ~	3
10 ~	7
15 ~	9
20 ~	10
25 ~	22
30 ~	23
35 ~	13
40 ~	9
45 ~ 50	2

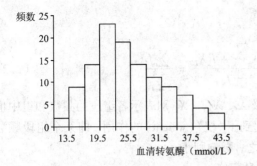

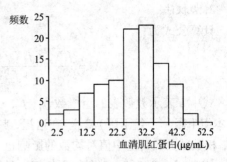

**图2-2 某年某市110名正常成年女子
血清转氨酶的频数分布**

**图2-3 某年某市100名正常成年人
血清肌红蛋白的频数分布**

2. 观察资料的集中趋势和离散趋势

如表2-2可见120名12岁男孩身高位于中央部分"141～"组段人数最多,是为集中趋势;从中央部分到两侧频数分布逐渐减少,是为离散趋势。

3. 便于发现某些特大或特小的离群值

若在频数表的两端,连续出现几个组段的频数为0后,又出现一些特大或特小值,需要进一步检查和核对这些离群值(outlier),如有错,应予纠正。

4. 便于进一步计算统计指标和作统计处理

详见下文。

第二节 集中趋势指标

数值变量资料的集中趋势指标是用平均数(average)来描述的,代表一组同质变量值的平均水平。常用的平均数有算术均数、几何均数和中位数。

(一)算术均数

算术均数(arithmetic mean)简称均数,适用于对称分布或近似对称分布的资料。习惯上以希腊字母 μ 表示总体均数(population mean),以 $\bar{X}$ 表示样本均数(sample mean)。常用计算方法有直接法和加权法。

1. 直接法

计算公式为:

$$\bar{X} = \frac{X_1 + X_2 + \cdots + X_n}{n} = \frac{\sum X}{n} \tag{2.1}$$

式中,X_1,X_2,$\cdots$,X_n 为所有变量值,n 为样本含量,$\sum$(希腊字母,读作 sigma)为求和的符号。

例2-2 现有11名5岁女孩的身高值(cm)为112.9、99.5、100.7、101.0、112.1、118.7、107.9、108.1、99.1、104.8、116.5,求其均数。

将身高数值代入公式(2.1)得:

$$\bar{X} = \frac{112.9 + 99.5 \cdots + 116.5}{11} = \frac{1181.3}{11} = 107.39(cm)$$

2. 加权法

计算公式为：

$$\overline{X} = \frac{f_1X_1 + f_2X_2 + f_3X_3 + \cdots + f_kX_k}{f_1 + f_2 + f_3 + \cdots + f_k} = \frac{\sum fX}{\sum f} \tag{2.2}$$

式中 k 表示频数表的组段数，f_1，f_2，$\cdots$，f_k 及 X_1，X_2，$\cdots X_k$ 别表示各组段的频数和组中值 [（本组下限 + 下组下限）/2]。在这里，频数 f 起到了"权"（weight）的作用，即某个组段频数多，权数就大，其组中值对均数的影响也大；反之，影响则小。

例 2 – 3   对表 2 – 2 资料用加权法计算平均身高值。

表 2 – 6   120 名 12 岁健康男孩身高（cm）均数和标准差频数表法计算表

身高组段 (1)	组中值 X (2)	频数 f (3)	fX (4) = (2)(3)	fX^2 (5) = (2)(4)
125 ~	127	1	127	16129
129 ~	131	4	524	68644
133 ~	135	10	1350	182250
137 ~	139	27	3753	521667
141 ~	143	35	5005	715715
145 ~	147	27	3969	583443
149 ~	151	11	1661	250811
153 ~	155	4	620	96100
157 ~ 161	159	1	159	25281
合　计	—	120	17168	2 460040

本例 $\sum f = 120$，$\sum fX = 17168$，计算见表 2 – 6 第（2）至（4）栏，代入公式（2.2）得：

$$\overline{X} = \frac{17168}{120} = 143.07(\text{cm})$$

即 120 名 12 岁健康男孩身高均数为 143.07 cm。

均数的应用：①反映一组同质观察值的平均水平，并可作为样本的代表值与其他样本进行比较。②适用于描述单峰对称分布，特别是正态分布或近似正态分布资料的集中趋势。由于均数易受到极端值的影响，故不适用于描述偏态分布资料的集中趋势，这时需要采用几何均数或中位数。③在描述正态分布特征方面具有重要意义（见第四节）。

（二）几何均数

对于数值变量值呈倍数关系或呈对数正态分布（正偏态分布），如抗体滴度等，宜用几何均数（geometric mean，简记为 G）表示其平均水平。计算公式亦可用直接法或加权法。

1. 直接法

计算公式为：

$$G = \sqrt[n]{X_1 \cdot X_2 \cdot X_3 \cdots X_n} \tag{2.3}$$

写成对数的形式为：

$$G = \lg^{-1}\left(\frac{\lg X_1 + \lg X_2 + \cdots + \lg X_n}{n}\right) = \lg^{-1}\left(\frac{\sum \lg X}{n}\right) \tag{2.4}$$

例2-4　6人的血清滴度分别为1∶2,1∶4,1∶8,1∶16,1∶32,1∶64,求平均滴度。

本例以用几何均数为宜,先求平均滴度的倒数:

$$G = \sqrt[6]{2 \times 4 \times 8 \times 16 \times 32 \times 64} = 11.31$$

或　　　　$$G = \lg^{-1}\left(\frac{\lg2 + \lg4 + \lg8 + \lg16 + \lg32 + \lg64}{6}\right) = \lg^{-1}1.0536 = 11.31$$

故6人血清平均滴度为1∶11.31。

2. 加权法

计算公式为:

$$G = \lg^{-1}\left(\frac{\sum f \lg X}{\sum f}\right) \tag{2.5}$$

例2-5　某医院预防保健科用流脑疫苗为75名儿童进行免疫接种后,抗体滴度测定结果如表2-7第(1)、(4)栏,求平均滴度。

表2-7　75名儿童的平均抗体滴度计算表

抗体滴度 (1)	滴度倒数 X (2)	$\lg X$ (3)	频数 f (4)	$f \lg X$ (5)
1∶4	4	0.6021	4	2.4084
1∶8	8	0.9031	9	8.1279
1∶16	16	1.2041	21	25.2861
1∶32	32	1.5051	20	30.1020
1∶64	64	1.8062	12	21.6744
1∶128	128	2.1072	5	10.5360
1∶256	256	2.4082	4	9.6328
合　计	—	—	75	107.7676

按公式(2.5)计算几何均数,计算见表2-7第(2)、(3)、(5)栏。

$$G = \lg^{-1}\left(\frac{107.7676}{75}\right) = 27.35$$

75名儿童进行流脑疫苗免疫接种后,平均抗体滴度为1∶27.35。

计算几何均数应注意:①变量值中不能有0;②不能同时有正值和负值;③若全是负值,计算时可先把负号去掉,得出结果后再加上负号。

（三）中位数和百分位数

将一组变量值从小到大按顺序排列,位次居中的变量值称为中位数(median,简记为M)。在全部变量值中,大于和小于中位数的变量值的个数相等。

用中位数表示平均水平主要适用于:①变量值中出现个别特小或特大的数值;②资料的分布呈明显偏态,即大部分的变量值偏向一侧;③变量值分布一端或两端无确定数值,只有小于或大于某个数值;④资料的分布类型不清。

1. 直接法

先将变量值由小到大顺序排列,再按公式(2.6)或公式(2.7)计算。

n为奇数时

$$M = X_{(\frac{n+1}{2})} \tag{2.6}$$

n 为偶数时

$$M = \left[X_{(\frac{n}{2})} + X_{(\frac{n}{2}+1)} \right] / 2 \tag{2.7}$$

例 2 - 6　某病患者 7 人的潜伏期(天)分别为 5，6，6，7，9，10，20，求中位数。

本例 $n = 7$，为奇数，按公式(2.6)得：

$$M = X_{(\frac{7+1}{2})} = X_4 = 7(天)$$

例 2 - 7　假设例 2 - 6 增 1 例患者，其潜伏期为 21 天，求中位数。

本例 $n = 8$，为偶数，按公式(2.7)得：

$$M = \left[X_{(\frac{8}{2})} + X_{(\frac{8}{2}+1)} \right] / 2 = (X_4 + X_5)/2 = (7+9)/2 = 8(天)$$

2. 频数表法

计算公式为：

$$M = L + \frac{i}{f_m} \left(\frac{n}{2} - \sum f_L \right) \tag{2.8}$$

式中 L 为中位数所在组段的下限，i 为该组段的组距，f_m 为该组段的频数，$\sum f_L$ 为小于 L 的各组段累计频数。

例 2 - 8　现有 145 例食物中毒患者，其潜伏期分布如表 2 - 8 的第(1)、(2)栏，求中位数。

表 2 - 8　145 例食物中毒患者潜伏期分布表

潜伏期(h) (1)	频数 (2)	累计频数 (3)	累计频率(%) (4)
0 ~	17	17	11.7
6 ~	46	63	43.4
12 ~	38	101	69.6
18 ~	32	133	91.7
24 ~	6	139	95.9
30 ~	0	139	95.9
36 ~	4	143	98.6
42 ~	2	145	100.0

由表 2 - 8 第(4)、(1)栏可见，M 在"12 ~"组段。现 $L = 12$，$i = 6$，$f_m = 38$，$\sum f_L = 63$，代入公式(2.8)得：

$$M = 12 + \frac{6}{38} \times (145 \times 50\% - 63) = 13.5(h)$$

145 例食物中毒患者平均潜伏期为 13.5h。

百分位数(percentile)是一种位置指标，以 P_x 表示。一组观察值从小到大按顺序排列，理论上有 $x\%$ 的变量值比 P_x 小，有 $(100-x)\%$ 的变量值比 P_x 大。故 P_{50} 分位数也就是中位数，即 $P_{50} = M$。百分位数的计算公式为：

$$P_x = L + \frac{i}{f_x} (n \cdot x\% - \sum f_L) \tag{2.9}$$

式中 f_x 为 P_x 所在组段的频数，i 为该组段的组距，L 为该组段下限，$\sum f_L$ 为小于 L 的各组段累计频数。

例 2 - 9 试求例 2 - 8 资料中百分位数 P_{25}、P_{75}。

由表 2 - 8 第(4)、(1)栏可见，P_{25} 在"6 ~ "组段，$L = 6$，$i = 6$，$f_x = 46$，$\sum f_L = 17$，代入公式(2.9)得

$$P_{25} = 6 + \frac{6}{46}(145 \times 25\% - 17) = 8.51(h)$$

同理可知 P_{75} 在"18 ~ "组段，$L = 18$，$i = 6$，$f_x = 32$，$\sum f_L = 101$，代入公式(2.9)得

$$P_{75} = 18 + \frac{6}{32}(145 \times 75\% - 101) = 19.45(h)$$

第三节 离散趋势指标

变异是医学数据最显著的特征，因而要全面刻画一组数据(变量值)的数量特征，除了计算反映数据平均水平的指标外，还必须计算反映变异程度的指标。描述数据变异大小的常用统计指标有极差、四分位数间距、方差、标准差和变异系数。

(一)极差和四分位数间距

1. 极差

极差(range，简记为 R)亦称全距，即一组变量值中最大值与最小值之差，反映变量值的离散范围。R 值大，离散度就大；R 值小，离散度就小。极差计算简便，概念清晰，因而应用比较广泛，如说明传染病、食物中毒的最长、最短潜伏期等。

例 2 - 10 试分析下面三组同龄男孩的身高(cm)的集中趋势及离散趋势。

甲组： 90　95　100　105　110　　$\overline{X}_甲 = 100$ cm　　$R_甲 = 110 - 90 = 20$ cm
乙组： 96　98　100　102　104　　$\overline{X}_乙 = 100$ cm　　$R_乙 = 104 - 96 = 8$ cm
丙组： 96　99　100　101　104　　$\overline{X}_丙 = 100$ cm　　$R_丙 = 104 - 96 = 8$ cm

比较以上 3 组数据发现：虽然均数都等于 100 cm，但极差却不尽相同，甲组 5 个儿童身高差异 20 cm，乙组和丙组只有 8 cm。显然，若仅仅比较 3 组的均数，而不比较个体差异的大小，则不能全面反映 3 组儿童身高的分布特征。但仅用极差来描述数据的变异程度也不全面。从例 2 - 10 可看出，极差不能反映所有数据的变异大小，且受样本含量 n 的影响较大。一般来说，n 大，R 也会大。即使在 n 不变的情况下，每次抽样得到的极差值相差也大，故其稳定性较差，所以只能用来粗略地说明变量值的变动范围。

2. 四分位数间距

极差的不稳定主要受两端值的影响，如将两端数据各去掉一部分，这样所得的数据就比较稳定了。例如两端各去掉 25%，取中间 50% 的数据，这样可先计算 P_{25} 和 P_{75}，求出 P_{75} 与 P_{25} 之差，即为四分位数间距(quartile interval，简记为 Q)。它一般和中位数一起描述偏态分布资料的分布特征。计算公式为：

$$Q = P_{75} - P_{25} \tag{2.10}$$

例 2 - 11 试计算表 2 - 8 中 145 例食物中毒患者潜伏期的四分位数间距。

已知 $P_{75} = 19.45$h，$P_{25} = 8.51$h，代入公式(2.10)得：

$$Q = 19.45 - 8.51 = 10.94(h)$$

由以上的结果可以看出：位次居中间范围的 50% 食物中毒患者潜伏期在 8.51～19.45h，其四分位数间距为 10.94h。

四分位数间距也可以看成中间 50% 变量值的极差。Q 值越大，说明离散度就越大；Q 值越小，说明离散度就越小。四分位数间距比极差稳定，但仍然是两点间的距离，也不能反映出所有变量值的离散情况。

（二）方差和标准差

方差（variance）也称均方差（mean square deviation），反映一组数据的平均离散水平。就总体而言，应该考虑其每一个变量值 X 与均数 μ 的差值，即离均差 $X-\mu$。由于 $X-\mu$ 有正有负，使得 $\sum(X-\mu)=0$，故离均差和 $\sum(X-\mu)$ 无法描述一组数据的变异大小。倘若将离均差 $(X-\mu)$ 平方后相加得到 $\sum(x-\mu)^2$，此为离均差平方和（sum of squares of deviations from mean），就消除了正、负值的影响。但离均差平方和尚未考虑到变量值个数 N 的影响。即 N 越大，$\sum(x-\mu)^2$ 也越大。为了解决这一问题，故将离均差平方和除以 N，就得到了方差，总体方差用 σ^2 表示，计算公式为：

$$\sigma^2 = \frac{\sum(X-\mu)^2}{N} \tag{2.11}$$

标准差（standard deviation）是方差的正平方根，其量纲与原变量值相同。总体标准差用 σ 表示，计算公式为：

$$\sigma = \sqrt{\frac{\sum(X-\mu)^2}{N}} \tag{2.12}$$

一般情况下，总体均数 μ 未知，需用样本均数 $\overline{X}$ 估计。数理统计证明：若用样本个数 n 代替 N，计算出的样本方差对 σ^2 的估计偏小，需将 n 用 $n-1$ 代替。样本方差记为 S^2，其标准差为 S。计算公式为：

$$S^2 = \frac{\sum(X-\overline{X})^2}{n-1} \tag{2.13}$$

$$S = \sqrt{\frac{\sum(X-\overline{X})^2}{n-1}} \tag{2.14}$$

为了简化计算，标准差的公式还可以写成为：

$$S = \sqrt{\frac{\sum X^2 - \dfrac{(\sum X)^2}{n}}{n-1}} \tag{2.15.}$$

利用频数表计算标准差的公式为：

$$S = \sqrt{\frac{\sum fX^2 - \dfrac{(\sum fX)^2}{\sum f}}{\sum f - 1}} \tag{2.16}$$

式中 f 为各组频数。X 为各组段的组中值。

例 2-12　续例 2-10，计算 3 组资料的标准差。

甲组：$n=5$，$\sum X = 90+95+100+105+110 = 500$

$$\sum X^2 = 90^2 + 95^2 + 100^2 + 105^2 + 110^2 = 50250$$

代入公式(2.15)，得：

$$S = \sqrt{\frac{50250 - \frac{(500)^2}{5}}{5 - 1}} = 7.9(\text{cm})$$

同理得：乙组：$S = 3.2$ cm，丙组：$S = 2.9$ cm。

由于丙组的标准差最小，故认为其均数的代表性较其他组要好。

例 2 - 13　对表 2 - 6 资料用加权法计算 120 名 12 岁健康男孩身高值的标准差。

在表 2 - 6 中已算得 $\sum fX = 17168$，$\sum fX^2 = 2460040$，代入公式(2.16)得：

$$S = \sqrt{\frac{2460040 - \frac{17168^2}{120}}{120 - 1}} = 5.70(\text{cm})$$

该市 120 名 12 岁健康男孩身高值的标准差为 5.70 cm。

（三）变异系数

对于对称分布资料，特别是正态分布资料，标准差反映变量值的绝对离散程度。当两组或多组变量值的单位不同或均数相差较大时，不能或不宜用两个或多个标准差的大小来比较其离散程度的大小。为此引入反映变量值的相对离散程度的指标，即变异系数（coefficient of variation，简记 CV），样本变异系数 CV 的计算公式为：

$$CV = \frac{S}{\bar{X}} \times 100\% \tag{2.17}$$

由上式可以看出：①变异系数为无量纲单位，可以比较不同单位指标间的变异度；②变异系数消除了均数的大小对标准差的影响，所以可以比较两均数相差较大时指标间的变异度。

例 2 - 14　某地 20 岁男子 160 人，身高均数为 166.06 cm，标准差为 4.95 cm；体重均数为 53.72 kg，标准差为 4.96 kg。试比较身高与体重的变异程度。

$$\text{身高 } CV = \frac{4.95}{166.06} \times 100\% = 2.98\%$$

$$\text{体重 } CV = \frac{4.96}{53.72} \times 100\% = 9.23\%$$

20 岁男子体重的变异程度比身高的变异程度大。

例 2 - 15　某地不同年龄女童的身高资料如表 2 - 9 的第(1)、(2)、(3)、(4)栏，试比较不同年龄身高的变异程度。

由表 2 - 9 第(5)栏算得的变异系数可见，1 月至 5.5 岁女童随年龄增加身高的变异程度逐渐减小。

表 2 - 9　某地不同年龄女童身高(cm)的变异程度

年龄组 (1)	人数 (2)	均数 (3)	标准差 (4)	变异系数(%) (5) = (4)/(3)
1 ~ 2 月	100	56.3	2.1	3.7
5 ~ 6 月	120	66.5	2.2	3.3
3 ~ 3.5 岁	300	96.1	3.1	3.2
5 ~ 5.5 岁	400	107.8	3.3	3.1

第四节　正态分布

1. 正态分布的概念

正态分布(normal distribution)也称高斯分布(Gaussian distribution),是医学和生物学最常见、最重要的一种连续性分布。例2-1中频数分布图2-1是以变量值为横坐标,各组段频数为纵坐标所绘制的直方图,频数分布是以均数143.07 cm为中心,左右两侧基本对称的分布。若以各组段频率密度(频率/组距)为纵坐标绘制直方图(和前种直方图形状相同),使各直方面积相应于频率,其和为1(100%),设想当例2-1的原始数据个数逐渐增加且组段不断分细时,这种直方图的直方就不断变窄,其顶端则逐渐接近于一条光滑的曲线(见图2-4)。这条曲线形态呈钟形,两头低、中间高,左右对称,近似于数学上的正态分布。在处理资料时,就把它看成是正态分布。

正态分布曲线的数学函数表达式为:

$$f(X) = \frac{1}{\sigma\sqrt{2\pi}} e^{\frac{-(X-\mu)^2}{2\sigma^2}}, \quad -\infty < X < +\infty \tag{2.18}$$

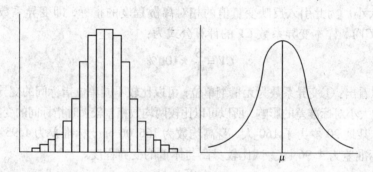

图2-4　频数分布逐渐接近正态分布示意图

2. 正态分布的特征

(1)在直角坐标的横轴上方呈钟形曲线,两端与X轴永不相交,且以$X=\mu$为对称轴,左右完全对称。

(2)在$X=\mu$处,$f(X)$取最大值,其值为$f(\mu) = 1/(\sigma\sqrt{2\pi})$;X越远离$\mu$,$f(X)$值越小。

(3)正态分布有两个参数,即均数μ和标准差σ。均数μ描述了正态分布的集中趋势位置,若固定σ,改变μ值,曲线沿着X轴平行移动,其形状不变(见图2-5),故μ称为位置参数。标准差σ描述了正态分布的离散程度,若固定μ,σ越小,曲线越陡峭;反之,σ越大,曲线越平坦(见图2-6),故σ称为形状参数或离散度参数。为了叙述方便,一般用$N(\mu, \sigma^2)$表示均数为μ,标准差为σ的正态分布。

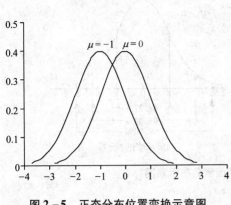

图 2－5　正态分布位置变换示意图　　　　图 2－6　正态分布形态变换示意图

（4）正态曲线下的面积分布有一定的规律。详见下述。

3. 标准正态分布

正态分布是一个分布族，对应于不同的参数 μ 和 σ 会产生不同位置、不同形状的正态分布。为了应用方便，常按公式（2.19）将正态变量 X 进行 u（或 z）变换，使原始变量 X 转换成 u（或 z）值。

$$u = \frac{X - \mu}{\sigma} \qquad (2.19)$$

数理统计证明：u 值的均数等于 0，标准差等于 1，即将 u 的位置移到零点，横轴以 σ 为单位。这样将正态分布变换为标准正态分布（standard normal distribution），记为 $N(0, 1^2)$。u（或 z）值称为标准正态变量或标准正态离差。

4. 正态曲线下面积的分布规律

X 轴上正态分布或标准正态分布曲线下一定区间的面积，可通过对公式（2.20）或公式（2.21）积分来实现。

$$F(X) = \frac{1}{\sigma \sqrt{2\pi}} \int_{-\infty}^{X} e^{\frac{-(X-\mu)^2}{2\sigma^2}} dX \qquad (2.20)$$

$$F(u) = \frac{1}{\sqrt{2\pi}} \int_{-\infty}^{u} e^{\frac{-u^2}{2}} du \qquad (2.21)$$

理论上：①X 轴与正态曲线所夹面积恒等于 1 或 100%；②$(\mu - 1\sigma \sim \mu + 1\sigma)$，$(\mu - 1.96\sigma \sim \mu + 1.96\sigma)$ 和 $(\mu - 2.58\sigma \sim \mu + 2.58\sigma)$ 的区间面积分别占总面积的 68.27%，95.00% 和 99.00%。由于标准正态分布的 $\mu = 0$，$\sigma = 1$，即相对应的 $(-1 \sim 1)$，$(-1.96 \sim 1.96)$ 和 $(-2.58 \sim 2.58)$ 的区间面积也分别占总面积的 68.27%，95.00% 和 99.00%，如图 2－7 所示。

标准正态分布曲线下的面积见附表 1。

在实际工作中，总体均数 μ 和总体标准差 σ 往往不易知道，只能由样本进行估计。如果资料呈正态分布或近似正态分布，并且样本例数在 100 例以上，则可以用样本均数 $\overline{X}$ 作为总体均数 μ 的估计值，用样本标准差 S 作为总体标准差 σ 的估计值，用正态曲线下面积的分布规律来估计其频数分布情况。

例 2－16　前例 2－1 中，某年某市 120 名 12 岁健康男孩身高，已知均数 $\overline{X} = 143.07$ cm，

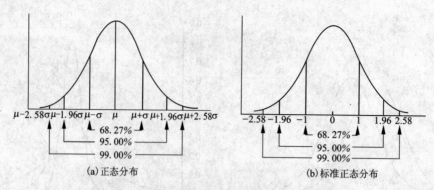

图 2-7   正态分布曲线下的面积分布示意图

标准差 $S = 5.70$ cm，分别求出 $\bar{X} \pm S$、$\bar{X} \pm 1.96S$、$\bar{X} \pm 2.58S$ 范围内 12 岁男孩人数占该 120 名男孩总数的实际百分数，并与理论百分数进行比较。

本例计算得 3 个范围内的实际百分数见表 2-10。由于儿童身高资料近似正态分布，本例频数的实际分布和理论分布非常接近。

表 2-10   某市 120 名 12 岁健康男孩身高（cm）的实际分布与理论分布比较

分布范围		身高范围	实际分布		理论分布
公式	数值		人数	（%）	（%）
$\bar{X} \pm 1S$	$143.07 \pm 1 \times 5.70$	$137.37 \sim 148.77$	84	70.00	68.27
$\bar{X} \pm 1.96S$	$143.07 \pm 1.96 \times 5.70$	$131.90 \sim 154.24$	114	95.00	95.00
$\bar{X} \pm 2.58S$	$143.07 \pm 2.58 \times 5.70$	$128.36 \sim 157.76$	118	98.33	99.00

第五节   医学参考值范围的制定

医学参考值（reference value）是指绝大多数正常人的人体形态、功能和代谢产物等各种生理及生化指标常数，也称正常值。这里的"绝大多数"可以是 90%，95%，99%，最常用的是 95%。由于存在个体差异，生物医学数据并非常数而是在一定范围内波动，故采用医学参考值范围（medical reference range）作为判定正常和异常的参考标准。

医学参考值范围涉及到采用单侧界值还是双侧界值的问题，这通常依据医学专业知识而定。若一个指标过大过小均属异常，则相应的参考值范围既有上限又有下限，是双侧参考值范围；若一个指标仅过大或过小属异常，则此指标的参考值范围只有上限或下限，是单侧参考值范围。

对于服从正态分布的指标，其参考值范围的制定可根据正态分布的面积分布规律；对于不服从正态分布的指标，可利用百分位数法制定参考值范围。对于一个指标，随机抽取一个大样本（一般大于 100 例）后，如何根据样本资料利用正态分布法或百分位数法制定参考值范围，可参阅表 2-11。

表 2 - 11 参考值范围的制定

范围 (%)	正态分布法		百分位数法	
	双侧	单侧	双侧	单侧
90	$\overline{X} \pm 1.64S$	$\overline{X} - 1.28S$ 或 $\overline{X} + 1.28S$	$P_5 \sim P_{95}$	P_{10} 或 P_{90}
95	$\overline{X} \pm 1.96S$	$\overline{X} - 1.64S$ 或 $\overline{X} + 1.64S$	$P_{2.5} \sim P_{97.5}$	P_5 或 P_{95}
99	$\overline{X} \pm 2.58S$	$\overline{X} - 2.33S$ 或 $\overline{X} + 2.33S$	$P_{0.5} \sim P_{99.5}$	P_1 或 P_{99}

例 2 - 17 某地调查正常成年女子 200 人的血清总蛋白含量(近似正态分布),得均数 $\overline{X}$ = 73.5 g/L,标准差 $S = 3.9$ g/L。试估计该地成年女子血清总蛋白含量的 90% 参考值范围。

因血清总蛋白含量过多或过少均为异常,故此参考值范围应是双侧范围。又因为此指标近似正态,故用正态分布法求 90% 参考值范围的下、上限如下:

下限为 $\qquad \overline{X} - 1.64S = 73.5 - 1.64(3.9) = 67.1$ (g/L)

上限为 $\qquad \overline{X} + 1.64S = 73.5 + 1.64(3.9) = 79.9$ (g/L)

例 2 - 18 某地调查 110 名健康成年男性的第一秒肺通气量的均数 $\overline{X} = 4.2$ (L),标准差 $S = 0.7$ (L)。据此估计该地成年男子第一秒肺通气量的 90% 参考值范围。

因为第一秒肺通气量仅过低属异常,故此参考值范围属仅有下限的单侧参考值范围。又因为此指标近似正态分布,故可用正态分布法求其 90% 参考值范围如下:

下限为:$\overline{X} - 1.28S = 4.2 - 1.28 \times 0.7 = 3.3$ (L)

即该地成年男子的第一秒肺通气量 90% 参考值范围为:不低于 3.3L。

例 2 - 19 测得某年某地 282 名正常人的尿汞值如表 2 - 12。试制定该地正常人尿汞值的 95% 参考值范围。

表 2 - 12 某年某地 282 名正常人尿汞值(μg/L) 测量结果

尿汞值	频 数 f	累计频数 $\sum f$	累计频率(%)
0 ~	45	45	16.0
8.0 ~	64	109	38.6
16.0 ~	96	205	72.7
24.0 ~	38	243	86.2
32.0 ~	20	263	93.3
40.0 ~	11	274	97.2
48.0 ~	5	279	98.9
56.0 ~	2	281	99.6
64.0 ~	1	282	100.0

鉴于正常人的尿汞值为偏态分布,且过高为异常,故用百分位数法计算上侧界值即第 95 百分位数:

$$P_{95} = L_{95} + \frac{i_{95}}{f_{95}}(n \times 95\% - \sum f_L) = 40.0 + \frac{8.0}{11}(282 \times 95\% - 263) = 43.6 (\mu g/L)$$

故该地正常人的尿汞值的 95% 医学参考值范围为 <43.6μg/L。

第三章　总体均数估计与假设检验

第一节　均数的抽样误差与标准误

　　医学研究中常采用抽样研究的方法，从某总体中随机抽取一个样本来进行研究，并根据样本提供的信息推断总体的特征。例如欲了解某地 2008 年正常成年男性血清总胆固醇的平均水平，随机抽取该地 200 名正常成年男性作为样本观测对象，算得其血清总胆固醇的样本均数，并以此样本均数估计该地正常成年男性血清总胆固醇总体的平均水平。由于存在个体差异，抽得的样本均数不太可能恰好等于总体均数，因此通过样本推断总体会有误差。而且，这些来自同一总体的若干样本统计量（如上述多次抽样的均数）间，也存在抽样误差。抽样误差是由个体变异和抽样引起的，因此，只要有个体变异，抽样就必将导致抽样误差，即抽样误差是不可避免的。抽样误差有两种表现形式，其一是样本统计量与总体参数间的差异，其二是样本统计量之间的差异。这种由个体变异和抽样造成的样本统计量与总体参数和样本统计量间的差异，称为抽样误差。均数的抽样误差是指由抽样引起的样本均数与总体均数和样本均数间的差异。

　　从同一正态总体 $N(\mu, \sigma^2)$ 中抽取样本含量 n 相等的许多样本，由于抽样误差的存在，所得各样本均数有大有小，但这些样本均数的分布仍是以总体均数为中心呈正态分布；或者虽然总体呈偏态分布，但样本含量足够大时，样本均数的分布仍近似正态分布。如以样本均数作变量值，则可求得说明样本均数变异情况的标准差，样本均数的标准差称为均数的标准误，简称为标准误（standard error），用 $\sigma_{\bar{x}}$ 来表示。$\sigma_{\bar{x}}$ 是反映均数抽样误差大小的指标。

　　数理统计证明，标准误的大小与总体标准差成正比，而与样本含量的平方根成反比，即：

$$\sigma_{\bar{x}} = \frac{\sigma}{\sqrt{n}} \tag{3.1}$$

　　实际工作中总体标准差 σ 往往是不知道的，而只知道样本标准差 S，所以只能用 S 代替 σ，求得标准误的估计值 $S_{\bar{x}}$，即：

$$S_{\bar{x}} = \frac{S}{\sqrt{n}} \tag{3.2}$$

　　例 3-1　某年某市 120 名 12 岁健康男孩的身高，已求得均数为 143.07 cm，标准差为 5.70 cm，按公式（3.2），则标准误为：

$$S_{\bar{x}} = \frac{5.70}{\sqrt{120}} = 0.52(\text{cm})$$

说明该样本的抽样误差为 0.52 cm。

第二节　t 分布

（一）t 分布的概念

若某一随机变量 X 服从总体均数为 μ、总体标准差为 σ 的正态分布 $N(\mu, \sigma^2)$，则通过 u 变换（$\frac{X-\mu}{\sigma}$）可将一般的正态分布转化为标准正态分布 $N(0, 1^2)$，即 u 分布。同理，若样本含量为 n 的样本均数 $\overline{X}$ 服从总体均数为 μ、总体标准差为 $\sigma_{\overline{X}}$ 的正态分布 $N(\mu, \sigma_{\overline{X}}^2)$，则通过同样方式的 u 变换（$\frac{\overline{X}-\mu}{\sigma_{\overline{X}}}$）也可将其转换为标准正态分布 $N(0, 1^2)$，即 u 分布。

在实际工作中，由于 $\sigma_{\overline{X}}$ 未知，用 $S_{\overline{X}}$ 代替，则 $\frac{\overline{X}-\mu}{S_{\overline{X}}}$ 不再服从标准正态分布，而服从 t 分布（t - distribution）。即：

$$t = \frac{\overline{X}-\mu}{S_{\overline{X}}} = \frac{\overline{X}-\mu}{S/\sqrt{n}}, \qquad \nu = n-1 \tag{3.3}$$

式中 ν 为自由度（degree of freedom），在数学上指能够自由取值的变量个数。

t 分布于 1908 年由英国统计学家 W. S. Gosset 以"Student"笔名发表，故又称学生 t 分布（Students' t - distribution）。它的发现，开创了小样本统计推断的新纪元。t 分布主要用于总体均数的区间估计和 t 检验等。不同自由度下的 t 分布见图 3 - 1。

（二）t 分布曲线的特征

由图 3 - 1 可见，t 分布曲线是单峰分布，以 0 为中心，左右两侧对称，曲线的中间比标准正态曲线（u 分布曲线）低，两侧翘得比标准正态曲线略高。当样本含量越小（严格地说是自由度 $\nu = n - 1$ 越小），t 分布与 u 分布差别越大；当 ν 逐渐增大时，t 分

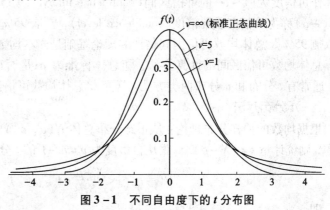

图 3 - 1　不同自由度下的 t 分布图

布逐渐逼近于 u 分布，当 $\nu = \infty$ 时，t 分布就完全成为 u 分布。所以 t 分布曲线的形状随 ν 的变动而变化。

同标准正态分布曲线一样，统计应用中最为关心的是 t 分布曲线下的面积（即概率 P 或 α）与横轴 t 值间的关系。为使用方便，统计学家编制了不同自由度 ν 下 t 值与相应概率关系的 t 界值表，见附表 2。

在 t 界值表中，横标目为自由度 ν，纵标目为概率（P 或 α）。一侧尾部面积称为单侧概率或单尾概率（one - tailed probability），两侧尾部面积之和称为双侧概率或双尾概率（two - tailed probability），即表右上角图例中阴影部分。表中数字表示当 ν 和 α 确定时，对应的 t（临）界值（critical value），其中与单尾概率相对应的 t 界值用 $t_{\alpha, \nu}$ 表示，与双尾概率相对应的 t 界值用 $t_{\alpha/2, \nu}$ 表示。由于 t 分布以 0 为中心左右对称，表中只列出了正 t 值，故查表时，不管 t

值正负均用绝对值查表得概率 P 值。

从表右上角图例及表中数字变化规律可看出：①在相同自由度时，$|t|$ 值越大，概率 P 越小；②在相同 $|t|$ 值时，同一自由度的双尾概率 P 为单尾概率 P 的两倍，如双尾 $t_{0.10/2,10}$ = 单尾 $t_{0.05,10}$ = 1.812。

第三节　总体均数的区间估计

前面讲述了从已知总体中抽样所得样本的性质，以及样本统计量的抽样分布规律。然而实际工作中需要的是与之思路相反的统计推断（statistical inference）：即根据样本提供的信息和抽样分布的规律，以一定的概率推断总体的特征。统计推断包括两个重要内容：参数估计（parameter estimation）和假设检验（hypothesis testing）。参数估计是指用样本指标值（统计量）推断总体指标值（参数）。参数估计有点（值）估计（point estimation）和区间估计（interval estimation）两种方法。点估计就是用相应样本统计量直接作为其总体参数的估计值。例如上述某市 120 名 12 岁健康男孩身高均数 $\bar{X}$ 为 143.07cm，可作为该市全部 12 岁健康男孩的平均身高 μ 的估计值。此方法虽简单，但没有考虑抽样误差的大小。要使得参数估计可信，就必须考虑抽样误差。区间估计是按预先给定的概率 $(1-\alpha)$ 所确定的包含未知总体参数的一个范围。

总体均数的区间估计是按一定的概率 $(1-\alpha)$ 用一个区间范围来估计总体均数，这个范围称作可信度为 $(1-\alpha)$ 的可信区间（confidence interval，CI），又称置信区间；预先给定的概率 $(1-\alpha)$ 称为可信度或置信度（confidence level），常取 95% 或 99%，如没有特别说明，一般取双侧 95%。总体均数可信区间估计的理论基础是样本均数的抽样分布规律。

总体均数可信区间的计算方法，随总体标准差 σ 是否已知，以及样本含量 n 的大小而异，通常有 t 分布和 u 分布两类方法。下面将总体均数可信区间的计算方法分述于下。

（一）t 分布方法

根据均数的抽样分布理论：从正态分布总体 $N(\mu, \sigma^2)$ 中随机抽取样本含量为 n 的一个样本，则统计量 $t = (\bar{X} - \mu)/S_{\bar{X}}$ 服从自由度为 $\nu = n - 1$ 的 t 分布。根据 t 分布的原理可得：

$$P\left(-t_{\alpha/2,\nu} < \frac{\bar{X} - \mu}{S_{\bar{X}}} < t_{\alpha/2,\nu} \right) = 1 - \alpha$$

即：

$$P(\bar{X} - t_{\alpha/2,\nu}S_{\bar{X}} < \mu < \bar{X} + t_{\alpha/2,\nu}S_{\bar{X}}) = 1 - \alpha$$

故总体均数的可信度为 $100(1-\alpha)\%$ 的可信区间为：

$$(\bar{X} - t_{\alpha/2,\nu}S_{\bar{X}},\ \bar{X} + t_{\alpha/2,\nu}S_{\bar{X}}) \tag{3.4}$$

其中 $\nu = n - 1$ 为自由度，$t_{\alpha/2,\nu}$ 为自由度是 ν、双侧尾部面积为 α 的 t 界值，可查 t 界值表（附表 2）获得。在该区间中，$\bar{X} - t_{\alpha/2,\nu}S_{\bar{X}}$ 为可信区间的下限，$\bar{X} + t_{\alpha/2,\nu}S_{\bar{X}}$ 为可信区间的上限，可信度为 $100(1-\alpha)\%$。当 $\alpha = 0.05$ 时，该可信区间的可信度为 95%；当 $\alpha = 0.01$ 时，该可信区间的可信度为 99%。

可信区间通常由两个可信限（confidence limit）构成，其中较小者称为下限或下可信限，记为 C_L，较大者称为上限或上可信限，记为 C_U。严格地讲，可信区间并不包括上可信限和下可信限两个值，即可信区间 (C_L, C_U) 是一开区间。有时将两个可信限简记为：$\bar{X} \pm t_{\alpha/2,\nu}S_{\bar{X}}$。

同理，总体均数的单侧 $1-\alpha$ 可信区间则为：

$$\mu > \overline{X} - t_{\alpha,\nu}S_{\overline{X}} \text{ 或 } \mu < \overline{X} + t_{\alpha,\nu}S_{\overline{X}} \tag{3.5}$$

例 3-2 为了解某地 2002 年 7 岁正常发育男孩的身高均数，从该地随机抽取了 7 岁正常发育男孩 9 人，测得其身高均数 $\overline{X} = 121.44(\text{cm})$，标准差 $S = 5.75(\text{cm})$。试求该地 7 岁正常发育男孩的身高均数 95% 的可信区间。

本例 $n = 9$，按公式(3.2)算得样本均数的标准误为：

$$S_{\overline{X}} = \frac{5.75}{\sqrt{9}} = 1.9167$$

$\nu = 9 - 1 = 8$，取双尾 0.05，查 t 界值表得 $t_{0.05/2,8} = 2.306$。按公式(3.4)

$$(121.44 - 2.306 \times 1.9167, 121.44 + 2.306 \times 1.9167) \text{ 即 }(117.02, 125.86) \text{ cm}$$

故该地 2002 年 7 岁正常发育男孩的身高均数的 95% 可信区间为(117.02, 125.86) cm。

（二）u 分布方法

1. 当总体标准差 σ 已知时

根据 u 服从标准正态分布的原理得到

$$P\left(-u_{\alpha/2} < \frac{\overline{X} - \mu}{\sigma_{\overline{X}}} < u_{\alpha/2}\right) = 1 - \alpha$$

即：

$$P(\overline{X} - u_{\alpha/2} \cdot \sigma_{\overline{X}} < \mu < \overline{X} + u_{\alpha/2} \cdot \sigma_{\overline{X}}) = 1 - \alpha$$

故总体均数的可信度为 $100(1-\alpha)\%$ 的可信区间为：

$$(\overline{X} - u_{\alpha/2}\sigma_{\overline{X}}, \overline{X} + u_{\alpha/2}\sigma_{\overline{X}}) \tag{3.6}$$

同理，总体均数的单侧 $100(1-\alpha)\%$ 可信区间则为：

$$\mu > \overline{X} - u_{\alpha}\sigma_{\overline{X}} \text{ 或 } \mu < \overline{X} + u_{\alpha}\sigma_{\overline{X}} \tag{3.7}$$

2. 当总体标准差 σ 未知，但 n 足够大（如 $n > 60$）时

t 分布近似标准正态分布，此时可用标准正态分布代替 t 分布，作为可信区间的近似计算。用 $u_{\alpha/2}$ 代替公式(3.4)中的 $t_{\alpha/2,\nu}$ 则总体均数的可信度为 $100(1-\alpha)\%$ 的可信区间为：

$$(\overline{X} - u_{\alpha/2}S_{\overline{X}}, \overline{X} + u_{\alpha/2}S_{\overline{X}}) \tag{3.8}$$

同理，总体均数的单侧 $100(1-\alpha)\%$ 可信区间则为：

$$\mu > \overline{X} - u_{\alpha}S_{\overline{X}} \text{ 或 } \mu < \overline{X} + u_{\alpha}S_{\overline{X}} \tag{3.9}$$

例 3-3 测得某地 90 名正常成年女性红细胞数($10^{12}/\text{L}$)的均值为 4.18、标准差为 0.29。试求该地正常成年女性红细胞数总体均数的 95% 可信区间。

本例总体标准差未知，但 $n = 90 > 60$，故可用 u 分布方法来近似估计该地正常成年女性红细胞数总体均数的 95% 可信区间。

上限：$\overline{X} + 1.96S_{\overline{X}} = 4.18 + 1.96 \times 0.29/\sqrt{90} = 4.24(10^{12}/\text{L})$

下限：$\overline{X} - 1.96S_{\overline{X}} = 4.18 - 1.96 \times 0.29/\sqrt{90} = 4.12(10^{12}/\text{L})$

即 $(4.12, 4.24)10^{12}/\text{L}$。

实际工作中，常常需要估计两总体均数之差 $\mu_1 - \mu_2$。例如：正常成年男女的红细胞数之差为多少？我们可以用两样本均数之差 $\overline{X}_1 - \overline{X}_2$ 作为两总体均数之差 $\mu_1 - \mu_2$ 的点估计，但点估计没有考虑抽样误差的大小。故需估计两总体均数之差的可信区间。

假定两个总体的方差相等,设两样本的样本含量、均数和方差分别为:n_1、n_2、$\overline{X}_1$、$\overline{X}_2$ 和 S_1^2、S_2^2,根据数理统计结果

$$t = \frac{(\overline{X}_1 - \overline{X}_2) - (\mu_1 - \mu_2)}{S_{\overline{X}_1 - \overline{X}_2}} \tag{3.10}$$

服从自由度为 $\nu = n_1 + n_2 - 2$ 的 t 分布。其中:

$$S_{\overline{X}_1 - \overline{X}_2} = \sqrt{S_c^2\left(\frac{1}{n_1} + \frac{1}{n_2}\right)}, \quad S_c^2 = \frac{(n_1 - 1)S_1^2 + (n_2 - 1)S_2^2}{n_1 + n_2 - 2} \tag{3.11}$$

$S_{\overline{X}_1 - \overline{X}_2}$ 为均数之差的标准误,S_c^2 为合并方差。因 $P(-t_{\alpha/2,\nu} < t < t_{\alpha/2,\nu}) = 1 - \alpha$,故 $\mu_1 - \mu_2$ 的可信度为 $100(1-\alpha)\%$ 的可信区间为:

$$\left(\left[\overline{X}_1 - \overline{X}_2\right] - t_{\alpha/2,(n_1+n_2-2)}S_{\overline{X}_1 - \overline{X}_2}, \left[\overline{X}_1 - \overline{X}_2\right] + t_{\alpha/2,(n_1+n_2-2)}S_{\overline{X}_1 - \overline{X}_2}\right) \tag{3.12}$$

同理,也可得到两总体均数之差$(\mu_1 - \mu_2)$单侧的可信度为 $100(1-\alpha)\%$ 的可信区间为:

$$(\mu_1 - \mu_2) > (\overline{X}_1 - \overline{X}_2) - t_{\alpha,\nu}S_{\overline{X}_1 - \overline{X}_2} \text{ 或} (\mu_1 - \mu_2) < (\overline{X}_1 - \overline{X}_2) + t_{\alpha,\nu}S_{\overline{X}_1 - \overline{X}_2} \tag{3.13}$$

当两样本的样本含量均较大时(如 n_1 和 n_2 均大于 60),上述计算可信区间的公式(3.12)和(3.13)中的 $t_{\alpha/2,\nu}$ 和 $t_{\alpha,\nu}$ 可用相应的 $u_{\alpha/2}$ 和 u_α 代替,$S_{\overline{X}_1 - \overline{X}_2}$ 也可用 $\sqrt{S_1^2/n_1 + S_2^2/n_2}$ 来计算。

例 3-4 某医生观察某新药治疗肺炎的疗效,将肺炎患者随机分为新药组和旧药组,得两组的退热天数如表 3-1。试计算两药平均退热天数之差的 95% 可信区间。

表 3-1 新旧两药的退热天数

分组	例数	平均退热天数	退热天数的标准差
新药	35	3.8	0.8
旧药	37	5.2	0.9

将旧药和新药的例数、平均退热天数及标准差分别以 n_1,$\overline{X}_1$,S_1 和 n_2,$\overline{X}_2$,S_2 表示,按照公式(3.11)和公式(3.12),$t_{0.05/2,70} = 1.994$,两药平均退热天数之差的 95% 可信区间为:

下限:$(5.2 - 3.8) - 1.994 \times \sqrt{\frac{(37-1) \times 0.9^2 + (35-1) \times 0.8^2}{37 + 35 - 2}\left(\frac{1}{37} + \frac{1}{35}\right)} = 1.00$

上限:$(5.2 - 3.8) + 1.994 \times \sqrt{\frac{(37-1) \times 0.9^2 + (35-1) \times 0.8^2}{37 + 35 - 2}\left(\frac{1}{37} + \frac{1}{35}\right)} = 1.80$

即$(1.00, 1.80)$天。

在区间估计中,总体参数虽未知,但却是固定的值,而不是随机变量值,其大小与抽样无关。可信度为 95% 的可信区间的含义是:如果重复 100 次样本含量相同的抽样,每个样本均按同一方法构建 95% 的可信区间,则理论上平均有 95 个可信区间包含了总体均数,还有 5 个可信区间未包含总体均数。95% 的可信区间不能理解为:总体参数有 95% 的可能落在该区间内;更不能理解为:有 95% 的总体参数在该区间内,而 5% 的参数不在该区间内,因为相应的总体参数只有一个。所谓 95% 的可信度指的是可信区间的构建方法,理论上用该方法建立的 95% 可信区间能包含总体参数的概率为 95%。在实际工作中,只能根据一次试验结果估计可信区间。根据小概率事件不太可能在一次试验中发生的原理,该结论错误的概率小于或等于 0.05。

可信区间估计的优劣取决于两个要素。第一个要素是可靠性,反映为可信度 $1-\alpha$ 的大小,显然可信度愈接近 1 愈好。可靠性常根据研究目的和实际问题的背景由研究者自行决定,常用的可信度为 90%、95% 和 99%,但并不以此为限。第二个要素是估计精确性,常用可信区间的长度 C_U-C_L 衡量。当然长度愈小愈好。精确性与变量的变异度大小、样本例数和 $1-\alpha$ 取值有关。当 $1-\alpha$ 确定后,可信区间的长度受制于个体变异和样本含量:个体变异越大,区间越宽;样本含量越小,区间越宽;反之,区间越窄。当样本含量确定后,可靠性和精确性是相互牵制的:若要提高可信度,可取较小的 α 值,此时势必使区间变宽,致精确性下降。故不能笼统地认为 99% 可信区间比 95% 可信区间好。实际工作中一般常用 95% 可信区间,认为它能较好地兼顾可靠性和精确性。

总体均数的可信区间与个体值的参考值范围无论在含义、用途还是计算上均不相同。实际应用时,不能将两者混淆。表 3-2 说明两者区别。

表 3-2 总体均数的可信区间与个体值参考值范围的区别

区别点	总体均数可信区间	参考值范围
含义	按预先给定的概率,确定的未知参数 μ 的可能范围。实际上一次抽样算得的可信区间要么包含了总体均数,要么不包含。但可以说:当 $\alpha=0.05$ 时,95% CI 估计正确的概率为 0.95,估计错误的概率小于或等于 0.05,即有 95% 的可能性包含了总体均数	"正常人"的解剖,生理,生化某项指标的波动范围
	总体均数的波动范围	个体值的波动范围
计算公式	σ 未知:$\overline{X}\pm t_{\alpha,\nu}S_{\overline{X}}$* σ 已知或 σ 未知但 $n>60$:$\overline{X}\pm u_\alpha\sigma_{\overline{X}}$ 或 $\overline{X}\pm u_\alpha S_{\overline{X}}$**	正态分布:$\overline{X}\pm u_\alpha S$** 偏态分布:$P_X \sim P_{100-X}$
用途	总体均数的区间估计	绝大多数(如 95%)观察对象某项指标的分布范围

* $t_{\alpha,\nu}$ 也可用 $t_{\alpha/2,\nu}$(对应于双尾概率时)

** $u_{\alpha,\nu}$ 也可用 $u_{\alpha/2,\nu}$(对应于双尾概率时)

第四节 假设检验的意义和基本步骤

假设检验(hypothesis test)旧称显著性检验(significance test),是统计推断的重要内容。它是指先对总体的参数或分布作出某种假设,再用适当的统计方法根据样本对总体提供的信息,推断此假设应当拒绝或不拒绝。其意义和基本步骤可用下例来说明。

例 3-5 通过以往大量资料得知某地 20 岁男子平均身高为 168 cm,今随机测量当地 16 名 20 岁男子,得其平均身高为 172 cm,标准差为 14 cm。问:当地现在 20 岁男子是否比以往高?

本例的目的是推断是否 $\mu>\mu_0$。从所给条件看,样本均数 $\overline{X}$ 与已知总体均数 μ_0 不等,造成两者不等的原因有二:①非同一总体,即 $\mu>\mu_0$;②虽为同一总体,即 $\mu=\mu_0$,但有抽样误差。

要直接判断是否 $\mu>\mu_0$ 很困难。但可利用反证法思想,从 $\mu>\mu_0$ 的对立面 $\mu=\mu_0$ 出发间接

判断是否 $\mu > \mu_0$。

假设：$\mu = \mu_0$，看由于抽样误差造成的可能性有多大？

如果 $\overline{X}$ 与 μ_0 接近，其差别可用抽样误差解释，可认为 $\overline{X}$ 来自 μ_0 总体；如果 $\overline{X}$ 与 μ_0 相差甚远，不宜用抽样误差解释，则怀疑 $\overline{X}$ 不是来自 μ_0 总体。那么 $\overline{X}$ 与 μ_0 的相差多大算是由抽样误差造成的？若假设 $\mu = \mu_0$ 成立，则可用公式 $\dfrac{\overline{X} - \mu}{S/\sqrt{n}} = t$ 或 $\dfrac{\overline{X} - \mu}{\sigma/\sqrt{n}} = u$ 计算 t 值或 u 值，由 t 值或 u 值求得 P 值（P – value）来判断。如果 $\overline{X}$ 与 μ_0 相差较远，t 或 u 值就大，P 值就小。当 P 小于或等于预先规定的概率值 α（如 0.05），则为小概率事件。小概率事件在一次抽样中发生的可能性很小，如果它发生了，则有理由怀疑原假设 $\mu = \mu_0$ 可能不成立，认为其对立面 $\mu > \mu_0$ 成立，该结论的正确性冒着 5% 的错误风险。因此，假设检验蕴涵着自己独特的逻辑和统计学思维方式，其基本步骤可归纳如下：

1. 建立检验假设，确定检验水准

假设有两种：

（1）$\mu = \mu_0$：即检验假设（hypothesis under test/to be tested），常称无效假设或零/原假设（null hypothesis）。用 H_0 表示。

（2）$\mu > \mu_0$ 或 $\mu < \mu_0$ 或 $\mu \neq \mu_0$：即备择假设，常称对立假设（alternative hypothesis）。用 H_1 表示。

H_0 是从反证法的思想提出的，H_1 是和 H_0 相联系的对立的假设。两者都是根据统计推断目的而提出的对总体参数或分布特征的假设。对于检验假设，须注意：①检验假设是针对总体而言，而不是针对样本；②H_0 和 H_1 是相互联系、对立的假设，后面的结论是根据 H_0 和 H_1 作出的，因此两者不是可有可无，而是缺一不可；③H_0 为无效假设，其假定通常是：某两个（或多个）总体参数相等，或某两个总体参数之差等于 0，或……无效，或某资料服从某一特定分布（如正态分布、Poisson 分布）等；④H_1 的内容直接反映了检验的单双侧。若 H_1 只是 $\mu > \mu_0$ 或 $\mu < \mu_0$，则此检验为单侧检验（one – sided test），它不仅考虑有无差异，而且还考虑差异的方向，例如上述例 3 – 5 中研究人员只关心当地现在 20 岁男子是否比以往 20 岁男子身高平均值 168 cm 高；若 H_1 为 $\mu \neq \mu_0$，则此检验为双侧检验（two – sided test），例如上述例 3 – 5 的问题：当地现在 20 岁男子是否不同于以往 20 岁男子身高平均值 168 cm？此时高于和低于以往 20 岁男子身高平均值的两种可能性都存在。单双侧检验的确定，首先根据专业知识，其次根据所要解决的问题来确定。一般认为双侧检验较保守和稳妥。现以单样本和两样本均数比较的 t 检验为例，用表 3 – 3 和表 3 – 4 说明。

表 3 – 3 样本均数（代表的未知总体均数 μ）与已知总体均数 μ_0 比较的 t 检验

	目　的	H_0	H_1
双侧检验	是否 $\mu \neq \mu_0$	$\mu = \mu_0$	$\mu \neq \mu_0$
单侧检验	是否 $\mu > \mu_0$	$\mu = \mu_0$	$\mu > \mu_0$
	是否 $\mu < \mu_0$	$\mu = \mu_0$	$\mu < \mu_0$

表 3 - 4 两样本均数(各自代表未知总体均数 μ_1 与 μ_2)比较的 t 检验

	目 的	H_0	H_1
双侧检验	是否 $\mu_1 \neq \mu_2$	$\mu_1 = \mu_2$	$\mu_1 \neq \mu_2$
单侧检验	是否 $\mu_1 > \mu_2$	$\mu_1 = \mu_2$	$\mu_1 > \mu_2$
	是否 $\mu_1 < \mu_2$	$\mu_1 = \mu_2$	$\mu_1 < \mu_2$

(3)检验水准(size of a test)亦称显著性水准(significance level),符号为 α。它是判别差异有无统计学意义的概率水准,其大小应根据分析的要求确定。通常取 $\alpha = 0.05$。

2. 计算检验统计量

应根据资料类型、设计方案、统计推断的目的、方法的适用条件等选择检验统计量。如完全随机设计中,两样本均数的比较可用 t 检验,样本含量较大时($n > 60$),可用 u 检验。有的检验方法可跳过检验统计量的计算,无须这一中间步骤,直接计算 P 值,如四格表的确切概率计算法。

上述例 3 - 5,在 H_0 假设 $\mu = \mu_0 = 168$ cm 的情况下,根据公式(3.3)计算出检验统计量:

$$t = \frac{172 - 168}{14 / \sqrt{16}} = 1.143, \quad \nu = 16 - 1 = 15$$

3. 确定 P 值,作出推断结论

P 的含义是指从 H_0 规定的总体随机抽样,抽得等于及大于(或/和等于及小于)现有样本获得的检验统计量(如 t、u 等)值的概率。当求得检验统计量后,一般可根据有关统计用表查得 P 值。

根据获得的事后概率 P,与事先规定的概率——检验水准 α 进行比较,看其是否为小概率事件而得出结论。一般来说,推断结论应包含统计结论和专业结论两部分。统计结论只说明有统计学意义(statistical significance)或无统计学意义(no statistical significance),而不能说明专业上的差异大小。它必须同专业结论有机地相结合,才能得出恰如其分、符合客观实际的最终推断结论。若 $P \leqslant \alpha$,则结论为按所取的 α 检验水准,拒绝 H_0,接受 H_1,有统计学意义(统计结论),可认为……不等或不同(专业结论)。若 $P > \alpha$,则结论为按 α 检验水准,不拒绝 H_0,无统计学意义(统计结论),还不能认为……不等或不同(专业结论)。

计量资料的假设检验中,最为简单、常用的方法是 t 检验(t - test/Student's t - test)。实际应用时,应弄清各种检验方法的用途、适用条件和注意事项。

第五节 均数的 t 检验与 u 检验

对于样本均数与总体均数 μ_0 的比较以及两样本均数的比较,当样本含量 n 较小时(如 $n < 60$),理论上要求 t 检验的样本随机地取自正态总体,两小样本均数比较时还要求两样本所对应的两总体方差相等($\sigma_1^2 = \sigma_2^2$),即方差齐性(homogeneity of variance)。当样本含量 n 较大时,t 值近似和 u 值相等,将其称为 u 检验(u - test),实际上它是 t 检验的特例。

一、单样本 t 检验

单样本 t 检验(one sample/group t-test)适用于样本均数 $\overline{X}$ 与已知总体均数 μ_0 的比较,其比较的目的是检验样本均数 μ 所代表的未知总体均数 μ 是否与已知总体均数 μ_0 有差别。已知总体均数 μ_0 一般指理论值、标准值或经过大量观察所得的稳定值。单样本 t 检验的应用条件是资料服从正态分布,检验统计量 t 按公式(3.14)计算:

$$t = \frac{\overline{X} - \mu}{S_{\overline{X}}} = \frac{\overline{X} - \mu}{S/\sqrt{n}} = \frac{\overline{X} - \mu_0}{S/\sqrt{n}}, \qquad \nu = n - 1 \tag{3.14}$$

例 3-5 即为此类型例题,目的是比较样本均数所来自的总体均数是否高于已知的总体均数。根据经验,身高服从正态分布,可用单样本均数的 t 检验。具体假设检验步骤如下。

1. 建立检验假设,确定检验水准

$H_0 : \mu = 168$,即现在该地 20 岁男子平均身高与以往 20 岁男子平均身高相等。

$H_1 : \mu > 168$,即现在该地 20 岁男子平均身高高于以往 20 岁男子平均身高。

$\alpha = 0.05$

2. 计算检验统计量

本例 $n = 16$,$\overline{X} = 172$ cm,$S = 14$ cm,$\mu_0 = 168$ cm。按公式(3.14)

$$t = \frac{172 - 168}{14/\sqrt{16}} = 1.143, \quad \nu = 16 - 1 = 15$$

3. 确定 P 值,作出推断结论

查 t 界值表,得单尾概率 $0.10 < P < 0.20$,按 $\alpha = 0.05$ 水准,不拒绝 H_0,无统计学意义,还不能认为该地 20 岁男子身高比以往要高。

二、配对样本 t 检验

简称配对 t 检验,也称成对 t 检验(paired/matched t-test),适用于配对设计的计量资料,其比较的目的是检验两相关样本均数所代表的未知总体均数是否有差别。配对设计(paired design)有两种情况:①自身配对:同一受试对象分别接受两种不同处理,同一受试对象(一种)处理前后;②异体配对:为消除混杂因素的影响,将实验对象按某些重要特征(重要的影响因素)如性别、年龄等相近的原则配对,并分别实施两种处理。

配对设计下的数据具有一一对应的特征,研究者关心的变量常常是对子的效应差值而不是各自的效应值,因此在进行配对资料的 t 检验时,首先应求出各对数据间的差值 d,将 d 作为变量值计算均数,若处理因素的效应无差别,理论上差值 d 的总体均数 μ_d 应为 0,故可将该检验理解为样本均数 $\overline{d}$ 所对应的总体 μ_d 与总体均数 0 的比较,因此其应用条件是差值 d 变量服从正态分布。配对 t 检验的检验统计量 t 可按前述公式(3.14)构造如下:

$$t = \frac{\overline{d} - \mu_d}{S_{\overline{d}}} = \frac{\overline{d} - 0}{S_d/\sqrt{n}} = \frac{\overline{d}}{S_d/\sqrt{n}}, \qquad \nu = n - 1 \tag{3.15}$$

公式中 d 为每对数据的差值,$\overline{d}$ 为差值的样本均数,S_d 为差值的标准差,$S_{\overline{d}}$ 为差值样本均数的标准误,n 为对子数。

例3-6　某医院用中药治疗9例再生障碍性贫血患者，治疗前后血红蛋白(g/L)的结果见表3-5第(1)~(3)栏。问：治疗前后血红蛋白是否有差别？

表3-5　再生障碍性贫血患者治疗前后血红蛋白(g/L)的结果

患者编号 (1)	治疗前 (2)	治疗后 (3)	差值 (4)=(3)-(2)
1	68	128	60
2	65	82	17
3	55	80	25
4	75	112	37
5	50	125	75
6	70	110	40
7	76	85	9
8	65	80	15
9	72	105	33

本例为自身配对设计。计算治疗前后血红蛋白差值的结果见表3-5第(4)栏。对差值进行正态性检验满足正态性(SPSS计算结果：Shapiro - Wilk 统计量 $W = 0.931$，$\nu = 9$，$P = 0.493$)。可用配对样本 t 检验。

1. 建立检验假设，确定检验水准

$H_0 : \mu_d = 0$，即治疗前后血红蛋白相同

$H_1 : \mu_d \neq 0$，即治疗前后血红蛋白不相同

$\alpha = 0.05$

2. 计算检验统计量

本例 $n = 9$，$\sum d = 311$，$\sum d^2 = 14503$，$\bar{d} = \sum d / n = 311 / 9 = 34.5556$

$$S_d = \sqrt{\frac{\sum d^2 - \frac{(\sum d)^2}{n}}{n-1}} = \sqrt{\frac{14503 - \frac{(311)^2}{9}}{9-1}} = 21.6686$$

按公式(3.15)

$$t = \frac{34.5556}{21.6686/\sqrt{9}} = 4.784, \qquad \nu = 9 - 1 = 8$$

3. 确定 P 值，作出推断结论

查 t 界值表，得双尾概率 $0.001 < P < 0.002$，按 $\alpha = 0.05$ 水准，拒绝 H_0，接受 H_1，有统计学意义。可认为治疗前后血红蛋白有差别，治疗后的血红蛋白较高。应注意的是此类研究为非随机的自身前后对比研究，要确认疗效，应设立平行对照。

例3-7　某医院病理科研究人体两肾的重量，20例男性尸解时的左、右肾的称重记录见表3-6第(1)~(3)栏。问：左、右肾重量有无不同？

表 3 – 6　20 例男性尸解时左、右肾的称重记录结果

编号 (1)	左肾(g) (2)	右肾(g) (3)	差值 (4) = (2) – (3)
1	170	150	20
2	155	145	10
3	140	105	35
4	115	100	15
5	235	222	13
6	125	115	10
7	130	120	10
8	145	105	40
9	105	125	– 20
10	145	135	10
11	155	150	5
12	110	125	– 15
13	140	150	– 10
14	145	140	5
15	120	90	30
16	130	120	10
17	105	100	5
18	95	100	– 5
19	100	90	10
20	105	125	– 20

本例为异体配对设计。计算左、右肾的称重的差值的结果见表 3 – 6 第(4)栏。对差值进行正态性检验满足正态性(SPSS 计算结果：Shapiro – Wilk 统计量 $W = 0.939$，$\nu = 20$，$P = 0.225$)。可用配对样本 t 检验。

1. 建立检验假设，确定检验水准

$H_0: \mu_d = 0$，即男性左、右肾的称重相同

$H_1: \mu_d \neq 0$，即男性左、右肾的称重不相同

$\alpha = 0.05$

2. 计算检验统计量

本例 $n = 20$，$\sum d = 158$，$\sum d^2 = 6344$，$\bar{d} = \sum d/n = 158/20 = 7.90$

$$S_d = \sqrt{\frac{\sum d^2 - \frac{\left(\sum d\right)^2}{n}}{n-1}} = \sqrt{\frac{6344 - \frac{(158)^2}{20}}{20 - 1}} = 16.377$$

按公式(3.15)

$$t = \frac{7.90}{16.377/\sqrt{20}} = 2.157, \qquad \nu = 20 - 1 = 19$$

3. 确定 P 值，作出推断结论

查 t 界值表，得双尾概率 $0.02 < P < 0.05$，按 $\alpha = 0.05$ 水准，拒绝 H_0，接受 H_1，有统计学意义。可认为男性左、右肾的称重不相同，左肾的称重较重。

三、两样本 t 检验

两样本 t 检验(two – samples t – test)又称成组 t 检验,适用于完全随机设计两样本均数的比较。比较的目的是推断它们各自所代表的总体均数 μ_1 和 μ_2 是否相等。两样本含量可以相等也可以不相等,但在总例数不变的条件下,两样本含量相等时,统计检验的效率最高。本检验要求:两样本是相互独立的随机样本,均服从正态分布,且方差齐同。两组完全随机设计是将受试对象完全随机分配到两个不同处理组。

当两总体方差相等,即 $\sigma_1^2 = \sigma_2^2$ 时,两样本 t 检验的检验统计量可按前述公式(3.14)在 $H_0: \mu = \mu_1 - \mu_2 = 0$ 条件下构造如下:

$$t = \frac{(\overline{X}_1 - \overline{X}_2) - (\mu_1 - \mu_2)}{S_{\overline{x}_1 - \overline{x}_2}} = \frac{\overline{X}_1 - \overline{X}_2}{S_{\overline{x}_1 - \overline{x}_2}}, \qquad \nu = n_1 + n_2 - 2 \qquad (3.16)$$

式中 $\overline{X}_1$ 和 $\overline{X}_2$ 为两样本均数,$S_{\overline{x}_1 - \overline{x}_2}$ 为均数之差的标准误,S_c^2 为合并方差。$S_{\overline{x}_1 - \overline{x}_2}$ 及 S_c^2 的计算公式为:

$$S_{\overline{x}_1 - \overline{x}_2} = \sqrt{S_c^2 \left(\frac{1}{n_1} + \frac{1}{n_2} \right)}, S_c^2 = \frac{(n_1 - 1)S_1^2 + (n_2 - 1)S_2^2}{n_1 + n_2 - 2} \qquad (3.17)$$

例 3 – 8　为了解某一新降血压药物的效果,将 28 名高血压病患者随机分为试验组和对照组,试验组采用新降压药,对照组则用标准药物治疗,测得两组治疗前后的舒张压(mmHg)的下降值结果如表 3 – 7。问:新药和标准药的疗效是否不同?

本例为完全随机设计。对两组进行正态性检验均满足正态性(SPSS 计算结果:①新药组:Shapiro – Wilk 统计量 $W = 0.957$,$\nu = 14$,$P = 0.681$;②标准药组:Shapiro – Wilk 统计量 $W = 0.960$,$\nu = 14$,$P = 0.731$)。对两组进行两样本方差齐性检验满足方差齐性($F = 1.717$,$\nu_1 = 13$,$\nu_2 = 13$,$P > 0.10$)。可用两样本 t 检验。

1. 建立检验假设,确定检验水准

$H_0: \mu_1 = \mu_2$,即两药治疗前后舒张压下降值的总体均数相等

$H_1: \mu_1 \neq \mu_2$,即两药治疗前后舒张压下降值的总体均数不等

$\alpha = 0.05$

表 3 – 7　两种药物治疗前后的舒张压(mmHg)下降值结果

新药组	标准药组
12	-2
10	9
7	10
8	5
4	0
5	-2
16	10
18	-8
11	4
13	1
4	12
8	-3
14	4
14	5

2. 计算检验统计量

今算得标准药组治疗前后舒张压下降值均数 $\overline{X}_1 = 3.214$ mmHg,标准差 $S_1 = 5.846$ mmHg;新药组治疗前后舒张压下降值均数 $\overline{X}_2 = 10.286$ mmHg,标准差 $S_2 = 4.462$ mmHg。按公式(3.16)、(3.17)得:

$$t = \frac{3.214 - 10.286}{\sqrt{\frac{(14-1) \times 5.846^2 + (14-1) \times 4.462^2}{14 + 14 - 2} \left(\frac{1}{14} + \frac{1}{14} \right)}} = -3.597, \nu = 14 + 14 - 2 = 26$$

3. 确定 P 值，作出推断结论

查 t 界值表，得双尾概率 $0.001 < P < 0.002$，按 $\alpha = 0.05$ 水准，拒绝 H_0，接受 H_1，有统计学意义，可以认为新药和标准药的疗效不同。新药疗效好于标准药疗效。

四、两样本 u 检验

两样本 u 检验(two – samples u – test)适用于两样本含量较大(如 $n_1 > 60$ 且 $n_2 > 60$)时完全随机设计两样本均数的比较。计算公式为：

$$u = \frac{|\overline{X}_1 - \overline{X}_2|}{\sqrt{\dfrac{S_1^2}{n_1} + \dfrac{S_2^2}{n_2}}} \tag{3.18}$$

例 3 – 9　测得某地 $20 \sim 24$ 岁健康女子 100 人收缩压均数为 15.27 kPa，标准差为 1.16 kPa；又测得该地 $20 \sim 24$ 岁健康男子 100 人收缩压均数为 16.11 kPa，标准差为 1.41 kPa。问：该地 $20 \sim 24$ 岁健康女子和男子之间收缩压均数有无差别？

1. 建立检验假设，确定检验水准

$H_0 : \mu_1 = \mu_2$，即该地 $20 \sim 24$ 岁健康女子和男子之间收缩压均数相同

$H_1 : \mu_1 \neq \mu_2$，即该地 $20 \sim 24$ 岁健康女子和男子之间收缩压均数不同

$\alpha = 0.05$

2. 计算检验统计量

本例 $n_1 = 100$，$\overline{X}_1 = 15.27$，$S_1 = 1.16$，$n_2 = 100$，$\overline{X}_2 = 16.11$，$S_2 = 1.41$，

代入公式(3.18)，得：

$$u = \frac{|15.27 - 16.11|}{\sqrt{\dfrac{1.16^2}{100} + \dfrac{1.41^2}{100}}} = 4.60$$

3. 确定 P 值，作出推断结论

查 u 界值表(附表 2，t 界值表中 ν 为 ∞ 行)，得 $P < 0.001$。按 $\alpha = 0.05$ 水准，拒绝 H_0，接受 H_1，有统计学意义。可认为该地 $20 \sim 24$ 岁健康人的收缩压均数男性与女性不同。男性高于女性。

第六节　正态性检验和两样本方差齐性检验

应用 t 检验对两样本均数进行比较时要求原始数据满足如下 3 个条件：①独立性(independence)：各观察值间相互独立，不能互相影响，各样本为独立样本；②正态性(normality)：理论上要求样本取自正态总体；③方差齐性(homogeneity)：两样本所对应的总体方差相等。

检验实验结果是否满足第一个条件，在实践中主要根据专业知识判断。检验实验结果是否满足第二个条件，要分别对各组实验结果进行正态性检验，但在实践中主要根据专业知识判断，当各组例数较少时尤其如此，必要时，也可对资料进行正态性检验(normality test)。检验实验结果是否满足第三个条件，可对资料进行方差齐性检验。

正态性检验的方法有两大类：一是图示法，二是计算法。图示法常用 P – P plot（probability – probability plot）和 Q – Q plot（quantile – quantile plot）来粗略了解观察资料是否服从正态分布。一般统计软件均提供 P – P plot 和 Q – Q plot。若 P – P plot 和 Q – Q plot 中散点基本成直线，则可粗略认为观察资料服从正态分布。计算法是通过计算反映正态分布特征的指标来了解观察资料是否服从正态分布。读者可参考相关书籍。

判断两总体方差 σ_1^2 与 σ_2^2 是否相等的方法常用的有 F 检验、Bartlett 检验、Levene 检验。F 检验、Bartlett 检验要求资料服从正态分布；Levene 检验不依赖总体分布具体形式，更为稳健。F 检验只用于两样本方差齐性检验，Bartlett 检验和 Levene 检验既可用于两样本方差齐性检验也可用于多样本方差齐性检验。现介绍两样本方差齐性的 F 检验。检验统计量 F 按公式(3.19)计算：

$$F = \frac{S_1^2(较大)}{S_2^2(较小)}, \quad \nu_1 = n_1 - 1, \quad \nu_2 = n_2 - 1 \tag{3.19}$$

式中 S_1^2 为较大的样本方差，S_2^2 为较小的样本方差，分子的自由度为 ν_1，分母的自由度为 ν_2。

检验统计量 F 值为两个样本方差之比，如仅是抽样误差的影响，它一般不会偏离 1 太远。求得 F 值后，查附表 3 的 F 界值表可得 P 值（F 值愈大，P 值愈小），然后按所取的 α 水准作出推断结论。因公式(3.19)规定以较大方差作分子，求得的 F 值必然大于 1，故附表 3 只给出不对称 F 分布的右侧界值，实则对应双尾概率 P。

例 3 – 10　对例 3 – 8，问：用 F 检验判断两总体舒张压下降值的方差是否不等。

由例 3 – 8 知 $S_1 = 5.846$ mmHg，$n_1 = 14$；$S_2 = 4.462$ mmHg，$n_2 = 14$。

1. 建立检验假设，确定检验水准

H_0：$\sigma_1^2 = \sigma_2^2$，即新药组与标准药组治疗前后舒张压下降值的总体方差相等

H_1：$\sigma_1^2 \neq \sigma_2^2$，即新药组与标准药组治疗前后舒张压下降值的总体方差不等

$\alpha = 0.10$（欲不拒绝 H_0，宜取稍大 α 以减少 Ⅱ 型错误）

2. 计算检验统计量

按公式(3.19)计算：

$$F = \frac{5.846^2}{4.462^2} = 1.72, \quad \nu_1 = 14 - 1 = 13, \quad \nu_2 = 14 - 1 = 13$$

3. 确定 P 值，作出推断结论

以 $\nu_1 = 12$（表中无 13）、$\nu_2 = 13$ 查附表 3 的 F 界值表。因 $1.72 < 2.60 = F_{0.10,(12,13)}$，故 $P > 0.10$。按 $\alpha = 0.10$ 水准，不拒绝 H_0，无统计学意义。还不能认为新药组与标准药组治疗前后舒张压下降值的总体方差不等。故例 3 – 8 采用了方差相等情形的两样本 t 检验。

成组 t 检验，若两总体方差不等，即 $\sigma_1^2 \neq \sigma_2^2$ 时，可采用数据变换或 t' 检验或秩和检验。变量变换是将原始数据作某种函数转换后（如对数变换，平方根变换，平方根反正弦变换）使数据满足成组 t 检验的方差齐性和正态分布要求，但有时函数转换值并不满足方差齐性和正态分布要求。秩和检验见本书第七章。现介绍 t' 检验。t' 检验亦称近似 t 检验（separate variance estimation t – test），统计软件中普遍使用的 t' 为 Satterthwaite 法，其计算公式为：

$$t' = \frac{|\overline{X}_1 - \overline{X}_2|}{\sqrt{\dfrac{S_1^2}{n_1} + \dfrac{S_2^2}{n_2}}}, \quad \nu = \frac{\left(S_1^2/n_1 + S_2^2/n_2\right)^2}{\dfrac{\left(S_1^2/n_1\right)^2}{n_1 - 1} + \dfrac{\left(S_2^2/n_2\right)^2}{n_2 - 1}} \tag{3.20}$$

例 3 – 11　对 10 例肺癌患者和 12 例矽肺 0 期工人用 X 光片测量肺门横径右侧距 RD 值（cm），结果见表 3 – 8。问：肺癌患者的 RD 值是否高于矽肺 0 期工人的 RD 值？

本例肺癌患者组 $\overline{X}_1 = 5.9800$，$S_1 = 2.3230$，$n_1 = 10$；矽肺 0 期工人组 $\overline{X}_2 = 4.3558$，$S_2 = 0.5656$，$n_2 = 12$。资料经方差齐性检验，推断得两总体方差不等（两样本方差齐性 F 检验：$F = 16.869$，$P < 0.05$；Levene 检验统计量 $= 20.455$，$P = 0.002$。），现采用 Satterthwaite 近似 t 检验。

表 3 – 8　肺癌患者和矽肺 0 期工人的 RD 值（cm）比较

矽肺 0 期工人	肺癌患者
3.23	2.78
3.50	3.23
4.04	4.20
4.15	4.87
4.28	5.12
4.34	6.21
4.47	7.18
4.64	8.05
4.75	8.56
4.82	9.60
4.95	
5.10	

1. 建立检验假设，确定检验水准

$H_0: \mu_1 = \mu_2$，即肺癌患者的 RD 值与矽肺 0 期工人的 RD 值相等

$H_1: \mu_1 > \mu_2$，即肺癌患者的 RD 值高于矽肺 0 期工人的 RD 值

$\alpha = 0.05$

2. 计算检验统计量

本例采用 Satterthwaite 法近似 t 检验，按公式（3.20）计算得：

$$t' = \frac{5.9880 - 4.3558}{\sqrt{\dfrac{2.3230^2}{10} + \dfrac{0.5656^2}{12}}} = 2.160$$

$$\nu = \frac{(2.3230^2/10 + 0.5656^2/12)^2}{\dfrac{(2.3230^2/10)^2}{10-1} + \dfrac{0.5656^2/12^2}{12-1}} = 9.893 \approx 10$$

3. 确定 P 值，作出推断结论

查 t 界值表，得单尾概率 $0.025 < P < 0.05$，按 $\alpha = 0.05$ 水准，拒绝 H_0，接受 H_1，有统计学意义，可认为肺癌患者的 RD 值高于矽肺 0 期工人的 RD 值。

第七节　假设检验应注意的问题

1. 资料要来自严密的抽样研究设计

这是假设检验的前提，应保证样本是从同质总体中随机抽取的。另外，组间的均衡性和可比性特别重要，即除了对比的主要因素外，其他影响结果的因素应尽可能相同或基本相同。

2. 选用假设检验的方法应符合其应用条件

资料性质不同，设计类型不同，样本大小不等，所用假设检验的方法也不同。如检验配对数值变量资料，若用两样本 t 检验，可使统计效率降低并可能得出错误的结论。而完全随机设计两样本均数的比较，当样本含量小且方差齐时，只能选用两样本 t 检验而不宜用 u 检验；若方差不齐（S_1^2 与 S_2^2 相差较大），则选用近似 t' 检验或改用秩和检验。

3. 正确理解差别有无统计学意义的统计含义

差别有统计学意义,过去称差别有"显著性",不能理解为差异大。一般假设检验的结果并不指差异的大小,只能反映两者是否有差异,因此现采用"有无统计学意义"一词表达。差异的大小只能根据专业知识予以确定。假设检验是为专业服务的,统计结论必须和专业结论有机地结合,才能得出恰如其分、符合客观实际的最终结论。若统计结论和专业结论一致,则最终结论就和这两者均一致(即均有或均无意义);若统计结论和专业结论不一致,则最终结论需根据实际情况加以考虑。当统计结论有意义,而专业结论无意义时,可能由于样本含量过大或设计存在问题,那么最终结论就没有意义。例如:有人欲比较 A、B 两种降压药物的降压效果,随机抽取了高血压患者各 100 名,分别测定两组患者服药后舒张压的改变值,得两组舒张压改变值之差的平均数为 0.83 mmHg(0.11 kPa)。作两样本 t 检验得 $t=6.306$,$P<0.001$,有统计学意义。但因 A、B 两组高血压患者服药后舒张压改变值之差较小,仅 0.83 mmHg,未达到有临床意义的差值 5 mmHg(0.67kPa),故最终结论没有意义。相反,当统计结论无意义,而专业结论有意义时,则应当检查设计是否合理、样本含量是否足够。

4. 假设检验的推断结论不能绝对化

统计推断的结论是具有概率性的,不管拒绝 H_0 或不拒绝 H_0 都有可能发生推断错误,即 I 型错误(type I error)和 II 型错误(type II error)。

I型错误或第一类错误是指拒绝了实际上是成立的 H_0。如图 3-2,设 $H_0: \mu=0$,$H_1: \mu>0$。若 μ 确实为 0,则 H_0 实际上是成立的,但由于抽样的偶然性,得到了较大的 t 值,因 $t \geqslant t_\alpha$,$P \leqslant \alpha$,按所取检验水准 α 拒绝 H_0,接受 H_1,结论为 $\mu>0$,此推断当然是错误的。II 型错误或第二类错误是指不拒绝实际上是不成立的 H_0。如图 3-2,设 $H_0: \mu=0$,$H_1: \mu>0$。若 μ 确实大于 0,则 H_0 实际上是不成立的,但由于抽样的偶然性,得到了较小的 t 值,因 $t<t_\alpha$,$P>\alpha$,按所取检验水准 α 不拒绝 H_0,实际应用时,将其当作"接受" H_0,结论为 $\mu=0$,此推断当然也是错误的。

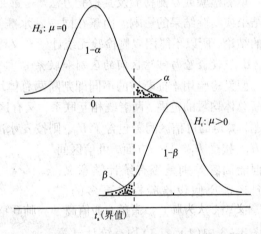

图 3-2 I 型错误与 II 型错误示意图
(以单侧 t 检验为例)

I 型错误的概率用 α 来表示,其大小是根据研究者的要求而确定的。如确定 $\alpha=0.05$,即 I 型错误的概率为 0.05,理论上 100 次检验中平均有 5 次发生这样的错误;II 型错误的概率用 β 表示,β 只取单侧,它只有与特定的 H_1 结合起来才有意义,但 β 值的大小很难确切估计,仅知样本含量确定时,α 愈小,β 愈大;反之 α 愈大,β 愈小。若要同时减小 I 型错误 α 以及 II 型错误 β,唯一的方法就是增加样本含量 n。注意:拒绝 H_0,只可能犯 I 型错误,不可能犯 II 型错误;"接受" H_0,只可能犯 II 型错误,不可能犯 I 型错误。图 3-2 中的 $1-\beta$ 称为检验效能(power of test)或把握度,其意义是两总体确有差别,按 α 水准能发现它们有差别的能力。例如 $1-\beta=0.90$,若两总体确有差别,则理论上 100 次检验中,平均有 90 次能够得出有统计学意义的结论。$1-\beta$ 愈大,表示假设检验的效能愈高。可能发生的两类错误总结见表 3-9。

表 3 - 9　可能发生的两类错误

客观实际	假设检验的结果	
	拒绝 H_0	不拒绝 H_0
H_0 成立	I 型错误(α)	推断正确($1-\alpha$)
H_0 不成立	推断正确($1-\beta$)	II 型错误(β)

在实际工作中,对同一份资料,由于分析目的要求不同,可灵活选用不同大小的 α 水平。若重点在减少 α,一般取 $\alpha = 0.05$;若重点在减少 β,一般取 $\alpha = 0.10$ 甚至更高;另外,即使取同一个 α 水准,对现有抽样结果检验统计量的推断结论为不拒绝 H_0,但增大样本含量后,抽样误差减少了,则有可能获得一个较大的检验统计量,从而拒绝 H_0。所以,当 P 值较接近检验水准 α 值时,即样本检验统计量在界值上下波动时,作推断结论应慎重。

在报告结论时,最好列出检验统计量的值,尽量写出具体的 P 值或 P 值的确切范围,如写成 $P = 0.040$ 或 $0.02 < P < 0.05$,而不要简单写成 $P < 0.05$,以便读者与同类研究进行比较或进行循证医学时采用 Meta 分析。

5. 要根据资料的性质事先确定采用双侧检验或单侧检验

单侧检验或双侧检验及其检验方法等,都是在设计阶段早已事先确定了的,不受样本调查结果或实验结果的影响。由于在同一 α 水准上,单侧检验比双侧检验更易得出有统计学意义的结论,所以不能因双侧检验无统计学意义而改用单侧检验。

6. 假设检验与可信区间的区别和联系

假设检验用于推断质的不同即判断两总体均数是否不等,可信区间用于说明量的大小即推断总体均数的范围,两者既相互联系,又有区别。一方面,可信区间亦可回答假设检验的问题,算得的可信区间若包含了 H_0,则按 α 水准,不拒绝 H_0;若不包含 H_0,则按 α 水准,拒绝 H_0,接受 H_1。另一方面,可信区间不但能回答差别是否有统计学意义,而且还能比假设检验提供更多的信息,即提示差别有无实际的专业意义。如图 3 - 3 中(1)~(3)均有统计学意义(因可信区间未包含 H_0)。但其中:(1)提示有实际的专业意义(因可信区间高于有实际专业意义的值),值得重视;(2)提示可能有实际专业意义;(3)提示无实际专业意义。该图中(4)、(5)提示均无统计学意义,但其

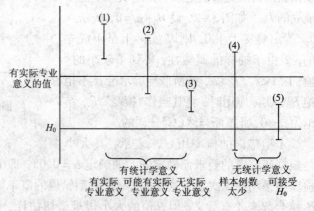

图 3 - 3　可信区间在统计推断上提供的信息

中:(4)因可信区间较宽,样本含量过小,抽样误差太大,难于作出结论;(5)提示从决策的观点,可"接受" H_0,因为即使增加样本含量,得到有统计学意义,也无实际专业意义。

虽然可信区间亦可回答假设检验的问题,并能提供更多的信息,但并不意味着可信区间能够完全代替假设检验。可信区间只能在预先规定的概率——检验水准 α 的前提下进行计算,而假设检验能够获得一较为确切的概率 P 值。故将两者结合起来,才是完整的分析。

第四章　方差分析

第一节　概　述

实验研究的基本要素包括处理因素、受试对象和实验效应 3 部分。根据实验中处理因素的多少可将实验分为单因素实验和多因素实验。一次实验涉及的处理因素(变量)只有一个,称为单因素实验。因素在实验(试验)中所处的每一个状态称为因素的一个水平(level),亦称处理。单因素随机对照设计按照控制非处理因素(混杂因素)的多少而分为常见的完全随机设计、随机区组设计(配伍组设计)和拉丁方设计。在单因素随机对照实验中,全部实验单位先随机分为 $G(\geqslant 2)$ 组,然后每组施加不同的处理,对实验效应的分析则常可以归结为多个样本均数的比较。当 $G = 2$ 时,两组总体均数差别的假设检验常用 t 检验;当 $G > 2$ 时,多组总体均数差别的假设检验则需用方差分析(analysis of variance,简称 ANOVA)方法。

例 4 - 1　为研究某药物的抑癌作用,使一批小白鼠致癌后,按完全随机设计的方法随机分为 4 组,A、B、C 三个实验组和一个对照组,分别接受不同的处理,A、B、C 三个实验组分别注射 0.5 mL、1.0 mL 和 1.5 mL 30% 的注射液,对照组不用药。经一定时间以后,测定 4 组小白鼠的肿瘤重量(g),测量结果见表 4 - 1,比较不同剂量药物注射液的抑癌作用有无差别。

表 4 - 1　某药物对小白鼠抑癌作用(肿瘤重量,g)的试验结果

对照组	实验组		
	A	B	C
3.6	3.0	0.4	3.3
4.5	2.3	1.8	1.2
4.2	2.4	2.1	1.3
4.4	1.1	4.5	2.5
3.7	4.0	3.6	3.1
5.6	3.7	1.3	3.2
7.0	2.8	3.2	0.6
4.1	1.9	2.1	1.4
5.0	2.6	2.6	1.3
4.5	1.3	2.3	2.1
n　10	10	10	10
$\bar{X}$　4.66	2.51	2.39	2.00
$\sum X$　46.6	25.1	23.9	20.0
$\sum X^2$　226.32	70.85	69.41	48.54

本例为单因素完全随机对照实验,处理因素(药物)有 4 个水平:第一个水平为对照处

理；第二个水平为注射 0.5 mL 试验药物；第三个水平为注射 1.0 mL 试验药物；第四个水平为注射 1.5 mL 试验药物。根据本例的研究问题，相应的假设检验为：

H_0：4 个不同剂量药物注射液的小白鼠肿瘤重量总体均数相等

H_1：4 个不同剂量药物注射液的小白鼠肿瘤重量总体均数不全相等

本例共有 4 组均数需要比较。如果用 t 检验进行两两比较，共要进行 $C_4^2 = 6$ 次 t 检验。如果每次 t 检验犯第一类错误的概率为 0.05，则不犯第一类错误的概率为 0.95，6 次都不犯第一类错误的概率为 $0.95^6 = 0.7351$，因此在 6 次 t 检验中至少有一次犯第一类错误的概率为 $1 - 0.95^6 = 0.2649 \gg 0.05$。由此可见用 t 检验进行多组均数的比较会增大犯第一类错误的概率。

方差分析又称变异数分析，是由英国统计学家 R. A. Fisher 首创，后人为了纪念他，又称 F 检验。方差分析的基本思想是把全部观察值之间的总变异及自由度，按设计和需要分为两个或多个组成部分，除随机误差作用外，每个部分的变异可由某个因素的作用（或某几个因素的交互作用）加以解释，通过比较不同变异来源的均方，借助 F 分布作出对总体均数有无差别的统计学推断，从而推论各种研究因素对实验结果有无影响。

方差分析可以同时分析多个处理因素对观测指标的影响，在设计时考虑的因素越多，相应的变异分解就越多，各个变异部分都有明确的含义，下结论就越明确。

应用方差分析的条件：①各随机样本相互独立；②各样本来自正态总体；③各总体方差相等，即方差齐性。

第二节 完全随机设计资料的方差分析

完全随机设计（completely random design）是采用完全随机化的分组方法，将全部实验对象分配到 g 个处理组（水平组），各组分别接受不同的处理，实验结束后比较各组均数之间的差别有无统计学意义，推论处理因素的效应。设处理因素有 $g(g \geqslant 2)$ 个不同的水平，受试对象随机分为 g 组，分别接受不同水平的干预，第 i（$i = 1, 2, \cdots, g$）组的样本含量为 n_i，第 i 处理组的第 j（$j = 1, 2, \cdots, n_i$）个观测值用 X_{ij} 表示。实验的结果可整理成表 4-2 形式。方差分析的目的就是在 H_0：$\mu_1 = \mu_2 = \cdots \mu_g$ 成立的条件下，通过分析各处理组均数 $\bar{X}_i$ 之间的差别大小，推断 g 个总体均数间是否有差别，从而说明处理因素的效果是否存在。

表 4-2 g 个处理组的实验结果

处理分组	测量值						统计量		
1 水平	X_{11}	X_{12}	$\cdots$	X_{1j}		X_{1n_1}	n_1	$\bar{X}_1$	S_1
2 水平	X_{21}	X_{22}	$\cdots$	X_{2j}	$\cdots$	X_{2n_2}	n_2		S_2
$\vdots$	$\vdots$	$\vdots$	$\vdots$	$\vdots$	$\vdots$	$\vdots$	$\vdots$	$\vdots$	$\vdots$
g 水平	X_{g1}	X_{g2}	$\cdots$	X_{gj}	$\cdots$	X_{gn_2}	n_g	$\bar{X}_g$	S_g

记总均数为 $\overline{X} = \sum\limits_{i=1}^{g}\sum\limits_{j=1}^{n_i} X_{ij}/N$ ，各处理组均数为 $\overline{X} = \sum\limits_{j=1}^{n_i} X_{ij}/n_i$ ，总例数为 $N = n_1 + n_2 + \cdots + n_g$，$g$ 为处理组数。

完全随机设计资料方差分析是将总变异（$SS_总$）分解为两个部分：组间变异（$SS_{组间}$）和组内变异（$SS_{组内}$）。现以例 4-1 为例加以说明。

1. 总变异

所有 30 只小白鼠的肿瘤重量各不相同，这种变异称为总变异。总变异的大小可以用离均差平方和（sum of squares of deviations from mean, SS）表示，即各观测值 X_{ij} 与总均数 $\overline{X}$ 差值的平方和，记为 $SS_总$。总变异 $SS_总$ 反映了所有观测值之间总的变异程度，计算公式为：

$$SS_总 = \sum_{i=1}^{g}\sum_{j=1}^{n_i}(X_{ij}-\overline{X})^2 = \sum_{i=1}^{g}\sum_{j=1}^{n_i}X_{ij}^2 - C \tag{4.1}$$

其中，

$$C = \left(\sum_{i=1}^{g}\sum_{j=1}^{n_i}X_{ij}\right)^2/N$$

总的自由度为 $\nu_总 = N-1$。

2. 组间变异

不同实验因素处理后小白鼠肿瘤重量样本均数之间的变异称为组间变异。组间变异不仅反映了样本均数存在抽样误差的变异，而且反映不同处理可能造成总体均数之间差别所引起的变异，故组间变异是两种变异的总和。其大小用各组均数 $\overline{X}_i$ 与总均数 $\overline{X}$ 的离均差平方和表示，记为 $SS_{组间}$，计算公式为：

$$SS_{组间} = \sum_{i=1}^{g}n_i(\overline{X}_i-\overline{X})^2 = \sum_{i=1}^{g}\frac{\left(\sum\limits_{j=1}^{n_i}X_{ij}\right)^2}{n_i} - C \tag{4.2}$$

组间自由度为 $\nu_{组间} = g-1$。

3. 组内变异

在同一实验组内，小白鼠的肿瘤重量彼此也不尽相同，这种同组内的变异称为组内变异。组内变异仅仅反映了随机误差造成的变异情况，所以又称为误差。其计算公式为：

$$SS_{组内} = \sum_{i=1}^{g}\sum_{j=1}^{n_i}(X_{ij}-\overline{X}_i)^2 \tag{4.3}$$

组内变异自由度为 $\nu_{组内} = N-g$。

总离均差平方和分解为组间离均差平方和与组内离均差平方和，总自由度分解为组间自由度与组内自由度，有

$$SS_总 = SS_{组间} + SS_{组内} \tag{4.4}$$
$$\nu_总 = \nu_{组间} + \nu_{组内} \tag{4.5}$$

由于组间变异和组内变异与自由度有关，所以不能直接比较离均差平方和。将各部分的离均差平方和除以各自的自由度，得到相应的平均变异指标：均方差，简称均方（mean square，记为 MS）。组间变异和组内变异的均方可通过公式（4.6）和公式（4.7）计算得到：

$$MS_{组间} = \frac{SS_{组间}}{\nu_{组间}} \tag{4.6}$$

$$MS_{组内} = \frac{SS_{组内}}{\nu_{组内}} \tag{4.7}$$

均方消除了自由度的影响,因而可以进行比较。将组间均方除以组内均方,就得到方差分析的检验统计量 F。

$$F = \frac{MS_{组间}}{MS_{组内}}, \nu_1 = \nu_{组间}, \nu_2 = \nu_{组内} \tag{4.8}$$

数理统计的理论证明,当 H_0 成立时,F 服从自由度为 $g-1$ 和 $N-g$ 的 F 分布。如果各处理组的样本来自相同总体,各组样本的总体均数相等($H_0: \mu_1 = \mu_2 = \cdots = \mu_g$),处理因素无作用效应,则组间变异同组内变异一样,只反映随机误差作用的大小,检验统计量 F 值接近 1,就没有理由拒绝 H_0;反之,F 值越大,拒绝 H_0 的理由越充分。因此,可通过 F 的大小判断 H_0 的成立与否。

通常将完全随机设计资料方差分析的结果整理如表 4-3 所示的方差分析表。

表 4-3　完全随机设计资料的方差分析表

变异来源	自由度	SS	MS	F	P
总变异	$N-1$	$\sum\limits_{i=1}^{g}\sum\limits_{j=1}^{n_i} X_{ij}^2 - C$			
组　间	$g-1$	$\sum\limits_{i=1}^{g} \frac{\left(\sum\limits_{j=1}^{n_i} X_i\right)^2}{n_i} - C$	$\dfrac{SS_{组间}}{\nu_{组间}}$	$\dfrac{MS_{组间}}{MS_{组内}}$	
组　内	$N-g$	$SS_{总} - SS_{组间}$	$\dfrac{SS_{组内}}{\nu_{组内}}$		

结合例 4-1 说明完全随机设计资料方差分析的计算过程和分析步骤。

1. 建立检验假设,确定检验水准

$H_0: \mu_1 = \mu_2 = \mu_3 = \mu_4$,即 4 个不同剂量药物注射液的小白鼠肿瘤重量总体均数相等

$H_1:$ 4 个不同剂量药物注射液的小白鼠肿瘤重量总体均数不全相等

$\alpha = 0.05$

2. 计算检验统计量

根据表 4-1 和表 4-3 中的公式计算各离均差平方和 SS、自由度 ν、均方 MS 和 F 值。

$$\sum\sum X_{ij} = 46.6 + 25.1 + 23.9 + 20.0 = 115.6$$

$$\sum\sum X_{ij}^2 = 226.32 + 70.85 + 69.41 + 48.54 = 415.12$$

$$C = (115.6)^2/40 = 334.08$$

$$SS_{总} = 415.12 - 334.08 = 81.04, \nu_{总} = 40 - 1 = 39$$

$$SS_{组间} = \frac{(46.6)^2}{10} + \frac{(25.1)^2}{10} + \frac{(23.9)^2}{10} + \frac{(20.0)^2}{10} - 334.08 = 43.20$$

$$\nu_{组间} = 4 - 1 = 3$$

$$SS_{组内} = 81.04 - 43.20 = 37.84, \nu_{组内} = 40 - 4 = 36$$

$$MS_{组间} = \frac{43.20}{3} = 14.40, MS_{组内} = \frac{37.84}{36} = 1.05$$

$$F = \frac{14.40}{1.05} = 13.71$$

3. 确定 P 值，作出推断结论

按 $\nu_1 = 3$，$\nu_2 = 36$ 查 F 界值表（附表3），得 $F_{0.01(3, 36)} = 4.38$，$F > F_{0.01(3, 36)}$，$P < 0.01$。按 $\alpha = 0.05$ 水准，拒绝 H_0，接受 H_1，认为4个不同剂量药物注射液的抑癌作用有差别。

例4-1方差分析表见表4-4。

表4-4 例4-1的方差分析表

变异来源	自由度	SS	MS	F	P
总变异	39	81.04			
组 间	3	43.20	14.40	13.71	<0.01
组 内	36	37.84	1.05		

注意：方差分析的结果若拒绝 H_0，接受 H_1，不能说明各组总体均数两两间都有差别。如果要分析哪些两组间有差别，要进行多个均数间的多重比较。当 $g = 2$ 时，方差分析的结果与两样本均数比较的 t 检验等价，有 $t = \sqrt{F}$。

第三节 随机区组设计资料的方差分析

随机区组设计（randomized block design）又称为配伍组设计，是配对设计的扩展。具体做法是：先按影响试验结果的非处理因素（如性别、体重、年龄、职业、病情、病程等）将受试对象配成区组（block），再分别将各区组内的受试对象随机分配到各处理或对照组。在进行统计分析时，将区组变异离均差平方和从完全随机设计的组内离均差平和中分离出来，从而减小组内离均差平方和（误差平方和），提高了统计检验效能。

随机区组设计要求每个处理组内的研究对象个数必须是相同的，并且每个区组的观察例数也是相同的。将第 j（$j = 1, 2, \cdots, n$）区组的 g 个受试对象随机分配接受处理因素第 i（$i = 1, 2, \cdots, g$）水平的处理，实验结果用 X_{ij} 表示，可整理成表4-5形式。

表4-5 随机区组设计的实验结果

区组编号	处理因素（g个水平）					
	1	2	$\cdots$	i	$\cdots$	g
1	X_{11}	X_{21}	$\cdots$	X_{i1}	$\cdots$	X_{g1}
2	X_{12}	X_{22}	$\cdots$	X_{i2}	$\cdots$	X_{g2}
$\vdots$	$\vdots$	$\vdots$		$\vdots$		$\vdots$
j	X_{1j}	X_{2j}	$\cdots$	X_{ij}	$\cdots$	X_{gj}
$\vdots$	$\vdots$	$\vdots$		$\vdots$		$\vdots$
n	X_{1n}	X_{2n}	$\cdots$	X_{in}	$\cdots$	X_{gn}

记总均数为 $\overline{X} = \sum_{i=1}^{g} \sum_{j=1}^{n} X_{ij}/N$，各处理组均数为 $\overline{X}_i = \sum_{j=1}^{n} X_{ij}/n$，各区组均数为 $\overline{X}_j = \sum_{i=1}^{g} X_{ij}/g$，总例数为 $N = ng$，n 为区组数，g 为处理组数。

例 4 - 2　某医院研究 5 种消毒液对 4 种细菌的抑制效果。抑制效果用抑菌圈直径(mm)表示。数据见表 4 - 6。问：5 种消毒液对细菌抑制有无差异? 4 种细菌的抑制效果有无差异?

表 4 - 6　5 种消毒液对不同细菌的抑制效果

细菌类型	消毒液类型					$\sum_i X_{ij}$
	A	B	C	D	E	
大肠埃希菌	15	17	15	14	12	73
铜绿假单胞菌	11	12	14	13	9	59
葡萄球菌	25	28	25	30	22	130
痢疾志贺菌	20	17	19	13	17	86
$\sum_j X_{ij}$	71	74	73	70	60	348($\sum X$)
$\overline{X}_i$	17.75	18.50	18.25	17.50	15.00	17.4($\overline{X}$)
$\sum_j X_{ij}^2$	1371	1506	1407	1434	998	6716($\sum X^2$)

该资料为随机区组设计，消毒液类型为处理因素，有 5 个水平；细菌类型为区组因素，有 4 个水平。

随机区组设计资料方差分析是将总变异($SS_{总}$)分解为 3 个部分：组间变异($SS_{组间}$)和区组变异($SS_{区组}$)和误差($SS_{误差}$)。现以例 4 - 2 为例加以说明。

1. 总变异

是指 20 个抑菌圈直径之间变异，反映所有观测值之间的变异，其 $SS_{总}$ 和自由度的计算与完全随机设计资料的方差分析中的相同，见公式(4.1)。

2. 处理组间变异

是指 5 种不同消毒液条件下，抑菌圈直径均数之间各不相同，它反映了处理因素引起的变异和随机误差引起的变异的总和。其 $SS_{处理}$ 和自由度的计算与完全随机设计资料方差分析中的组间变异相同，见公式(4.2)。

3. 区组间变异

是指 4 种不同细菌间抑菌圈直径均数之间各不相同，它反映了区组因素引起的变异和随机误差引起的变异的总和。其 $SS_{区组}$ 和自由度的计算公式为：

$$SS_{区组} = \sum_{j=1}^{n} g(\overline{X}_j - \overline{X})^2 = \frac{1}{g} \sum_{j=1}^{n} \left(\sum_{i=1}^{g} X_{ij} \right)^2 - C \tag{4.9}$$

区组自由度为 $\nu_{区组} = n - 1$。

4. 误差

是指总变异中排除了处理变异和区组变异外，仅仅由随机误差引起的变异。对总离均差

平方和及其自由度的分解,有

$$SS_{总} = SS_{处理} + SS_{区组} + SS_{误差} \tag{4.10}$$

$$\nu_{总} = \nu_{处理} + \nu_{区组} + \nu_{误差} \tag{4.11}$$

因此,$SS_{误差}$ 的计算公式为:

$$SS_{误差} = SS_{总} - SS_{处理} - SS_{区组} \tag{4.12}$$

误差自由度为

$$\nu_{误差} = (g-1)(n-1) \tag{4.13}$$

根据计算所得的 SS 和自由度,可计算变异来源各部分的均方和 2 个检验统计量 F 值。

$$MS_{处理} = \frac{SS_{处理}}{\nu_{处理}} \tag{4.14}$$

$$MS_{区组} = \frac{SS_{区组}}{\nu_{区组}} \tag{4.15}$$

$$MS_{误差} = \frac{SS_{误差}}{\nu_{误差}} \tag{4.16}$$

$$F_{处理} = \frac{MS_{处理}}{MS_{误差}} \tag{4.17}$$

$$F_{区组} = \frac{MS_{区组}}{MS_{误差}} \tag{4.18}$$

常将随机区组设计资料方差分析的结果整理如表 4 – 7 所示的方差分析表。

表 4 – 7　随机区组设计资料的方差分析表

变异来源	自由度	SS	MS	F	P
总变异	$N-1$	$\sum\limits_{i=1}^{g}\sum\limits_{j=1}^{n}X_{ij}^2 - C$			
处理间	$g-1$	$\frac{1}{n}\sum\limits_{i=1}^{g}\left(\sum\limits_{j=1}^{n}X_{ij}\right)^2 - C$	$\frac{SS_{处理}}{\nu_{处理}}$	$\frac{MS_{处理}}{MS_{误差}}$	
区组间	$n-1$	$\frac{1}{g}\sum\limits_{j=1}^{n}\left(\sum\limits_{i=1}^{g}X_{ij}\right)^2 - C$	$\frac{SS_{区组}}{\nu_{区组}}$	$\frac{MS_{区组}}{MS_{误差}}$	
误　差	$(n-1)(g-1)$	$SS_{总} - SS_{处理} - SS_{区组}$	$\frac{SS_{误差}}{\nu_{误差}}$		

结合例 4 – 2 说明随机区组设计资料方差分析的计算过程和分析步骤。

1. 建立检验假设,确定检验水准

处理组间:$H_0: \mu_1 = \mu_2 = \mu_3 = \mu_4 = \mu_5$,即 5 种消毒液的抑菌圈直径相同

　　　　$H_1:$ 5 种消毒液的抑菌圈直径不全相同

　　　　$\alpha = 0.05$

区组间:$H_0: \mu_1 = \mu_2 = \mu_3 = \mu_4$,即 4 种细菌的抑菌圈直径相同

　　　　$H_1:$ 4 种细菌的抑菌圈直径不全相同

　　　　$\alpha = 0.05$

2. 计算检验统计量

$$C = \frac{\left(\sum X\right)^2}{n} = \frac{348^2}{20} = 6055.2$$

$$SS_{总} = \sum X^2 = 6716 - 6055.2 = 660.8$$

$$\nu_{总} = N - 1 = 20 - 1 = 19$$

$$SS_{处理} = \sum_i \frac{\left(\sum_j X_{ij}\right)^2}{n} - C = \frac{71^2 + 74^2 + 73^2 + 70^2 + 60^2}{4} - 6055.2$$

$$= 6086.5 - 6055.2 = 31.3$$

$$\nu_{处理} = g - 1 = 5 - 1 = 4$$

$$SS_{区组} = \sum_j \frac{\left(\sum_i X_{ij}\right)^2}{g} - C = \frac{73^2 + 59^2 + 130^2 + 86^2}{5} - 6055.2$$

$$= 6621.2 - 6055.5 = 566$$

$$\nu_{区组} = n - 1 = 4 - 1 = 3$$

$$SS_{误差} = SS_{总} - SS_{处理} - SS_{区组} = 660.8 - 31.3 - 566 = 63.5$$

$$\nu_{误差} = (g - 1)(n - 1) = (5 - 1) \times (4 - 1) = 12$$

或 $$\nu_{误差} = \nu_{总} - \nu_{处理} - \nu_{区组} = 19 - 3 - 4 = 12$$

$$MS_{区组} = \frac{SS_{处理}}{\nu_{处理}} = \frac{31.3}{4} = 7.825$$

$$MS_{区组} = \frac{SS_{区组}}{\nu_{区组}} = \frac{566}{3} = 188.667$$

$$MS_{误差} = \frac{SS_{误差}}{\nu_{误差}} = \frac{63.5}{12} = 5.292$$

$$F_{处理} = \frac{MS_{处理}}{MS_{误差}} = \frac{7.828}{5.292} = 1.48$$

$$F_{区组} = \frac{MS_{区组}}{MS_{误差}} = \frac{188.667}{5.292} = 35.65$$

3. 确定 P 值,作出推断结论

(1)处理组间:由 $\nu_1 = \nu_{处理} = 4$,$\nu_2 = \nu_{误差} = 12$,查 F 界值表,得 $F_{0.05(4, 12)} = 3.26$。$F_{处理} < F_{0.05(4, 12)}$,$P > 0.05$。在 $\alpha = 0.05$ 水准上不拒绝 H_0,差异无统计学意义。还不能认为 5 种消毒液之间的消毒效果不同。

(2)区组间:由 $\nu_1 = \nu_{区组} = 3$,$\nu_2 = \nu_{误差} = 12$,查 F 界值表,得 $F_{0.01(3, 12)} = 5.95$。$F_{区组} > F_{0.01(3, 12)}$,$P < 0.01$。在 $\alpha = 0.05$ 水准上拒绝 H_0,接受 H_1,差异有统计学意义。可认为不同细菌的抑菌圈直径不全相同,即消毒液对不同细菌类型的抑菌效果不全相同。

例 4 - 2 方差分析表见表 4 - 8。

表 4 - 8 例 4 - 2 方差分析表

变异来源	SS	ν	MS	F	P
总变异	660.8	19			
处理间	31.3	4	7.825	1.48	>0.05
区组间	566	3	188.667	35.65	<0.01
误 差	63.5	12	5.292		

注意：方差分析的结果若拒绝 H_0，接受 H_1，不能说明各组总体均数间两两都有差别。如果要分析哪些两组间有差别，要进行多个均数间的多重比较。当 $g = 2$ 时，随机区组设计资料的方差分析与配对设计资料的 t 检验等价，有 $t = \sqrt{F}$。

第四节 多个样本均数间的多重比较

经方差分析，各组样本均数之间无统计学意义，则不需进一步统计处理。但是当分析结果为 $P \leq \alpha$，拒绝 H_0 时，得出的结论只是指各总体均数不全相等。如果想要确切了解哪两个样本均数之间的差异有统计学意义（总体均数不等），哪两个样本均数之间的差异无统计学意义，可以进行多个样本均数的两两比较。样本均数的两两比较也称为多重比较（multiple comparison）。当有三个及三个以上样本均数比较时，如果仍使用一般的 t 检验对样本均数两两组合后进行比较，会增大第一类错误的概率，这样，就可能把本来无差别的两个总体均数判为有差别。因此，样本均数的两两比较不宜用 t 检验分别作比较。样本均数的两两比较的方法较多，现介绍较常用的 SNK 检验（Student - Newman - Keuls test），亦称 q 检验，适用于多个样本均数两两之间的全面比较。检验统计量 q 的计算公式为：

$$q = \frac{|\overline{X}_A - \overline{X}_B|}{S_{\overline{X}_A - \overline{X}_B}} \tag{4.19}$$

式中：q 为检验统计量，$\overline{X}_A$ 及 $\overline{X}_B$ 为任意比较的两样本均数，$S_{\overline{X}_A - \overline{X}_B}$ 为两样本均数差值的标准误。当两样本 n 相等时：

$$S_{\overline{X}_A - \overline{X}_B} = \sqrt{\frac{MS_{误差}}{n}} \tag{4.20}$$

当两样本 n 不相等时：

$$S_{\overline{X}_A - \overline{X}_B} = \sqrt{\frac{MS_{误差}}{2}\left(\frac{1}{n_A} + \frac{1}{n_B}\right)} \tag{4.21}$$

自由度 $\nu = \nu_{误差}$

上式中 $MS_{误差}$ 在完全随机设计的资料方差分析中即为 $MS_{组内}$。

例 4 - 3 对例 4 - 1 资料，问：4 个不同剂量药物注射液的抑癌作用两两之间是否有差别？

1. 建立检验假设，确立检验水平

$H_0：\mu_A = \mu_B$，即任意两比较组的总体均数相等

$H_1: \mu_A \neq \mu_B$，即任意两比较组的总体均数不相等

$\alpha = 0.05$

2. 计算统计量 q 值

（1）将 4 个样本均数由小到大顺序排列，并编组次。

均数	2.00	2.39	2.51	4.66
组别	C	B	A	对照组
组次	1	2	3	4

（2）列出样本均数两两比较 q 检验表，见表 4-9。

表 4-9　样本均数两两比较 q 检验表

比较组 A 与 B (1)	两均数之差 $\|\overline{X}_A - \overline{X}_B\|$ (2)	组数 a (3)	标准误 $S_{\overline{X}_A - \overline{X}_B}$ (4)	q 值 (5) = (2)/(4)	q 界值 $q_{0.05}$ (6)	q 界值 $q_{0.01}$ (7)	P 值 (8)
1 与 2	0.39	2	0.32	1.22	2.89	3.96	>0.05
1 与 3	0.51	3	0.32	1.59	3.49	4.45	>0.05
1 与 4	2.66	4	0.32	8.31	3.85	4.80	<0.01
2 与 3	0.12	2	0.32	0.38	2.89	3.96	>0.05
2 与 4	2.27	3	0.32	7.09	3.49	4.45	<0.01
3 与 4	2.15	2	0.32	6.72	2.89	3.96	<0.01

表 4-9 中各栏数据意义如下：

第(1)栏：样本均数两两比较的组合方式。

第(2)栏：两样本均数之差。例如，1 与 2 组均数之差为：$|2.00 - 2.39| = 0.39$，余类推。

第(3)栏：组数 a。相邻两均数比较时，如 1 与 2 组比较，组数 $a = 2$；中间间隔一个分组时，如 1 与 3 组比较，组数 $a = 3$，余类推。

第(4)栏：比较的两个样本均数差值的标准误 $S_{\overline{X}_A - \overline{X}_B}$。例如，1 与 2 组比较的 $S_{\overline{X}_1 - \overline{X}_2}$ 的计算为 $MS_{误差} = MS_{组内} = 1.05$，$n_1 = 10$，$n_2 = 10$，应用公式(4.21)有

$$S_{\overline{X}_1 - \overline{X}_2} = \sqrt{\frac{MS_{误差}}{2}\left(\frac{1}{n_1} + \frac{1}{n_2}\right)} = \sqrt{\frac{1.05}{2} \times \left(\frac{1}{10} + \frac{1}{10}\right)} = 0.32$$

余类推。

第(5)栏：按公式(4.19)计算统计量 q 值。应用第(2)栏数据除以第(4)栏数据即得 q 值。例如，1 与 2 组比较有

$$q = \frac{|\overline{X}_1 - \overline{X}_2|}{S_{\overline{X}_1 - \overline{X}_2}} = \frac{0.39}{0.32} = 1.22$$

余类推。

第(6)栏及第(7)栏：根据 $\alpha = 0.05$ 及 $\alpha = 0.01$，组数 a，$MS_{误差}$ 的自由度 $\nu = 36$，查附表 4 中的 q 界值表，得第(6)栏及第(7)栏 q 界值。由于 q 界值表是一个简化表，当遇到所查自由度没有时，可以用内插法得到 q 界值，或使用相近自由度的 q 界值作为近似 q 界值。本例取自由度 $\nu = 30$。

第(8)栏：根据计算的 q 值与 q_α 的比较,确定概率 P 值的大小。本例6个比较组,3个组 $P < 0.01$, 3个组 $P > 0.05$。

3. 作出推断结论

在 $\alpha = 0.05$ 水准上,对照组与 A、B、C 组两两比较均拒绝 H_0,接受 H_1,各样本均数的两两比较的差异均有统计学意义；A、B、C 组两两比较均不拒绝 H_0,各样本均数的两两比较的差异均无统计学意义。可以认为,该药物3种剂量的注射液均具有抑癌作用,但尚不能认为3种剂量注射液间的抑癌作用有差别。

第五节 多个样本方差比较的 Bartlett 检验

方差分析的应用条件之一是各处理组变量值的总体方差相等,因此在作方差分析前,常需进行多个方差的齐性检验(homogeneity test of several variances),即通过样本(理论上均来自正态分布)信息来推断总体方差是否相等。下面介绍多个方差齐性检验的 Bartlett 法。该法需计算检验统计量 χ^2 值,其计算公式为：

$$\chi^2 = \frac{\sum_{i=1}^{g}(n_i - 1)\ln\frac{S_c^2}{S_i^2}}{1 + \frac{1}{3(g-1)}\left(\sum_{i=1}^{g}(n_i - 1)^{-1} - \left(\sum_{i=1}^{g}(n_i - 1)\right)^{-1}\right)}, \quad \nu = g - 1 \qquad (4.22)$$

式中 S_c^2 为合并方差,计算公式为

$$S_c^2 = \sum_{i=1}^{g}(n_i - 1)S_i^2 / \sum_{i=1}^{g}(n_i - 1) \qquad (4.23)$$

对于完全随机设计资料,有 $S_c^2 = MS_{组内}$。

Bartlett 法基本思想：假设各总体方差相等,均等于合并方差,则各样本方差与合并方差相差不会很大,出现大的 χ^2 值的概率 P 很小,若 $P \leqslant \alpha$,就怀疑假设的成立,从而拒绝它；若 $P > \alpha$,则没有理由拒绝它。ν 值与 P 值的对应关系可根据自由度查 χ^2 界值表(附表6)。

例4-4 对例4-1资料进行 Bartlett 法方差齐性检验。

1. 建立检验假设,确定检验水准

H_0: $\sigma_1^2 = \sigma_2^2 = \sigma_3^2 = \sigma_4^2$

H_1: 各总体方差不全相等

$\alpha = 0.10$

2. 计算检验统计量

本题 $n_1 = n_2 = n_3 = n_4 = 10$, $g = 4$, 各组的 S_i^2、$\ln S_i^2$ 见方差齐性检验表4-10。

表4-10 例4-1方差齐性检验表

分组	S_i^2	$\ln S_i^2$
对照组	1.02	0.02
试验 A 组	0.87	-0.14
试验 B 组	1.37	0.31
试验 C 组	0.95	-0.05

$$S_c^2 = \frac{9 \times 1.02 + 9 \times 0.87 + 9 \times 1.37 + 9 \times 0.95}{9+9+9+9} = 1.05$$

$$\chi^2 = \frac{[(10-1) \times 4] \times \ln 1.05 - (10-1) \times (0.02 - 0.14 + 0.31 - 0.05)}{1 + \frac{1}{3 \times (4-1)} \left(\frac{4}{10-1} - \frac{1}{(10-1) \times 4} \right)} = 0.52$$

$$\nu = 4 - 1 = 3$$

3. 确定 P 值，作出推断结论

查 χ^2 界值表，得 $0.9 < P < 0.95$。按 α 水准，不拒绝 H_0，尚不能认为 4 个不同剂量药物注射液的小白鼠肿瘤重量不满足方差齐性。

第五章　分类变量资料的统计描述

计数资料常见的数据形式是绝对数，如某病的出院人数、治愈人数、死亡人数等。但绝对数通常不具有可比性，如甲、乙两个医院某病出院人数不同时，比较两医院该病的死亡人数没有意义，因此需要在绝对数的基础上计算相对数。

第一节　常用相对数

相对数(relative number)是两个有联系的指标之比。常用的相对数指标有比、比例和率3种。两个绝对数之比称为比(ratio)；当比的分子是分母的一部分时，称为比例(proportion)；当比例与时间有关系时称为率(rate)。

1. 率

率(rate)又称频率指标，是某现象实际发生的观察单位数与可能发生该现象的观察单位总数之比，用以说明某现象发生的频率或强度。计算公式为：

$$率 = \frac{发生某现象的观察单位数}{可能发生某现象的观察单位总数} \times k \tag{5.1}$$

式中 k 为比例基数，常以百分率(%)、千分率(‰)、万分率(1/万)、十万分率(1/10万)表示，原则上使计算结果至少保留 1~2 位整数。但在医学资料中某些指标的比例基数的选择主要依据习惯，如治愈率、病死率，习惯上用百分率；出生率、死亡率，习惯上用千分率；肿瘤的患病率、死亡率，习惯上用十万分率。

例5-1　某院某年收治135例不同类型葡萄球菌型肺炎患者135例，死亡24例，葡萄球菌型肺炎的病死率为 $\frac{24}{135} \times 100\% = 17.8\%$ 。

2. 构成比

构成比(proportion)表示事物内部某一部分的个体数与该事物各部分个体数的总和之比，用来说明各构成部分在总体中所占的比重或分布。常以100%为比例基数。计算公式为

$$构成比 = \frac{某一组成部分的观察单位数}{同一事物各组成部分的观察单位总数} \times 100\% \tag{5.2}$$

设某事物个体数的合计由 $A_1, A_2, \cdots, A_k$ 个部分组成，构成比的计算为

$$构成比1 = \frac{A_1}{A_1 + A_2 + \cdots + A_k} \times 100\%$$

$$构成比2 = \frac{A_2}{A_1 + A_2 + \cdots + A_k} \times 100\%$$

$$\vdots$$

$$构成比k = \frac{A_k}{A_1 + A_2 + \cdots + A_k} \times 100\%$$

k 个构成比的合计应为100%。

例 5 - 2　观察某健康成年男子的白细胞数 200 个，其白细胞 5 种分类计数见表 5 - 1 第(1)栏。中性粒细胞数占白细胞数的构成比为 $\frac{140}{200} \times 100\% = 70.0\%$。同理可分别计算淋巴细胞、单核细胞、嗜酸性粒细胞、嗜碱性粒细胞数占白细胞数的构成比，结果见表 5 - 1 第(2)栏。

表 5 - 1　某健康成年男子白细胞分类计数和构成比

白细胞分类	分类计数 (1)	构成比(%) (2)
中性粒细胞	140	70.0
淋巴细胞	50	25.0
单核细胞	5	2.5
嗜酸性粒细胞	4	2.0
嗜碱性粒细胞	1	0.5
合计	200	100.0

3. 相对比

相对比简称比(ratio)，是两个有关指标之比，说明两指标间的比例关系。两个指标可以性质相同，如不同时期发病数之比；也可以性质不同，如医院的门诊人次与病床数之比。通常以倍数或百分数(%)表示，计算公式为

$$相对比 = \frac{甲指标}{乙指标}(\times 100\%) \tag{5.3}$$

式中两指标可以是绝对数、相对数或平均数。

例 5 - 3　某年某医院出生婴儿情况见表 5 - 2，由表可知出生婴儿性别比为 $\frac{370}{358} \times 100 = 103$，说明该医院该年每出生 100 名女婴儿，就有 103 名男性婴儿出生，它反映了男性婴儿与女性婴儿出生的对比水平。

表 5 - 2　某年某医院出生婴儿情况

性别	人数
男	370
女	358
合计	728

据大量观察，出生婴儿男多于女，出生性别比一般在 104～107 之间。这个医院的出生性别比为 103，说明该年该医院出生男婴相对较多。

第二节　应用相对数的注意事项

1. 计算相对数应有足够数量

如果例数较少会使相对数波动较大。如某种疗法治疗 5 例患者 5 例全部治愈，则计算治愈率为 $\frac{5}{5} \times 100\% = 100\%$；若 4 例治愈，则治愈率为 $\frac{4}{5} \times 100\% = 80\%$，由 100% 至 80% 波动幅度较大，但实际上只有 1 例的变化。

2. 分析时不能以构成比代替率

构成比只能说明某事物各组成部分的比重或分布，不能说明某现象发生的频率或强度。如表 5 - 3 是某地某年肿瘤普查统计资料，从患病率来看，年龄越大，癌症患病频率越高；从

构成比看，"60～"组的构成比反而降低了，这不能说老年人癌症患病频率降低。因为该地60岁以上的老年人，尽管患病率很高，但是该年龄段的人口数比低年龄段的人口数少许多，致使该年龄段的患者人数少，故占总患者数的比重就小了。

表5-3　某地某年居民年龄别癌肿患病情况统计

年龄组 (1)	人口数 (2)	癌肿患者数 (5)	构成比(%) (4)	患病率(1/10万) (5)=(5)/(2)
<30	633000	19	1.3	3.0
30～	570000	171	11.4	30.0
40～	374000	486	32.6	129.9
50～	143000	574	38.5	401.4
60～	30250	242	16.2	800.0
合　计	1750250	1492	100.0	85.2

3.注意资料的可比性

在比较相对数时，除了要对比的因素(如不同的药物)，其余的影响因素应尽可能相同或相近。下列因素可能影响对比组之间的可比性：① 观察对象是否同质，研究方法是否相同，观察时间是否相等，以及地区、周围环境、风俗习惯和经济条件是否一致或相近等。②观察对象内部结构是否相同，若两组资料的年龄、性别等构成不同，可以分别进行同年龄别、同性别的小组率比较或对总率(合计率)进行标准化后再作比较。

4.对样本率(或构成比)的比较要作假设检验

抽样研究中，因为率和构成比同样存在着抽样误差，所以比较两样本率或构成比时，不能仅凭表面数字大小下结论，而须进行假设检验。

第三节　率的标准化法

1.标准化法的意义和基本思想

当比较的两组资料或多组资料，其内部各小组率明显不同，且各小组观察例数的构成比，诸如年龄、性别、工龄、病情轻重、病程长短等也明显不同时，直接比较两个或多个合计率是不合理的。因为其内部构成不同，往往影响合计率大小。

表5-4为甲、乙两县食管癌死亡率的比较。从表5-4中各年龄组食管癌死亡率看，乙县各年龄组食管癌的死亡率均高于甲县，因此乙县食管癌死亡情况比甲县严重；然而从合计死亡率看，甲县食管癌死亡率为43.1/10万，乙县39.5/10万，似乎甲县的死亡情况较乙县严重。但后者的结论是不妥的，因为年龄与食管癌死亡率有关系，而这两县人口年龄构成不同。在食管癌死亡率较高的50岁以上年龄组，甲县人口所占比重均高于乙县；而在死亡率较低的50岁以下年龄组，则是乙县人口所占比重均高于甲县。这样就使得甲县食管癌死亡总人数相对增多，造成了甲县食管癌合计(总)死亡率高于乙县。

表 5 – 4 　甲、乙两县各年龄组人口数及食管癌死亡率(1/10 万)

年龄组 （岁）	甲　县				乙　县			
	人口数	人口构成	食管癌 死亡数	食管癌 死亡率	人口数	人口构成	食管癌 死亡数	食管癌 死亡率
(1)	(2)	(3)	(4)	(5)	(6)	(7)	(8)	(9)
0 ~	1756897	0.6520	0	0.0	1725816	0.6580	0	0.0
30 ~	244942	0.0909	12	4.9	289298	0.1103	25	8.6
40 ~	251678	0.0934	91	36.2	250480	0.0955	125	49.9
50 ~	206947	0.0768	307	148.3	191204	0.0729	344	179.9
60 ~	143893	0.0534	460	319.7	114355	0.0436	371	324.4
70 ~	90270	0.0335	292	323.5	51670	0.0197	170	329.0
合　计	2694627	1.0000	1162	43.1	2622826	1.0000	1035	39.5

因此要正确比较两县的合计死亡率，必须先将两县人口构成按照统一标准进行校正，然后计算出校正后的标准化死亡率再进行比较。这种用统一的内部构成，然后计算标准化率(standardization rate)的方法，称为标准化(standardization)法。标准化法的基本思想是：采用某影响因素的统一标准构成以消除构成不同对合计率的影响，使通过标准化后的标准化合计(总)率具有可比性。

2. 标准化率的计算

标准化率(standardized rate)亦称调整率(adjusted rate)。常用的标准化方法有直接标准化法和间接标准化法，简称直接法和间接法。应根据已有资料的条件，采用不同的方法计算标准化率。

现以表 5 – 5 来说明标准化率的计算步骤与计算方法：

表 5 – 5 　计算标准化率的数据符号

年龄组	标准组			被标化组		
	人口数	死亡数	死亡率	人口数	死亡数	死亡率
1	N_1	R_1	P_1	n_1	r_1	p_1
2	N_2	R_2	P_2	n_2	r_2	p_2
⋮	⋮	⋮	⋮	⋮	⋮	⋮
i	N_i	R_i	P_i	n_i	r_i	p_i
⋮	⋮	⋮	⋮	⋮	⋮	⋮
k	N_k	R_k	P_k	n_k	r_k	p_k
合　计	N	R	P	n	r	p

(1)根据对比资料所具备的条件选用直接法或间接法。如对死亡率的年龄构成标准化，若已知年龄别死亡率，可采用直接法；若只有总死亡数和年龄别人口数而缺乏年龄别死亡率时，或各年龄组人口数较小，年龄别死亡率不稳定时，宜用间接法。

(2)选定标准构成。这是标准化法计算的关键。标准构成选择的方法通常有 3 种：①任选两组资料中一组资料的人口数(或人口构成)作为两者的"共同标准"，这种方法适用于直接法；②将两组资料各部分人口之和组成的人口数(或人口构成)作为两者的"共同标准"，这种方法适用于直接法；③另外选用一个通用的或便于比较的标准作为两者的"共同标准"，如采用全国、全省或全地区的数据作为标准。这种方法适用于直接法和间接法。

（3）计算标准化率。选择公式（5.4）、（5.5）或（5.6）计算标准化率。公式（5.4）或公式（5.5）为选择年龄别人口数作标准或年龄别人口构成比作标准时直接法的计算公式；公式（5.6）为选择年龄别死亡率（和总死亡率）作标准时间接法的计算公式。公式（5.4）和（5.5）中 N_i 为标准年龄别人口数，p_i 为实际年龄别死亡率，N 为标准人口总数，SMR 为标准化死亡比（standard mortality ratio，SMR）。

$$p' = \frac{\sum N_i p_i}{N} \tag{5.4}$$

$$p' = \sum \left(\frac{N_i}{N}\right) p_i \tag{5.5}$$

$$p' = P \frac{r}{\sum n_i P_i} = P \times SMR \tag{5.6}$$

例 5 - 4　对表 5 - 4 资料，求甲、乙两县食管癌的标化死亡率。

（1）已知各年龄组食管癌死亡率，采用直接标准化法。

（2）选定某地各年龄组人口数为标准，见表 5 - 6 第（2）栏。

表 5 - 6　甲、乙两县食管癌标准死亡率（1/10 万）计算表（直接法）

年龄组（岁）	标准人口数 N_i	甲　县		乙　县	
		原食管癌死亡率 p_i	预期食管癌死亡人数 $N_i p_i$	原食管癌死亡率 p_i	预期食管癌死亡人数 $N_i p_i$
（1）	（2）	（3）	（4）=（2）（3）	（5）	（6）=（2）（5）
0 ~	3860241	0.0	0	0.0	0
30 ~	553681	4.9	27	8.6	48
40 ~	566717	36.2	205	49.9	283
50 ~	482455	148.3	715	179.9	868
60 ~	344998	319.7	1103	324.4	1119
70 ~	207377	323.5	671	329.0	682
合　计	6015469（N）	43.1	2721（$\sum N_i p_i$）	39.5	3000（$\sum N_i p_i$）

（3）求预期食管癌死亡人数。将各组标准人口数分别乘甲、乙两县原食管癌死亡率，即得两县不同年龄组的预期食管癌死亡人数，见表 5 - 6 第（4）、（6）栏。

（4）计算甲、乙两县食管癌标准化死亡率。分别将表 5 - 6 第（2）、第（4）、第（6）栏中的合计值代入公式（5.4）得

甲县食管癌标准化死亡率 $p' = \dfrac{2721}{6015469} \times 100000/10$ 万 $= 45.23/10$ 万

乙县食管癌标准化死亡率 $p' = \dfrac{3000}{6015469} \times 100000/10$ 万 $= 49.87/10$ 万

经标准化后，甲县食管癌死亡率低于乙县，与分年龄组比较食管癌死亡率结论一致。

例 5-5 已知某地 2000 年恶性肿瘤死亡总数 23 人,以及该地 2000 年各年龄组的平均人口数,见表 5-7 第(3)栏。试比较该地恶性肿瘤死亡率是否高于全国平均水平。

(1)已知该地恶性肿瘤死亡总数 r 和各年龄组人口数 n_i,未知该地各年龄组恶性肿瘤死亡率 p_i,采用间接标准化法计算标准化死亡率。

(2)选择全国同期各年龄组恶性肿瘤死亡率 P_i 作为标准死亡率,见表 5-7 第(2)栏。

(3)计算预期死亡数,见表 5-7 第(4)栏。

表 5-7 某地 2000 年恶性肿瘤标准化死亡率(1/10 万)计算表(间接法)

年龄组 i (1)	标准死亡率 P_i (2)	某地	
		人口数 n_i (3)	预期死亡数 $n_i P_i$ (4)=(2)(3)
<20	4.83	3066	0.148
20~	25.73	2516	0.647
40~	149.14	1440	2.148
60~	341.48	1738	5.935
合 计	53.86	8760	8.878 ($\sum n_i P_i$)

(4)用公式(5.6)计算该地的恶性肿瘤标准化死亡率

标化死亡比 $SMR = \dfrac{23}{8.878} = 2.59$

标准化死亡率 $p' = 53.86/10$ 万 $\times 2.59 = 139.50/10$ 万

注意: 在本例中,标准化死亡比和标准化率的计算都是以同期全国平均水平作参照计算的。该地恶性肿瘤标化死亡比为 2.59,说明该地恶性肿瘤死亡是全国平均水平的 2.59 倍,与通过计算标准化死亡率 p' 进行比较,其结论是一致的。

3. 标准化法的注意事项

(1)标准化法只适用于某因素两组内部构成不同,并有可能影响两组总率比较的情况。对于因其他条件不同而产生的不具可比性问题,标准化法不能解决。选定的标准不同,算得的标准化率也不同。

(2)由于选择的标准人口不同,算出的标准化率也不同。因此,当比较多个标准化率时,应采用同一标准人口。

(3)标准化后的标准化率,已经不再反映当时当地的实际水平,它只是表示相互比较的资料间的相对水平。如比较甲、乙两县食管癌死亡率时,经过标准化后的总死亡率,已不是两地当时实际原食管癌死亡水平,但它能够说明在人口年龄的共同标准下,两县食管癌死亡水平相比较,谁高谁低。

(4)两样本标准化率是样本值,存在抽样误差。比较两样本的标准化率,当样本含量较小时,还应作假设检验。

第六章　无序分类变量资料的统计推断

第一节　总体率的估计

一、率的抽样误差与标准误

在数值变量资料的抽样研究中，样本均数与总体均数之间存在抽样误差。同样，在分类变量资料的抽样研究中，从同一总体中按一定的样本含量 n 抽样，所得样本率和总体率或样本率之间也存在着差异，这种差异称为率的抽样误差。率的抽样误差的大小是用率的标准误来表示的。其计算公式为：

$$\sigma_p = \sqrt{\frac{\pi(1-\pi)}{n}} \qquad (6.1)$$

式中：σ_p 为率的标准误，π 为总体率，n 为样本含量。

实际工作中，总体率 π 一般是未知的，若用样本率 p 估计，率的标准误的估计值为：

$$S_p = \sqrt{\frac{p(1-p)}{n}} \qquad (6.2)$$

率的标准误越小，表示率的抽样误差越小，用样本率估计总体率的可靠性就越大；反之，率的抽样误差越大，则用样本率估计总体率的可靠性就越小。

例 6-1　检查居民 800 人粪便中蛔虫阳性 200 人，阳性率为 25%，试求阳性率的标准误。

本例：$n = 800$，$p = 0.25$，$1 - p = 0.75$，按公式（6.2）

$$S_p = \sqrt{\frac{0.25 \times 0.75}{800}} = 0.0153 = 1.53\%$$

二、总体率的区间估计

与总体均数的估计相同，总体率的估计有点值估计和区间估计。点值估计是用样本率作为总体率的估计值；区间估计是求出总体率的可信区间。根据样本含量和样本率的大小，总体率的区间估计可分别采用以下两种方法。

1. 查表法

在样本例数较小，且样本率接近 1 或 0 时，即阳性事件发生率很高或很低时，可按照二项分布原理确定总体率的可信区间，但计算过程较为烦琐。为方便应用，统计学家根据二项分布原理，编制了在 $n \leq 50$ 时，样本例数为 n 与阳性例数为 X 时查总体率 95% 和 99% 可信区间的百分率可信区间表（附表5）。因此，在 $n \leq 50$ 时，可直接查表求总体率的 95% 或 99% 可信区间。

例 6-2　某疗法治疗某病 28 人，10 人有效，求该疗法有效率的 95% 可信区间。

查附表 5，在横行 $n=28$ 和纵列 $X=10$ 的交叉处，有两组数值，上行为 95% 可信区间，其数值为 19~56。即该疗法有效率的 95% 可信区间为（19%，56%）。

附表 5 中 X 值只列出了 $X \le n/2$ 的部分。当 $X > n/2$ 时，可用 $n - X$ 值查表，所得可信区间为总体阴性率可信区间，再用 1 减去总体阴性率可信区间，即为总体阳性率可信区间。

例 6-3 某疗法治疗某病 10 人，7 人有效，求该疗法有效率的 95% 可信区间。

本例 $n=10$，有效数 $>n/2$。先以 $n=10$ 和无效数 $X=3$ 查附表 5，得总体无效率 95% 可信区间为（7%，65%），用 1 减去此区间的上、下限，即得总体有效率的 95% 可信区间为（1 - 65%，1 - 7%）=（35%，93%）。

2. 正态近似法

当 n 较大，p 和 $1-p$ 均不太小时，如 np 与 $n(1-p)$ 均大于 5 时，样本率 p 的抽样分布近似正态分布，可按正态近似法求总体率的 $1-\alpha$ 可信区间。

$$p \pm u_{\alpha/2} S_p \qquad (6.3)$$

式中：p 为样本率，S_p 为率的标准误。$u_{\alpha/2}$ 为标准正态分布 α 水平的双侧临界值，即 $\alpha=0.05$ 时，$u_{\alpha/2}=1.96$；$\alpha=0.01$ 时，$u_{\alpha/2}=2.58$。

例 6-4 为了解某医院剖腹产情况，在该医院随机抽查了 106 人，其中施行剖腹产者 62 人，试估计该医院剖腹产率。

样本率为 $p = \dfrac{62}{106} = 0.585 = 58.5\%$，

率的标准误按公式（6.2）为：

$$S_p = \sqrt{\frac{p(1-p)}{n}} = \sqrt{\frac{58.5\%(1-58.5\%)}{106}} = 4.8\%$$

故该医院总体剖腹产率的 95% 可信区间为：

$$(58.5\% - 1.96 \times 4.8\%，58.5\% + 1.96 \times 4.8\%) = (49.1\%，67.9\%)$$

三、两总体率之差的区间估计

设两个独立样本率分别为 p_1 和 p_2，当 n_1 与 n_2 均较大，且 p_1、$1-p_1$ 及 p_2、$1-p_2$ 均不太小，一般认为，当 $n_1 p_1$，$n_1(1-p_1)$，$n_2 p_2$，$n_2(1-p_2)$ 均大于 5 时，可利用样本率的分布近似正态分布，采用正态近似法按公式（6.4）对两总体率差别作出区间估计。

$$([p_1 - p_2] - u_{\alpha/2} S_{p_1 - p_2}，[p_1 - p_2] + u_{\alpha/2} S_{p_1 - p_2}) \qquad (6.4)$$

其中：

$$S_{p_1 - p_2} = \sqrt{\frac{X_1 + X_2}{n_1 + n_2}\left(1 - \frac{X_1 + X_2}{n_1 + n_2}\right)\left(\frac{1}{n_1} + \frac{1}{n_2}\right)} \qquad (6.5)$$

例 6-5 对甲、乙两种降压药进行临床疗效评价，将某时间段内入院的高血压患者随机分为两组，每组均为 100 人。甲药治疗组 80 位患者有效，乙药治疗组 50 位患者有效，试估计两种降压药有效率之差的 95% 可信区间。

将甲、乙两药治疗组的患者数、治疗有效数分别以 n_1，X_1 和 n_2，X_2 表示，则 $n_1 p_1$，$n_1(1-p_1)$，$n_2 p_2$，$n_2(1-p_2)$ 均大于 5，采用公式（6.4）对两总体率差别作出区间估计。

$$p_1 = 80/100 = 0.8 = 80\%$$

$$p_2 = 50/100 = 0.5 = 50\%$$

$$S_{p_1 - p_2} = \sqrt{\frac{80 + 50}{100 + 100}\left(1 - \frac{80 + 50}{100 + 100}\right)\left(\frac{1}{100} + \frac{1}{100}\right)} = 0.0675$$

两种降压药有效率之差的95%可信区间为：

$$([0.8-0.5]-1.96\times0.0675, [0.8-0.5]+1.96\times0.0675)$$

即$(0.1677, 0.4323)$或$(16.77\%, 43.23\%)$。

第二节 率的u检验

当样本含量n足够大，且样本率p和$(1-p)$均不太小，如np与$n(1-p)$均$\geqslant5$时，样本率p也是以总体率π为中心呈正态分布或近似正态分布的。这时，两率差别的假设检验可用u检验。

1. 样本率与总体率比较的u检验

样本率与总体率（一般为理论值、标准值或经大量观察所得的稳定值）比较的目的，是推断该样本所代表的未知总体率π与已知的总体率π_0是否有差别。u值的计算公式为

$$u=\frac{|p-\pi_0|}{\sigma_p}=\frac{|p-\pi_0|}{\sqrt{\pi_0(1-\pi_0)/n}} \tag{6.6}$$

式中：p为样本率，π_0为已知的总体率，n为样本含量。

例6-6 根据以往经验，一般胃溃疡病患者有20%发生胃出血症状。现某医生观察65岁以上胃溃疡患者152例，其中48例发生胃出血，占31.6%。问：老年胃溃疡病患者是否较一般胃溃疡病患者易发生胃出血？

1. 建立检验假设，确定检验水准

H_0：$\pi=0.2$，即老年患者胃溃疡出血率与一般患者胃溃疡出血率相同

H_1：$\pi>0.2$，即老年患者胃溃疡出血率高于一般患者胃溃疡出血率

单侧$\alpha=0.05$。

2. 计算检验统计量

本例$p=0.316$，$\pi_0=0.2$，$n=152$，代入公式(6.6)得

$$u=\frac{|0.316-0.20|}{\sqrt{\dfrac{0.20\times(1-0.20)}{152}}}=3.58$$

3. 确定P值，作出推断结论

查u界值表（t界值表，$\upsilon=\infty$时），单侧$u_{0.0005}=3.29$，现$u>u_{0.0005}$，得$P<0.0005$。在$\alpha=0.05$水准上，拒绝H_0，接受H_1，差异有统计学意义。认为老年胃溃疡病患者较一般胃溃疡病患者容易发生胃出血。

2. 两样本率比较的u检验

两样本率比较的目的，是推断两样本分别代表的未知总体率π_1和π_2是否有差别。适用条件为两样本的np和$n(1-p)$均大于5。计算公式为：

$$u=\frac{|p_1-p_2|}{S_{p_1-p_2}}=\frac{|p_1-p_2|}{\sqrt{p_c(1-p_c)\left(\dfrac{1}{n_1}+\dfrac{1}{n_2}\right)}} \tag{6.7}$$

式中：p_1和p_2为两样本率，$S_{p_1-p_2}$为两样本率之差的标准误，p_c为两样本合并率，n_1和n_2分别为两样本含量。

例 6 - 7 某中药研究所试用某种草药预防流感, 观察用药组和对照组(未用药组)的流感发病率, 其结果见表 6 - 1。问: 两组流感发病率有无差别?

表 6 - 1 用药组和对照组流感发病率比较

组 别	观察人数	发病患者数	发病率(%)
用药组	100	14	14
对照组	120	30	25
合 计	220	44	20

1. 建立检验假设, 确定检验水准

$H_0: \pi_1 = \pi_2$, 即用药组和对照组流感发病率相同

$H_1: \pi_1 \neq \pi_2$, 即用药组和对照组流感发病率不同

$\alpha = 0.05$

2. 计算检验统计量

本例 $n_1 = 100$, $p_1 = 14\%$, $n_2 = 120$, $p_2 = 25\%$, $p_c = 20\%$, $1 - p_c = 80\%$, 代入公式(6.7)得

$$u = \frac{|0.14 - 0.25|}{\sqrt{0.20 \times 0.80(1/100 + 1/120)}} = 2.031$$

3. 确定 P 值, 作出推断结论

查 u 界值表, 得 $0.05 < P < 0.02$, 在 $\alpha = 0.05$ 水准上, 拒绝 H_0, 接受 H_1, 差异有统计学意义。可认为用药的流感发病率较对照的低。

第三节　成组设计两独立样本率比较的 χ^2 检验

对于上述成组设计两样本率比较的资料, 也可整理成表 6 - 2。表 6 - 2 中 a、b、c 和 d 4 个格子的数据是基本的, 其余数据均可从这 4 个数据派生出来, 称之为四格表(fourfold table)。四格表资料可用 χ^2 检验(chi - square test)推断两个总体率(或构成比)之间有无差别。χ^2 检验是英国统计学家 Pearson 提出的一种用途广泛的假设检验方法, 它还可用于推断两个以上总体率(或构成比)之间有无差别以及两个分类变量间有无关联性等。

表 6 - 2 四格表资料的一般形式

分组	阳性数	阴性数	合计
A 组	a	b	$a + b$
B 组	c	d	$c + d$
合 计	$a + c$	$b + d$	$a + b + c + d$ (n)

一、四格表资料 χ^2 检验的基本思想

例 6 - 8 为了解某中药治疗原发性高血压的疗效, 将 70 名高血压患者随机分为两组。试验组用该药加辅助治疗, 对照组用安慰剂加辅助治疗, 观察结果见表 6 - 3。问: 该药治疗

原发性高血压是否有效?

表 6 – 3 两种疗法治疗原发性高血压的疗效

组 别	有效	无效	合计	有效率(%)
对照组	$20(25.8)a$	$24(18.2)b$	$44(a+b)$	45.45
试验组	$21(15.2)c$	$5(10.8)d$	$26(c+d)$	80.77
合 计	$41(a+c)$	$29(b+d)$	$70(n)$	58.57

χ^2 检验的检验统计量为 χ^2，其基本公式为

$$\chi^2 = \sum \frac{(A-T)^2}{T} \tag{6.8}$$

$$\nu = (行数-1)(列数-1) \tag{6.9}$$

公式(6.8)亦称 Pearsonχ^2。式中 A 为实际频数(actual frequency)，如表 6 – 3 中基本数据 a、b、c、d；T 为理论频数(theoretical frequency)。

理论频数 T 是根据检验假设 $H_0:\pi_1 = \pi_2$ 确定的。如例 6 – 8，无效假设是试验组与对照组治疗原发性高血压的总体有效率相等，均等于合计的有效率 58.57%。那么理论上，对照组的 44 例原发性高血压病患者中有效者应为 $44 \times (41/70) = 25.8$，无效为 $44 \times (29/70) = 18.2$；同理，试验组的 26 例原发性高血压病患者中有效者应为 $26 \times (41/70) = 15.2$，无效者为 $26 \times (29/70) = 10.8$。由此可得出理论频数 T 的计算公式为

$$T_{RC} = \frac{n_R n_C}{n} \tag{6.10}$$

式中：T_{RC} 为第 R 行(row)第 C 列(column)的理论频数，n_R 为相应行的合计，n_C 为相应列的合计，n 为总例数。

由公式(6.8)可以看出：χ^2 值反映了实际频数与理论频数的吻合程度。若检验假设 H_0 成立，实际频数与理论频数的差值会小，则 χ^2 值也会小；反之，若检验假设 H_0 不成立，实际频数与理论频数的差值会大，则 χ^2 值也会大。由公式(6.8)还可以看出：χ^2 值的大小还取决于 $\frac{(A-T)^2}{T}$ 个数的多少(严格地说是自由度 ν 的大小)。由于各 $\frac{(A-T)^2}{T}$ 皆是正值，故自由度 ν 愈大，χ^2 值也会愈大；所以只有考虑了自由度 ν 的影响，χ^2 值才能正确地反映实际频数 A 和理论频数 T 的吻合程度。

由公式(6.9)可见，χ^2 检验的自由度 ν 取决于可以自由取值的格子数目，而不是样本含量 n。四格表资料只有两行两列，$\nu = 1$，即在周边合计数固定的情况下，4 个基本数据当中只有一个可以自由取值，因此，对于四格表资料，只要根据公式(6.10)计算出一个理论值 T_{RC} 后，其他 3 个理论值可用周边合计数减去相应的理论值 T 得出。如例 6 – 8 中，$T_{11} = 44 \times (41/70) = 25.8$，$T_{12} = 44 - 25.8 = 18.2$，$T_{21} = 41 - 25.8 = 15.2$，$T_{22} = 26 - 15.2 = 10.8$(或 $T_{22} = 29 - 18.2 = 10.8$)。

χ^2 检验时，要根据自由度 ν 查 χ^2 界值表。当自由度 ν 确定后，χ^2 分布曲线下右侧尾部的面积为 α 时，横轴上相应的 χ^2 值记作 $\chi^2_{\alpha,\nu}$ 即 χ^2 分布的分位数。χ^2 值与 P 值的对应关系见附表 6 的 χ^2 分布界值表。由附表 6 可知，在自由度 ν 确定后，χ^2 值愈大，P 值愈小；反之，χ^2 值

愈小，P 值愈大。定检验水准为 α，当 $\chi^2 \geq \chi^2_{\alpha,\nu}$ 时，$P \leq \alpha$，拒绝 H_0，接受 H_1；当 $\chi^2 < \chi^2_{\alpha,\nu}$ 时，$P > \alpha$，不拒绝 H_0。

现以例 6 - 8 为例说明 χ^2 检验的步骤。

1. 建立检验假设，确定检验水准

$H_0: \pi_1 = \pi_2$，即试验组与对照组的总体有效率相等

$H_1: \pi_1 \neq \pi_2$，即试验组与对照组的总体有效率不等

$\alpha = 0.05$

2. 计算检验统计量

按公式(6.10)计算 T_{11}，然后用减法计算 T_{12}、T_{21} 和 T_{22}：

$T_{11} = 44 \times (41/70) = 25.8$，$T_{12} = 44 - 25.8 = 18.2$

$T_{21} = 41 - 25.8 = 15.2$，$T_{22} = 26 - 15.2 = 10.8$

按公式(6.8)计算 χ^2 值

$$\chi^2 = \frac{(20 - 25.8)^2}{25.8} + \frac{(24 - 18.2)^2}{18.2} + \frac{(21 - 15.2)^2}{15.2} + \frac{(5 - 10.8)^2}{10.8} = 8.40$$

按公式(6.9)计算 ν，$\nu = (2 - 1)(2 - 1) = 1$

3. 确定 P 值，作出推断结论

以 $\nu = 1$ 查附表 6 的 χ^2 界值表得 $P < 0.005$。按 $\alpha = 0.05$ 水准，拒绝 H_0，接受 H_1，可以认为两组治疗原发性高血压的总体有效率不等，即可认为该中药治疗原发性高血压有效。

两样本率比较时，当总例数 $n \geq 40$ 且所有格子的 $T \geq 5$ 时，可用 χ^2 检验的基本公式(6.8)。实际应用时，为省去计算理论频数的步骤，简化计算公式，常用四格表资料 χ^2 检验的专用公式(6.11)计算检验统计量 χ^2 值：

$$\chi^2 = \frac{(ad - bc)^2 n}{(a+b)(c+d)(a+c)(b+d)} \qquad (6.11)$$

式中：a，b，c，d 为四格表的实际频数；$(a+b)$，$(c+d)$，$(a+c)$，$(b+d)$ 是周边合计数；n 为总例数，$n = a + b + c + d$。公式(6.11)中相应符号见表 6 - 2。

仍以例 6 - 8 资料为例，用公式(6.11)计算 χ^2 值

$$\chi^2 = \frac{(20 \times 5 - 24 \times 21)^2 \times 70}{44 \times 26 \times 41 \times 29} = 8.40$$

结果与用公式(6.8)计算的相同。

二、四格表资料 χ^2 检验的校正公式

χ^2 界值表的依据是 χ^2 分布，χ^2 分布是连续型分布。计数资料中的实际频数是不连续的，由公式(6.8)计算的 χ^2 值是离散型分布。因此，用公式(6.8)计算的 χ^2 值查 χ^2 界值表所得的概率 P 偏小，特别是当自由度 ν 为 1 的四格表资料。为此，美国统计学家 F. Yates 提出了用 $|A - T| - 0.5$ 计算 χ^2 的连续性校正法(correction for continuity)，其校正公式为

$$\chi^2_c = \sum \frac{(|A - T| - 0.5)^2}{T} \qquad (6.12)$$

$$\chi^2_c = \frac{(|ad - bc| - \frac{n}{2})^2 n}{(a+b)(c+d)(a+c)(b+d)} \qquad (6.13)$$

公式(6.12)和公式(6.13)分别是公式(6.8)和公式(6.11)的校正。在实际工作中，对于四格表资料，通常规定为：

（1）当 $n \geq 40$ 且所有的 $T \geq 5$ 时，用 χ^2 检验的基本公式(6.8)或四格表资料 χ^2 检验的专用公式(6.11)；当 $P \approx \alpha$ 时，改用四格表资料的 Fisher 确切概率法。

（2）当 $n \geq 40$ 但有 $1 \leq T < 5$ 时，用四格表资料 χ^2 检验的校正公式 (6.12)或(6.13)；或改用四格表资料的 Fisher 确切概率法。

（3）当 $n < 40$，或 $T < 1$ 时，用四格表资料的 Fisher 确切概率法。

例 6-9　某医学院抽样调查大学四年级和五年级学生近视眼患病情况，四年级学生的近视率为 7.14%，五年级学生的近视率为 35.71%，调查结果见表6-4。问：该大学四年级与五年级学生的近视眼患病率是否不同？

表 6-4　两个年级大学生的近视眼患病率比较

年级	近视	非近视	合计	近视率(%)
四年级	2(4.7)	26(23.3)	28	7.14
五年级	5(2.3)	9 (11.7)	14	35.71
合　计	7	35	42	16.67

注：括号内数字为理论频数。

1. 建立检验假设，确定检验水准

$H_0 : \pi_1 = \pi_2$，即四年级与五年级学生的近视眼患病率相等

$H_1 : \pi_1 \neq \pi_2$，即四年级与五年级学生的近视眼患病率不相等

$\alpha = 0.05$

2. 计算检验统计量

按照公式(6.10)计算各观察值的理论频数，记于表6-4的括号中。本例 $n = 42$，但有 2 个格子的理论频数分别为 2.3 和 4.7，均小于 5，需用四格表资料 χ^2 检验的校正公式(6.12)或公式(6.13)。本例用公式(6.13)计算校正 χ^2 值

$$\chi_c^2 = \frac{(|2 \times 9 - 26 \times 5| - \frac{42}{2})^2 \times 42}{(2+5)(26+9)(2+26)(5+9)} = 3.62$$
$$\nu = 1$$

3. 确定 P 值，作出推断结论

以 $\nu = 1$ 查附表6的 χ^2 界值表得 $P > 0.05$。按 $\alpha = 0.05$ 水准，不拒绝 H_0，还不能认为四年级与五年级学生近视眼患病率不等。

本资料若不校正时，$\chi^2 = 5.49$，$P < 0.05$，结论与之相反。

三、四格表的确切概率法

当四格表资料中出现 $n < 40$ 或 $T < 1$，或用公式(6.8)与公式(6.11)计算出 χ^2 值后所得的概率 $P \approx \alpha$ 时，需改用四格表资料的 Fisher 确切概率(Fisher's exact test)法。该法是一种直接计算概率的假设检验方法，其理论依据是超几何分布(hypergeometric distribution)。四格表

的确切概率法不属于 χ^2 检验的范畴,但常作为四格表资料假设检验的补充。

确切概率计算法的基本思想是:在四格表边缘合计固定不变的条件下,利用公式(6.14)直接计算表内4个格子数据的各种组合的概率 P_i,然后计算单侧或双侧累计概率 P,并与检验水准 α 比较,作出是否拒绝 H_0 的结论。

$$P_i = \frac{(a+b)!\ (c+d)!\ (a+c)!\ (b+d)!}{a!\ b!\ c!\ d!\ n!} \tag{6.14}$$

式中:a, b, c, d, n 等符号的意义同表 6-2,$\sum P_i = 1$;! 为阶乘符号,0! $=1$。

下面用实例说明其检验原理和检验方法。

例 6-10 将17名腰椎间盘脱出症患者随机分到两组,分别用两种方法治疗,结果见表6-5,问:两种疗法的疗效是否不同?

表 6-5　两种疗法对腰椎间盘脱出症的疗效

疗法	治愈	未治愈	合计	治愈率(%)
新疗法	7	2	9	77.78
保守疗法	2	6	8	25.00
合　计	9	8	17	52.94

本例 $n = 17 < 40$,不满足 χ^2 检验的应用条件,宜用 Fisher 确切概率法。其假设检验步骤如下:

1. 建立检验假设,确定检验水准

$H_0: \pi_1 = \pi_2$,即两种疗法对腰椎间盘脱出症的疗效相同

$H_1: \pi_1 \neq \pi_2$,即两种疗法对腰椎间盘脱出症的疗效不同

$\alpha = 0.05$

2. 计算概率

在四格表周边合计数不变的条件下,表6-5内4个实际频数变动的组合数共有"周边合计中最小数 $+1$"个即 $8+1=9$ 个,根据公式(6.14)计算各种组合的四格表概率,结果见表6-6。例如实际观察到的四格表资料的概率为:

$$P^* = \frac{9!\ 8!\ 8!\ 9!}{7!\ 2!\ 2!\ 6!\ 17!} = 0.041464$$

表 6-6　各种组合的四格表计算的概率

四格表序号	治愈	未治愈	$a - T_a$	P
1	1 8	8 0	-3.76	0.000370
2	2 7	7 1	-2.76	0.011847
3	3 6	6 2	-1.76	0.096750

续上表

四格表序号	治愈	未治愈	$a - T_a$	P
4	4 5	5 3	−0.76	0.290251
5	5 4	4 4	0.24	0.362814
6	6 3	3 5	1.24	0.193501
7*	7 2	2 6	2.24*	0.041464*
8	8 1	1 7	3.24	0.002962
9	9 0	0 8	4.24	0.000041

*：为实际四格表

3. 确定累计概率 P 值，作出推断结论

双侧检验：在没有足够临床经验认为新疗法治愈率可能高于保守疗法的情况下，应作双侧检验假设。在四格表周边合计数不变的条件下，a 值的理论频数为 $T_{11} = T_a = 9 \times (9/17) = 4.76$；在实际观察频数 $a = 7$ 时，$|a - T_a| = |7 - 4.76| = 2.24$。观察上述 9 个 2×2 表，a 值越大，c 值越小，$|a - T_a|$ 值越大；a 值越小，c 值越大，$|a - T_a|$ 值越大。欲拒绝 H_0，P 值的计算应包括 $|a - T_a| \geqslant 2.24$（并 $P \leqslant 0.041464$）的四格表的概率之和。双侧累计概率 P 值为

$$P = P(1) + P(2) + P(7) + P(8) + P(9)$$
$$= 0.000370 + 0.011847 + 0.041464 + 0.002962 + 0.000041$$
$$= 0.057$$

$P = 0.057 > 0.05$，在 $\alpha = 0.05$ 检验水准下，不拒绝 H_0，还不可以认为两种疗法不同。

单侧检验：若本例有充足的医学知识认为新疗法不会比保守疗法差，只须作单侧检验，计算包括 $a - T_a \geqslant 2.24$ 的四格表的概率之和。单侧累计概率 P 值为：

$$P = P(7) + P(8) + P(9) = 0.041464 + 0.002962 + 0.000041$$
$$= 0.044$$

$P < 0.05$，在 $\alpha = 0.05$ 检验水准下，拒绝 H_0，接受 H_1。可以认为两种疗法不同，新疗法的治愈率高于保守疗法。

同一个资料，由于选择检验的单、双侧不同，得出了不同的结论。如前所述，在资料分析时，用单侧检验还是用双侧检验，应根据研究目的在实验设计时确定，不应该在实验结束后进行统计分析时，为达到主观愿望而临时作出选择。

第四节　配对设计两相关样本率比较的 χ^2 检验

例 6-11　现有 198 份痰标本，每份标本分别用甲、乙两种培养基培养结核分枝杆菌，结果见表 6-7。问：A、B 两种培养基的阳性培养率是否不等？

表 6 – 7 A、B 两种培养基的培养结果

A 培养基	B 培养基		合计
	+	–	
+	48(a)	24(b)	72
–	20(c)	106(d)	126
合 计	68	130	198

本例为配对设计的计数资料。计数资料的配对设计常用于两种检验方法、两种培养方法、两种诊断方法的比较。其特点是对样本中各观察单位分别用两种方法处理,然后观察两种处理方法的某两分类变量的计数结果。观察结果有 4 种情况,可整理成表 6 – 7 的形式:①甲、乙两种检测方法皆为阳性数(a);②甲、乙两种检测方法皆为阴性数(d);③甲法为阳性、乙法为阴性数(b);④甲法为阴性、乙法为阳性数(c)。其中,a, d 为两法观察结果一致的两种情况,b, c 为两法观察结果不一致的两种情况。当两种处理方法无差别时,对总体有 B = C,即两总体率相等 $\pi_1 = \pi_2$。由于在抽样研究中,抽样误差是不可避免的,样本中的 b 和 c 往往不等($b \neq c$,即两样本率不等:$p_1 \neq p_2$)。为此,需进行假设检验(McNemar test),其检验统计量为

$$\chi^2 = \frac{(b-c)^2}{b+c}, \qquad \nu = 1 \qquad\qquad (6.15)$$

$$\chi_c^2 = \frac{(|b-c|-1)^2}{b+c}, \qquad \nu = 1 \qquad\qquad (6.16)$$

公式(6.15)适用于($b+c$)≥40,公式(6.16)适用于($b+c$)<40。值得注意的是,该法一般用于样本含量不太大的资料。因本法仅考虑了两法结果不一致的两种情况(b, c),而未考虑样本含量 n 和两法结果一致的两种情况(a, d)。所以,当 n 很大且 a 与 d 的数值很大(即两法的一致率较高),b 与 c 的数值相对较小时,即便是检验结果有统计学意义,其实际意义往往也不大。

本例的检验步骤如下:

1. 建立检验假设,确定检验水准

H_0:B = C,即两种培养基的阳性培养率相等

H_1:B ≠ C,即两种培养基的阳性培养率不相等

$\alpha = 0.05$

2. 计算检验统计量

本例 $b+c$ > 40,用公式(6.15)计算得

$$\chi^2 = \frac{(24-20)^2}{24+20} = 0.36, \ \nu = 1$$

3. 确定 P 值,作出推断结论

查 χ^2 界值表得 P > 0.05。按 $\alpha = 0.05$ 水准,不拒绝 H_0。尚不能认为两种培养基的阳性培养率不同。

应该注意,配对设计的四格表资料只能用配对 χ^2 检验,而不能随意转化为两组独立样本的 χ^2 检验。

第五节 行×列表资料的 χ^2 检验

前面介绍了两个样本率比较的 χ^2 检验方法，其基本数据有2行2列，称四格表资料。本节介绍的行×列表资料的 χ^2 检验，用于多个样本率的比较、两个或多个构成比的比较。其基本数据有以下3种情况：①多个样本率比较时，有 R 行2列，称为 $R×2$ 表；②两个样本的构成比比较时，有2行 C 列，称 $2×C$ 表；③多个样本的构成比比较，有 R 行 C 列，称为 $R×C$ 表。以上3种情况可统称为行×列表资料。

行×列表资料的 χ^2 检验仍用 Pearson χ^2 公式，即公式(6.8)计算检验统计量 χ^2 值。因该式需先计算理论频数 T_{RC}，计算较烦琐，可将计算理论频数的公式(6.10)代入公式(6.8)，化简后得行×列表资料 χ^2 检验的专用公式为

$$\chi^2 = n\left(\sum \frac{A^2}{n_R n_C} - 1\right), \nu = (行数-1)(列数-1) \tag{6.17}$$

式中各符号的意义同前。

一、行×列表资料的 χ^2 检验

例6－12 某医院用3种方案治疗急性无黄疸型病毒肝炎254例，观察结果见表6-8。问：3种疗法的有效率是否不等。

表6-8 3种方案治疗肝炎的疗效

组别	有效	无效	合计	有效率(%)
西药组	51	49	100	51.00
中药组	35	45	80	43.75
中西药结合组	59	15	74	79.73
合 计	145	109	254	57.09

本例为3个样本率的比较，是 $3×2$ 表资料。

1. 建立检验假设，确定检验水准

H_0：3种治疗方案的有效率相等

H_1：3种治疗方案的有效率不全相等

$\alpha = 0.05$

2. 计算检验统计量

按公式(6.17)计算 χ^2 值：

$$\chi^2 = 254 \times \left(\frac{51^2}{100 \times 145} + \frac{49^2}{100 \times 109} + \frac{35^2}{80 \times 145} + \frac{45^2}{80 \times 109} + \frac{59^2}{74 \times 145} + \frac{15^2}{74 \times 109} - 1\right)$$

$$= 254 \times (0.1794 + 0.2203 + 0.1056 + 0.2322 + 0.3244 + 0.0379 - 1)$$

$$= 22.81$$

$$\nu = (3-1)(2-1) = 2$$

3. 确定 P 值，作出推断结论

查 χ^2 界值表得 $P < 0.05$，在 $\alpha = 0.05$ 的检验水准下，拒绝 H_0，接受 H_1，可以认为3种疗

法的有效率有差别。

例 6 – 13 某研究人员收集了亚洲、欧洲和北美洲人的 A、B、AB、O 血型资料,结果见表 6 – 9,问:不同地区人群 ABO 血型分类构成比是否不同?

表 6 – 9 三个不同地区血型样本的频数分布

地区	A	B	AB	O	合计
亚洲	321	369	95	295	1080
欧洲	258	43	22	194	517
北美洲	408	106	37	444	995
合 计	987	518	154	933	2592

本例为 3 个样本的构成比的比较,是 3 × 4 表资料。

1. 建立检验假设,确定检验水准

H_0:不同地区人群血型分布总体构成比相同

H_1:不同地区人群血型分布总体构成比不全相同

$\alpha = 0.05$

2. 计算检验统计量

按公式(6.17)计算 χ^2 值:

$$\chi^2 = 2592\left(\frac{321^2}{987 \times 1080} + \frac{369^2}{518 \times 1080} + \cdots + \frac{444^2}{933 \times 995} - 1\right) = 297.38$$

$$\nu = (3-1)(4-1) = 6$$

3. 确定 P 值,作出推断结论

查 χ^2 界值表得 $P < 0.05$,在 $\alpha = 0.05$ 检验水准下,拒绝 H_0,认为三个不同地区的人群血型分布总体构成比有差别。

当多个样本率比较的 $R \times 2$ 表资料 χ^2 检验,推断结论为拒绝 H_0,接受 H_1 时,只能认为各总体率之间总的来说有差别,但不能说明任两个总体率之间有差别。多个样本率间的两两比较若直接用四格表资料的 χ^2 检验进行多重比较,将会加大犯 I 型错误的概率。因此,样本率间的多重比较不能直接用四格表资料的 χ^2 检验。下面介绍多个样本率间多重比较的 χ^2 分割法(partitions of χ^2 method)。

二、行×列表资料的分割

应用 χ^2 分割法进行多个样本率间的多重比较,为保证检验假设中 I 型错误 α 的概率不变,必须重新规定检验水准。因分析目的不同,k 个样本率两两比较的次数不同,故重新规定的检验水准的估计方法亦不同。通常有两种情况:

1. 多个实验组间的两两比较

分析目的为 k 个实验组间,任两个率均进行比较,检验水准 α' 可用下式估计

$$\alpha' = \frac{\alpha}{\binom{k}{2} + 1} \tag{6.18}$$

式中：$\binom{k}{2} = \dfrac{k(k-1)}{2}$，$k$ 为样本率的个数。

2. 实验组与同一个对照组的比较

分析目的为各实验组与同一个对照组比较，而各实验组间不须比较。检验水准 α' 可用下式估计

$$\alpha' = \frac{\alpha}{2(k-1)} \tag{6.19}$$

式中：k 为样本率的个数。由该式估计的检验水准 α' 较保守。

由于重新估计的检验水准 α' 通常较小，无法从附表 6 的 χ^2 界值表中得出 P 值作比较，特将其常用的 χ^2 值与对应的概率 P 值整理于表 6－10 中，以便于读者应用。

表 6－10　$\nu=1$ 时的 χ^2 界值表（供多个样本率间的多重比较用）

χ^2	P	χ^2	P	χ^2	P
6.24	0.01250	7.48	0.00625	8.21	0.00417
6.96	0.00833	7.88	0.00500	8.49	0.00358
7.24	0.00714	8.05	0.00455	8.73	0.00313

例 6－14　对例 6－12 中表 6－8 的资料进行两两比较，推断是否任两种疗法治疗急性无黄疸型病毒肝炎的有效率均有差别。

本例研究目的为 3 个试验组间的两两比较，检验水准 α' 用公式（6.18）估计得

$$\alpha' = \frac{0.05}{3(3-1)/2+1} = \frac{0.05}{4} = 0.0125$$

1. 建立检验假设，确定检验水准

$H_0: \pi_A = \pi_B$，即任两对比组的总体有效率相等

$H_1: \pi_A \neq \pi_A$，即任两对比组的总体有效率不等

$\alpha = 0.05$

2. 计算检验统计量

本例研究目的为 3 个试验组间的两两比较，两两比较的 2×2 表及用公式（6.11）分别计算任两对比组的检验统计量 χ^2 值，结果见表 6－11。

3. 确定 P 值，作出推断结论

查表 6－10，任两对比组的 P 值结果见表 6－11。按 $\alpha'=0.0125$ 水准，西药组与中药组的疗效比较不拒绝 H_0，尚不能认为西药与中药治疗肝炎的有效率有差异；中药组与中西药结合组的疗效比较拒绝 H_0，接受 H_1，可以认为中药与中西药结合治疗肝炎的有效率有差异，中西药结合的疗法好于单纯用中药的疗法；西药组与中西药结合组的疗效比较拒绝 H_0，接受 H_1，可以认为西药与中西药结合治疗肝炎的有效率有差异，中西药结合的疗法好于单纯用西药的疗法。

表 6 – 11　3 种疗法有效率的两两比较

对比组	有效	无效	合计	χ^2	P
西药组	51	49	100		
中药组	35	45	80	0.94	> 0.0125
合计	86	94	180		
中药组	35	45	80		
中西药结合组	59	15	74	20.93	< 0.00313
合计	94	60	154		
西药组	51	49	100		
中西药结合组	59	15	74	15.10	< 0.00313
合计	110	64	174		

例 6 – 15　以例 6 – 12 中表 6 – 8 资料中的中药治疗组为对照组,西药治疗组与中西药结合为试验组,试分析两试验组与对照组的总体有效率有无差别。

本例研究目的为各试验组与同一对照组的比较,检验水准 α' 用公式(6.19)估计得

$$\alpha' = \frac{0.05}{2(3-1)} = \frac{0.05}{4} = 0.0125$$

1. 建立检验假设,确定检验水准

$H_0 : \pi_T = \pi_C$,即各试验组与对照组的总体有效率相等

$H_1 : \pi_T \neq \pi_C$,即各试验组与对照组的总体有效率不等

$\alpha = 0.05$

2. 计算检验统计量

本例为各试验组与同一对照组的比较,由表 6 – 11 可知

西药组与中药组的疗效比较:$\chi^2 = 0.94$

中西药结合组与中药组的疗效比较:$\chi^2 = 20.93$

3. 确定 P 值,作出推断结论

查表 6 – 10,各试验组与同一对照组比较的 P 值结果见表 6 – 11。按 $\alpha' = 0.0125$ 水准,西药组与中药组的疗效比较不拒绝 H_0,尚不能认为西药与中药治疗肝炎的有效率有差异;中药组与中西药结合组的疗效比较拒绝 H_0,接受 H_1,可以认为中药与中西药结合治疗肝炎的有效率有差异,中西药结合的疗法好于单纯用中药的疗法。

三、行 × 列表资料 χ^2 检验的注意事项

(1)一般认为,行 × 列表资料中各格的理论频数不应小于 1,并且 $1 \leq T < 5$ 的格子数不宜超过格子总数的 1/5。若出现上述情况,可通过以下方法解决:①最好是增加样本含量,使理论频数增大;②根据专业知识,考虑能否删去理论频数太小的行或列,能否将理论频数太小的行或列与性质相近的邻行或邻列合并;③改用 $R \times C$ 表资料的 Fisher 确切概率法。

(2)多个样本率比较,若所得统计推断为拒绝 H_0,接受 H_1 时,只能认为各总体率之间总的来说有差别,但不能说明任两个总体率之间均有差别。

第七章 秩和检验

t检验和F检验要求数据来自正态总体,各总体间方差相等。在实际工作中,对于不满足t检验和F检验应用条件的数值变量资料(计量资料),或有序分类变量资料(等级资料),可选用本节介绍的秩和检验(rank sum test)。秩和检验是将定量数据从小到大、等级从弱到强或从强到弱转换成秩后(秩转换),求秩和,计算检验统计量——秩统计量,作出统计推断。秩统计量的分布与原数据总体分布无关,秩和检验可以避免t检验和F检验等因为对总体分布的假定不当而可能产生的错误,具有较好的稳健性,可用于任何分布类型的资料。此外,秩和检验通常还用于一端或二端是不确定数值(如<0.1、>10.0等)的资料、分布类型不明资料。

本节介绍用于配对设计样本比较的秩和检验,完全随机设计两样本和多样本比较的秩和检验,配伍设计资料的秩和检验。

第一节 配对设计样本比较的秩和检验

对于配对设计计量资料两处理效应的比较,如果差值不符合配对t检验的应用条件,可采用 Wilcoxon 符号秩检验(Wilcoxon signed-rank test),亦称符号秩和检验。统计步骤和统计检验的基本思想见例7-1。

例7-1 采用配对设计,用两种饲料喂8对大鼠后,测得其肝中维生素 A 的含量(IU/mg)见表7-1第(2)、(3)栏,问:不同饲料大鼠肝中维生素 A 的含量有无差别?

表7-1 不同饲料组肝中维生素 A 的含量

编号	正常饲料组	维生素 E 缺乏饲料组	差值 d	正秩次	负秩次
(1)	(2)	(3)	(4) = (2) - (3)	(5)	(6)
1	3.55	2.45	1.10	6	
2	2.00	2.40	-0.40		1
3	3.00	1.80	1.20	7	
4	3.95	3.20	0.75	3	
5	3.80	3.25	0.55	2	
6	3.75	2.70	1.05	5	
7	3.45	2.50	0.95	4	
8	3.05	1.75	1.30	8	
合 计	—	—		35(T_+)	1(T_-)

肝中维生素 A 含量的配对差值 d 经正态性检验不满足正态性(Shapiro-Wilk 统计量 $W = 0.810$,$P = 0.044$。),现用 Wilcoxon 符号秩检验。

1. 检验假设

H_0：两组饲料大鼠肝中维生素 A 含量总体中位数 $M_d = 0$

H_1：两组饲料大鼠肝中维生素 A 含量总体中位数 $M_d \neq 0$

$\alpha = 0.05$

2. 编秩

首先按差值的绝对值从小到大编秩次（即编秩序号），再让秩次保持原差值的正负号（即符号秩）。编秩时：①舍去差值为 0 的对子数，同时样本例数相应减少；②遇绝对值相等差值则取平均秩次，平均秩次又称同秩或结（ties）。本例编秩结果见表 7 - 1 第（5）、（6）栏。

3. 求秩和并确定检验统计量

分别求出正负秩次之和 T_+ 和 T_-，$T_+ + T_- = n(n+1)/2$，可用以核对。如本例 $T_+ + T_-$ $= 35 + 1 = (8 \times 9)/2 = 36$，说明正负秩和计算正确。任取正秩和或负秩和为检验统计量 T。本例检验统计量取正秩和 $T = T_+ = 35$。

符号秩检验的基本思想：在 H_0（差值的总体中位数 $M_d = 0$）成立的条件下，任一配对的差值出现正号与出现负号的机会均等，因此它们的秩和 T_+ 与 T_- 的理论数（期望值）也应相等，均为 $n(n+1)/4$。可以证明，当 H_0 为真时，秩统计量 $T(T_+$ 或 $T_-)$ 为对称分布，对称轴为 $T = n(n+1)/4$，在大多数情况下，T 与 $n(n+1)/4$ 的差值较小。当样本含量 n 很大时，T 近似服从均数为 $n(n+1)/4$，方差为 $n(n+1)(2n+1)/24$ 的正态分布。因此，在 H_0 成立的情况下，T 远离 $n(n+1)/4$ 为小概率事件，可认为在一次抽样中是不会发生的，故当出现这种情况时推断拒绝 H_0。

4. 确定 P 值，作出推断结论

当 $n \leqslant 50$ 时，查配对比较的符号秩和检验用 T 界值表（附表 7）。查表时，自左侧找到 n，将检验统计量 T 值与相邻左侧一栏的界值相比，若 T 值在上、下界值范围内，其 P 值大于表上方相应概率水平；若 T 值等于界值，其 P 值等于相应概率水平；若 T 值在上、下界值范围外，其 P 值小于相应概率水平，可向右移一栏，再与界值相比。本例 $n = 8$，$T = 35$，查附表 7，得双侧 $P = 0.02$，按 $\alpha = 0.05$ 水准拒绝 H_0，接受 H_1，有统计学意义。可认为两种饲料大鼠肝中维生素 A 的含量不同，正常饲料大鼠肝中维生素 A 的含量较维生素 E 缺乏饲料大鼠肝中维生素 A 的含量高。维生素 E 有提高大鼠肝中维生素 A 含量的作用。

若 $n > 50$，超出附表 7 的范围，可用正态近似法作 u 检验，按下式计算 u 值。

$$u = \frac{T - n(n+1)/4}{\sqrt{\dfrac{n(n+1)(2n+1)}{24}}} \tag{7.1}$$

如果存在多个差值同秩，需对 u 作校正，校正公式如下：

$$u_c = \frac{T - n(n+1)/4}{\sqrt{\dfrac{n(n+1)(2n+1)}{24} - \dfrac{\sum (t_j^3 - t_j)}{48}}} \tag{7.2}$$

式中 $t_j (j = 1, 2, \cdots)$ 为第 j 个同秩的个数。假定相同秩中有 2 个 2.5，5 个 9，3 个 14，则 $t_1 = 2$，$t_2 = 5$，$t_3 = 3$。

$$\sum (t_j^3 - t_j) = (2^3 - 2) + (5^3 - 5) + (3^3 - 3) = 150$$

符号秩检验若用于配对设计的等级资料,则一般是先把等级从弱到强转换成秩(1,2,3,…);然后求各对秩的差值,按差值编正秩次和负秩次,求正秩和或负秩和。但对于等级资料,同秩多,小样本的检验结果会存在偏性,最好用大样本。

第二节 完全随机设计两样本比较的秩和检验

成组设计两组计量资料的处理效应的比较,如果不符合成组设计 t 检验的应用条件,可用 Wilcoxon 秩和检验(Wilcoxon rank sum test)。Wilcoxon 秩和检验用于推断计量资料或等级资料的两个独立样本所来自的两个总体是否有差别。统计步骤和统计检验的基本思想见例7-2。

1. 数值变量资料的两样本比较

例7-2 为研究口服二号避孕药对血液凝固的影响,随机抽取服药组12例,对照组10例,分别测定其抗凝血酶活力(U),结果见表7-2第(1)、(3)栏。问:服用二号避孕药对抗凝血酶活力是否有影响?

表7-2 两组人群抗凝血酶活力(U)比较

对照组		服药组	
抗凝血酶活力(U)	秩	抗凝血酶活力(U)	秩
(1)	(2)	(3)	(4)
162	17.5	126	5
172	20	135	6
177	22	136	7
170	19	143	12
175	21	141	10
152	13	138	8
157	14	142	11
159	15	116	4
160	16	110	2
162	17.5	108	1
		115	3
		140	9
$n_1 = 10$	$T_1 = 175$	$n_2 = 12$	$T_2 = 78$

本例两样本资料经方差齐性检验,推断得两总体方差不等(Levene 统计量 = 5.693, P = 0.027),现用 Wilcoxon 秩和检验。

(1)检验假设

H_0:两组人群抗凝血酶活力总体相同

H_1:两组人群抗凝血酶活力总体不相同

$\alpha = 0.05$

(2)编秩:将两组原始数据混合由小到大统一编秩;如遇到相同的数值,则取其平均秩次。本例有2个162,其秩次本应为17和18,取平均秩次为(3+18)/2=17.5。编秩结果见

表 7-2 第(2)、(4)栏。

(3)求秩和并确定检验统计量：分组求秩和。以样本例数小者(n_1)的秩和(T_1)为检验统计量 T；若 $n_1 = n_2$，可任取一样本的秩和(T_1 或 T_2)为 T(假设就为 T_1)。本例 $T = T_1 = 175$。

成组秩和检验的基本思想：在 H_0 成立(两个样本所在总体的分布相同)的条件下，则两个样本中的任何观察值取秩为 $1, 2, \cdots, N$ 的概率相等，因此每个观察值所对应的秩的理论值均为 $(N+1)/2$，样本中 n_1 个观察值所对应的秩和的理论值为 $n_1(N+1)/2$，可以证明：当 H_0 真时，秩和统计量 T 取 T_1 值在 $n_1(N+1)/2$ 两侧附近并且呈对称分布，在大多数情况下，T 与 $n_1(N+1)/2$ 的差值较小，并且当 n_1 或(和) n_2 均较大时，T 近似服从均数为 $n_1(N+1)/2$，方差为 $n_1 n_2(N+1)/12$ 的正态分布。因此，在 H_0 成立的情况下，T 远离它的期望值 $n_1(N+1)/2$ 为小概率事件，可认为在一次抽样中是不会发生的，故当出现这种情况时推断拒绝 H_0。

(4)确定 P 值，作出推断结论：当 $n_1 \leqslant 10$ 和 $(n_2 - n_1) \leqslant 10$ 时，查两样本比较的秩和检验用 T 界值表(附表8)。查表时，先找到 n_1 与 $n_2 - n_1$ 相交处所对应的 4 行界值，再逐行将检验统计量 T 值与界值相比，若 T 值在界值范围内，其 P 值大于相应概率水平；若 T 值恰好等于界值，其 P 值等于(一般是近似等于)相应概率水平；若 T 值在界值范围外，其 P 值小于相应概率水平。本例 $n_1 = 10$，$n_2 - n_1 = 2$，$T = 175$，查附表8，得 $P < 0.01$，按 $\alpha = 0.05$ 水准拒绝 H_0，接受 H_1，可认为两组人群抗凝血酶活力不相同，服药组抗凝血酶活力(平均秩为 78/12 = 6.5)低于对照组抗凝血酶活力(平均秩为 175/10 = 17.5)。二号避孕药对抗凝血酶活力有降低作用。

若 $n_1 > 10$ 或 $n_2 - n_1 > 10$，超出附表8的范围，可用正态近似法作 u 检验，按下式计算 u 值。

$$u = \frac{T - n_1(N+1)/2}{\sqrt{\dfrac{n_1 n_2(N+1)}{12}}} \tag{7.3}$$

如果存在多个观测值同秩，需对 u 作校正，校正公式如下：

$$u_c = \frac{T - n_1(N+1)/2}{\sqrt{\dfrac{n_1 n_2(N+1)}{12}\left(1 - \dfrac{\sum(t_j^3 - t_j)}{N^3 - N}\right)}} \tag{7.4}$$

式中 $t_j (j = 1, 2, \cdots)$ 为第 j 个同秩的个数。

2. 有序分类变量资料的两样本比较

例 7-3 某医院用中草药治疗两种不同类型小儿肺炎的疗效见表 7-3 第(1)、(2)、(3)栏，问：该药对两种病情的疗效是否不同？

表 7-3　某医院用中草药治疗两种不同类型小儿肺炎的疗效比较

疗效	病毒性肺炎	细菌性肺炎	合计	秩次范围	平均秩次	秩和 病毒性肺炎	秩和 细菌性肺炎
(1)	(2)	(3)	(4)	(5)	(6)	(7)=(2)×(6)	(8)=(3)×(6)
控制	65	42	107	1~107	54	3510	2268
显效	18	6	24	108~131	119.5	2151	717
有效	30	23	53	132~184	158	4740	3634
无效	13	11	24	185~208	196.5	2554.5	2461.5
合　计	126(n_2)	82(n_1)	208	—	—	12955.5(T_2)	8780.5(T_1)

本例指标分组变量——疗效是有序分类变量，实验分组变量——肺炎类型是无序分类变量，若选行×列表资料的χ^2检验，只能推断两组肺炎样本构成比差别有无统计学意义，损失疗效的"等级"信息；采用秩和检验，可推断两组等级强度的差别有无统计学意义，比较两种病情的疗效。

（1）检验假设

H_0：两组疗效总体相同

H_1：两组疗效总体不相同

$\alpha = 0.05$

（2）编秩：首先确定各等级的合计人数，再确定其秩次范围和平均秩次，见表 7 - 3 的第（4）、（5）、（6）栏。例如疗效"控制"有 107 人，秩次范围为 1 ~ 107，平均秩次为 $(1 + 107)/2 = 54$。余类推。

（3）求秩和并确定检验统计量：

计算两样本各等级的秩和，见表 7 - 3 第（7）、（8）栏。例如细菌性肺炎组的秩和 $T_1 = 2268 + 717 + 3634 + 2461.5 = 8780.5$

（4）确定 P 值，作出推断结论：由于 $n_1 = 82$，超过附表 8 范围，有同秩，用公式（7.4）计算 u_c 值。本例 $n_1 = 82$，$n_2 = 126$，$N = 82 + 126 = 208$，检验统计量 $T = T_1 = 8780.5$。

$$u_c = \frac{8780.5 - 82 \times (208 + 1)/2}{\sqrt{\frac{82 \times 126 \times (208 + 1)}{12}\left(1 - \frac{1401360}{208^3 - 208}\right)}} = 0.543$$

其中：$\sum(t_j^3 - t_j) = (107^3 - 107) + (24^3 - 24) + (53^3 - 53) + (24^3 - 24) = 1401360$，查 t 界值表（附表 2）得双侧 $P > 0.50$，按 $\alpha = 0.05$ 水准不拒绝 H_0，尚不能认为该药对两种病情的疗效不同。本例编秩是按疗效由好到差排列，即等级从强到弱进行秩转换，如疗效不同，则平均秩次越小，疗效越好。

两独立样本比较还常用 Mann-Whitney U 检验（Mann-Whitney U test）。Wilcoxon 秩和检验和 Mann-Whitney U 检验两种方法是独立提出的，检验结果完全等价。

第三节　完全随机设计多个样本比较的秩和检验

成组设计多组计量资料的处理效应的比较，如果不满足单因素 F 检验的应用条件，可用 Kruskal - Wallis H 检验（Kruskal - Wallis H test）。Kruskal - Wallis H 检验用于推断计量资料或等级资料的多个独立样本所来自的多个总体是否有差别。统计步骤和统计检验的基本思想见例7 - 4。

1. 完全随机设计计量资料的多个样本比较

例 7 - 4　研究单味中药对小鼠细胞免疫功能的影响，把 40 只小鼠随机分为 4 组，每组 10 只，雌雄各半，用药 15 天后，测定 E - 玫瑰结形成率（X：%），结果见表 7 - 4 第（1）、（3）、（5）、（7）栏。问：单味中药对 E - 玫瑰结形成率有无影响？

表 7 – 4　4 组 E – 玫瑰结形成率(X: %)比较

对照组		党参组		黄芪组		淫羊霍组	
X (1)	秩次 (2)	X (3)	秩次 (4)	X (5)	秩次 (6)	X (7)	秩次 (8)
14	8.5	21	22.5	24	29.5	35	37.5
10	2.5	24	29.5	20	20.5	27	31
12	4.5	18	15	22	25	33	36
16	10	17	11.5	18	15	29	33
13	6.5	22	25	17	11.5	31	35
14	8.5	19	18.5	21	22.5	40	40
12	4.5	18	15	18	15	35	37.5
10	2.5	23	27.5	22	25	30	34
13	6.5	20	20.5	19	18.5	28	32
9	1	18	15	23	27.5	36	39
R_i	55	—	200	—	210	—	355
n_i	10		10		10		10
$\bar{R}_i$	5.5		20		21		35.5

本例为百分率资料,不符合正态分布,现用 Kruskal – Wallis H 检验。

(1)检验假设

H_0:四组 E – 玫瑰结形成率总体分布相同

H_1:四组 E – 玫瑰结形成率总体分布不全相同

$\alpha = 0.05$

(2)编秩:把四个样本数据混合从小到大编秩次,遇数据相等者取平均秩次。编秩结果见表 7 – 4 第(2)、(4)、(6)、(8)栏。

(3)求秩和并确定检验统计量:分组求秩和,按下式求检验统计量 H 值。

$$H = \frac{12}{N(N+1)} \sum n_i (\bar{R}_i - \bar{R})^2 = \frac{12}{N(N+1)} \left(\sum \frac{R_i^2}{n_i} \right) - 3(N+1) \tag{7.5}$$

如果存在多个观测值同秩,需对 H 值作校正,校正公式如下

$$H_C = H/C, \ C = 1 - \sum (t_j^3 - t_j)/(N^3 - N) \tag{7.6}$$

本例按公式(7.5)、(7.6):

$$H = \frac{12}{40(40+1)} \left(\frac{55^2 + 200^2 + 210^2 + 355^2}{10} \right) - 3 \times (40+1) = 32.963$$

$$C = 1 - [11 \times (2^3 - 2) + (5^3 - 5) + (3^3 - 3)]/(40^3 - 40) = 0.9967$$

$$H_C = H/C = 33.072$$

Kruskal – Wallis H 检验的基本思想:在 H_0 成立的条件下,g 个样本中的任何观察值取秩为 1,2,…,N 的概率相等,每个样本平均秩的理论数均为 $\bar{R} = (N+1)/2$。检验统计量 $H = [12/N(N+1)] \sum n_i (\bar{R}_i - \bar{R})^2$ 反映实际获得的 g 个独立样本的平均秩与其期望值偏离的程度。各样本的平均秩与 $(N+1)/2$ 的差距越小,H 值就越小,P 值就越大;各样本的平均秩与 $(N+1)/2$ 的差距越大,H 值就越大,P 值就越小。当 $P \leq \alpha$ 时,拒绝 H_0。理论上可证明:随

着 n_1, n_2, $\cdots$, n_g 的增大, H 近似 $(g-1)$ 的 χ^2 分布。在 g 及 n_1, n_2, $\cdots$, n_g 较小时,可以直接计算检验统计量 H 的概率分布,构造供实际应用的 H 界值表确定 P 值。当 n_1, n_2, $\cdots$, n_g 较大时,利用近似分布 χ^2 确定 P 值。

(4)确定 P 值,作出推断结论:当样本组数 $g=3$ 和每组样本例数 $n_i \leqslant 5$ 时,查 H 界值表(附表9)。若 $g>3$ 或最小样本的例数大于5时,则 H 或 H_c 近似服从 $\nu=g-1$ 的 χ^2 分布,查 χ^2 界值表。本例4组的样本例数都超过5,查自由度 $\nu=4-1=3$ 的 χ^2 界值表(附表6)得 $P<0.005$,按 $\alpha=0.05$ 水准拒绝 H_0,接受 H_1,有统计学意义。可认为4组 E - 玫瑰结形成率总体不全相同,单味中药对 E - 玫瑰结形成率有影响。

2.有序分类变量资料的多个样本比较

例7-5 某医院用3种方案治疗急性无黄疸型病毒肝炎254例,观察结果见表7-5第(1)、(2)、(3)、(4)栏,问:3种方案的疗效有无差别?

表7-5 3种方案治疗急性无黄疸型病毒肝炎疗效比较

疗效 (1)	西药组 (2)	中药组 (3)	中西医结合组 (4)	合计 (5)	秩次范围 (6)	平均秩次 (7)
无效	49	45	15	109	1~109	55
好转	31	9	28	68	110~177	143.5
显效	5	22	11	38	178~215	196.5
痊愈	15	4	20	39	216~254	235
R_i	11651	9029.5	11704.5	—	—	—
n_i	100	80	74	254	—	—
$\bar{R}_i$	116.51	112.87	158.17	—	—	—

(1)检验假设

H_0:3组疗效的总体分布相同

H_1:3组疗效的总体分布不全相同

$\alpha=0.05$

(2)编秩:首先确定各等级的合计人数,再确定其秩次范围和平均秩次,见表7-5的第(5)、(6)、(7)栏。例如疗效"无效"有109人,秩次范围为1~109,平均秩次为 $(1+109)/2=55$。余类推。

(3)求秩和并确定检验统计量:分组求秩和,如表7-5第(2)栏的秩和 R_1 是用第(2)栏各等级的频数与第(7)栏平均秩次相乘再求和,即

$$R_1 = 49 \times 55 + 31 \times 143.5 + 5 \times 196.5 + 15 \times 235 = 11651$$

余类推得表7-5下部 R_i 行。

按公式(7.5)、(7.6)求检验统计量 H_C 值。

$$H = \frac{12}{254(254+1)}\left(\frac{11651^2}{100} + \frac{9029.5^2}{80} + \frac{11704.5^2}{74}\right) - 3(254+1) = 18.3061$$

$$C = 1 - \frac{(109^3-109) + (68^3-68) + (38^3-38) + (39^3-39)}{254^3-254} = 0.8948$$

$$H_c = 18.3061/0.8948 = 20.458$$

(4)确定 P 值,作出推断结论:按 $\nu = 3 - 1 = 2$ 查 χ^2 界值表得 $P < 0.005$,按 $\alpha = 0.05$ 水准拒绝 H_0,接受 H_1,有统计学意义。可认为 3 种方案治疗急性无黄疸型病毒肝炎疗效有差别。

3. 完全随机设计多个样本两两比较的 Nemenyi 法检验

当经过多个独立样本比较的 kruskal-Wallis H 检验拒绝 H_0,接受 H_1,认为多个总体不全相同时,若要进一步推断两两总体是否不同,可用 Nemenyi 法检验(Nemenyi test)。方法步骤见例 7 – 6。

例 7 – 6 对例 7 – 4 资料(表 7 – 4)作 4 个样本间的两两比较。

(1)检验假设

H_0:任意两组 E – 玫瑰结形成率总体相同

H_1:任意两组 E – 玫瑰结形成率总体不同

$\alpha = 0.05$

(2)计算 χ^2 值

①列出对比组,见表 7 – 6 第(1)栏,计算两对比组平均秩和的差,结果见表 7 – 6 第(2)栏;

②按公式(7.7)求第 i 个样本和第 j 个样本比较的 χ^2 值。

$$\chi^2 = \frac{(\bar{R}_i - \bar{R}_j)^2}{\frac{N(N+1)}{12}\left(\frac{1}{n_i} + \frac{1}{n_j}\right)C}, \quad \nu = g - 1 \tag{7.7}$$

C 为校正系数,见公式(7.6)。

本例在例 7 – 4 中已算得 $C = 0.9967$。根据表 7 – 4 下部 n_i 行和 $\bar{R}_i$ 行数据,按公式(7.7)

$$\chi^2_{1.2} = \frac{(5.5 - 20)^2}{\frac{40(40+1)}{12}\left(\frac{1}{10} + \frac{1}{10}\right)0.9967} = 7.72$$

$$\nu = 4 - 1 = 3$$

余类推,结果见表 7 – 6 第(5)栏。

表 7 – 6　4 个独立样本秩和的两两比较

对比组 i 与 j	$\bar{R}_i - \bar{R}_j$	n_i	n_j	χ^2	ν	P
(1)	(2)	(3)	(4)	(5)	(6)	(7)
1, 2	-14.5	10	10	7.72	3	<0.025
1, 3	-15.5	10	10	8.82	3	<0.025
1, 4	-30	10	10	33.04	3	<0.005
2, 3	-1	10	10	0.04	3	>0.990
2, 4	-15.5	10	10	8.82	3	<0.025
3, 4	-14.5	10	10	7.72	3	<0.025

(3)确定 P 值,作出推断结论:据两两比较的 χ^2 值及 ν 值查 χ^2 界值表,所得 P 值见表 7 – 6第(7)栏。除党参与黄芪的 E – 玫瑰结形成率无差别外,其余各单味中药的 E – 玫瑰结形成率均不相同。淫羊霍的 E – 玫瑰结形成率高于党参、黄芪和对照组,党参与黄芪的 E –

玫瑰结形成率高于对照组。

第四节 配伍组设计多个样本比较秩和检验

配伍组设计资料的处理效应的比较，如果不满足双因素 F 检验的应用条件，可用 Friedman 秩和检验(Friedman test)。Friedman 秩和检验用于推断配伍组设计资料的多个相关样本所来自的多个总体是否有差别。为平衡配伍组间的影响后比较处理的效应，Friedman 秩和检验采用了与 Wilcoxon 秩和检验、Kruskal – Wallis H 检验不同的编秩方法，下面将结合例7 –7 介绍 Friedman 统计方法和具体步骤。

1. 配伍组设计多个样本比较的 Friedman 检验

例7 –7 为比较甲、乙、丙3个不同地区石棉的毒性大小，取体重200～220 g的雌性大鼠36 只，将月龄相同、体重相近的3 只分为一组。每组的3 只大鼠随机地分别接受不同产地石棉处理后，以肺泡巨噬细胞(PAM)存活率(%)评价石棉毒性大小。实验结果见表7 –7第(2)、(4)、(6)栏。问：不同产地石棉毒性是否有差别？

表7 –7 经不同产地石棉处理后鼠中 PAM 存活率(%)比较

实验组	甲地		乙地		丙地	
	PAM 存活率	秩次	PAM 存活率	秩次	PAM 存活率	秩次
(1)	(2)	(3)	(4)	(5)	(6)	(7)
1	50.88	2	44.01	1	66.97	3
2	48.02	1	66.27	2	71.92	3
3	45.26	1	59.99	2	69.89	3
4	38.38	1	52.49	2	67.05	3
5	52.70	1	60.69	3	56.35	2
6	60.22	1	66.12	2	70.08	3
7	44.49	1	55.36	2	86.60	3
8	49.31	1	53.39	2	68.20	3
9	46.23	1	52.34	2	63.36	3
10	51.16	1	55.16	2	66.12	3
11	42.48	1	58.64	2	70.02	3
12	53.47	1	61.08	2	67.24	3
R_i		13		24		35

本例为百分率资料，不符合正态分布，现用 Friedman 检验。本例 $n = 12$，$g = 3$，$N = 36$。

(1)检验假设

H_0：三组大鼠肺泡巨噬细胞(PAM)存活率总体相同

H_1：三组大鼠肺泡巨噬细胞(PAM)存活率总体不全相同

$\alpha = 0.05$

（2）编秩：将每个配伍组的数据由小到大分别编秩次，遇数据相等者取平均秩次。编秩结果见表7－7第（3）、（5）、（7）栏。

（3）求秩和并确定检验统计量：按下式求检验统计量 S 值：

$$S = \frac{12}{ng(g+1)} \sum (R_i - \bar{R})^2 = \frac{12}{ng(g+1)} \sum R_i^2 - 3n(g+1) \tag{7.8}$$

如果存在多个观测值同秩，需对 S 值作校正，校正公式如下：

$$S_c = S/C, \ C = 1 - \sum (t_j^3 - t_j)/n(g^3 - g) \tag{7.9}$$

式中 $t_j(j=1,2,\cdots)$ 为按配伍组而言的第 j 个同秩的个数，C 为校正系数。本例按公式（7.8）

$$S = \frac{12}{12 \times 3(3+1)} \sum (13^2 + 24^2 + 35^2) - 3 \times 12(3+1) = 20.17$$

Friedman 秩和检验基本思想：在 H_0 成立的条件下，每个配伍组内的任何观察值取秩为1，2，$\cdots$，g 的概率相等，每个观察值所取秩的期望值为 $(g+1)/2$，各处理组的秩和的期望值则为 $\bar{R} = n(g+1)/2$，各处理组的秩和在其期望值两侧附近。Friedman 秩和检验统计量 $S = [12/ng(g+1)] \sum (R_i - \bar{R})^2$ 反映实际获得的 g 个相关处理组的秩和值与其期望值偏离的程度。各处理组的秩和与 $n(g+1)/2$ 的差距越小，S 值越小，P 值就越大；各处理组的秩和与 $n(g+1)/2$ 的差距越大，S 值越大，P 值就越小。当 $P \leq \alpha$ 时，拒绝 H_0。理论上可证明：随着 n 的增大或（和）g 的增多，S 近似 $(g-1)$ 的 χ^2 分布。在 g 及 n 较小时，可直接计算统计量 S 的概率分布，构造供实际应用的 S 界值表以确定 P 值。当 g 和（或）n 较大时，利用近似分布 χ^2 确定 P 值。

（4）确定 P 值，作出推断结论：当 n 和 g 较小时，查 S 界值表（附表10）。本例 $n=12$、$g=3$，$S=20.17$，查附表10得 $P<0.01$，按 $\alpha=0.05$ 水准拒绝 H_0，接受 H_1，有统计学意义。可认为3组大鼠肺泡巨噬细胞（PAM）存活率总体不全相同。3个地区石棉毒性有差别。

若 n 或 g 超出附表10的范围，S 近似 $(g-1)$ 的 χ^2 分布。本例按 $\nu=2$ 查 χ^2 界值表得 $P<0.05$。统计结论与查表法一致。

2. 随机区组设计多个样本比较两两比较的 q 检验

经 Friedman 检验拒绝 H_0，接受 H_1，认为多个总体不全相同时，若要进一步推断两两总体是否不同，可用 q 检验。方法步骤见例7－8。

例7－8 对例7－7资料（表7－7）作3个样本间的两两比较。

（1）检验假设

H_0：任意两组大鼠肺泡巨噬细胞（PAM）存活率总体相同

H_1：任意两组大鼠肺泡巨噬细胞（PAM）存活率总体不同

$\alpha=0.05$

（2）计算 q 值：

①将3个样本的秩和从小到大排列，并赋予组次；

秩和	13	24	35
组别	甲地区	乙地区	丙地区
组次	1	2	3

②列出对比组,见表7-8第(1)栏,计算两对比组秩和之差的绝对值,见表7-8第(2)栏;

③写出两对比组所包含的组数 a ,见表7-8第(3)栏;

④按公式(7.10)求第 i 个样本和第 j 个样本比较的 q 值。

$$q = \frac{|R_i - R_j|}{\sqrt{nMS_{误差}}}, \ \nu = (n-1)(g-1) \tag{7.10}$$

其中

$$MS_{误差} = \frac{\dfrac{ng(g+1)(2g+1)}{6} - \dfrac{1}{n}\sum R_i^2 - \dfrac{1}{12}\sum(t_j^3 - t_j)}{(n-1)(g-1)} \tag{7.11}$$

本例根据表7-7有 $n=12$, $g=3$, $\sum R_i^2 = 13^2 + 24^2 + 35^2 = 1790$, $\sum(t_j^3 - t_j) = 0$ 。按公式(7.10)和公式(7.11):

$$MS_{误差} = \frac{12 \times 3 \times (3+1)(2 \times 3+1)/6 - 1970/12 - 0}{(12-1)(3-1)} = 0.86$$

$$q_{1,2} = \frac{|13 - 24|}{\sqrt{12 \times 0.86}} = 3.42$$

$$\nu = (6-1)(3-1) = 22$$

同样可算得 $q_{1,3}$, $q_{2,3}$ 等,结果见表7-8第(4)、(5)栏。

表7-8 3个相关样本秩和两两比较 q 检验

对比组 i 与 j	$|R_i - R_j|$	a	q	ν	P
(1)	(2)	(3)	(4)	(5)	(6)
1, 2	11	2	3.42	22	<0.05
1, 3	22	3	6.85	22	<0.01
2, 3	11	2	3.42	22	<0.05

(3)确定 P 值,作出推断结论:据相关样本两两比较的 q 值及 ν 、 α 查 q 界值表(附表4),所得 P 值见表7-8第(6)栏。3组间大鼠肺泡巨噬细胞(PAM)存活率总体均不同,即甲、乙、丙3个地区石棉毒性均有差别。

第五节 应用中的注意事项

(1)秩和检验一方面由于其方法的稳健性而具备不受总体分布限制、适用范围广的优点,但另一方面,在秩转换的过程中损失了原数据的部分信息。如果已知计量资料满足(或近似满足) t 检验或 F 检验应用条件,这时若选秩和检验,由于没有充分利用资料提供的信息,会降低检验效能。即当 H_0 不真时,秩和检验将不如 t 检验或 F 检验能较灵敏地拒绝 H_0 ,犯第二类错误的概率要比 t 检验或 F 检验大。

(2)对于计量资料,若满足正态和方差齐性条件,应选 t 检验和 F 检验对总体均数作假设检验;当资料偏离假定条件时,选用秩和检验才是可靠的。

(3)对于大样本资料,通过把原变量值或等级转换成秩后,可采用 t 检验和 F 检验方法对平均秩次进行检验,其结论与本章介绍的相应方法相同。

第八章　回归和相关

　　单变量计量资料的统计分析方法，着重于描述某一变量的统计特征或比较该变量的组间差别。但是在大量的医学科研与实践中，经常会遇到对两个变量之间关系的研究，例如糖尿病患者的血糖与其胰岛素水平的关系如何，某年龄人群的体重变化与其肺活量大小的关系怎样等，此时常用回归与相关分析。回归分析用于研究变量间依存变化的数量关系，相关分析用于研究变量间互依变化的数量关系。直线回归与直线相关是分析两个变量间数量关系最简单的统计方法。

第一节　直线回归

一、直线回归方程

　　例 8 - 1　随机抽取某地 10 名女中学生，测量体重(kg)与肺活量(L)，数据如表 8 - 1 第(1)、第(2)栏。试求体重对肺活量的直线回归方程。

表 8 - 1　某地 10 名女中学生的体重 X(kg)与肺活量 Y(L)测量结果

学生编号	X (1)	Y (2)	X^2 (3)	Y^2 (4)	XY (5)
1	35	1.60	1225	2.5600	56.00
2	37	1.60	1369	2.5600	59.20
3	37	2.40	1369	5.7600	88.80
4	40	2.10	1600	4.4100	84.00
5	40	2.60	1600	6.7600	104.00
6	42	2.50	1764	6.2500	105.00
7	42	2.65	1764	7.0225	111.30
8	43	2.75	1849	7.5625	118.25
9	44	2.75	1936	7.5625	121.00
10	45	2.20	2025	4.8400	99.00
合　计	405	23.15	16501	55.2875	946.55

　　在定量描述体重大小与肺活量数量上的依存关系时，将体重称为自变量(independent variable)，用 X 表示；肺活量称为应变量(dependent variable)，用 Y 表示。以 10 名女大学生的体重(kg)与其肺活量(L)数据在直角坐标纸上描点，得到图 8 - 1 所示散点图(scatter plot)。
　　由图 8 - 1 可见，肺活量大小 X 随体重 Y 增加而增大且呈直线趋势，但 10 个点不恰好全都在一直线上，此与两变量间严格的直线函数关系不同，称为直线回归(linear regression)，用以下直线回归方程(linear regression equation)表示

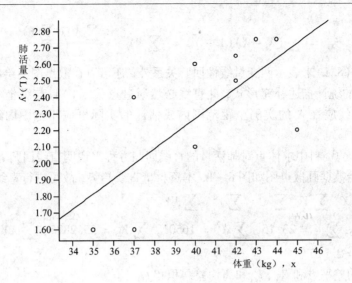

图 8 – 1　10 名女中学生肺活量与体重散点图及其回归直线

$$\hat{Y} = a + bX \tag{8.1}$$

公式中 X 为自变量，$\hat{Y}$ 为 X 所对应 Y 的总体均数 $\mu_{Y|X}$ 的估计值，称为回归方程的预测值 (predicted value)；a 为回归直线在 Y 轴上的截距 (intercept)，称为常数项 (constant term)，其统计意义是当 X 取值为 0 时相应 Y 的均数估计值；b 为直线的斜率 (slope)，称为样本回归系数 (coefficient of regression)，其统计意义是当 X 变化一个单位时 Y 的平均改变的估计值，它描述了 Y 依赖 X 的直线变化的数量关系的大小和方向。$b > 0$ 时直线从左下方走向右上方，Y 随 X 的增大而增大；$b < 0$ 时直线从左上方走向右下方，Y 随 X 的增大而减小；$b = 0$ 时直线与 X 轴平行，Y 与 X 无直线关系。

实际应用中要根据样本数据建立直线回归方程，从散点图中来看，就是怎样"合理地"找到一条能最好地代表数据点分布趋势的直线。常用的估计方法是依据最小二乘法 (least square method) 原则，其基本原理是使观测值 Y 与 $\hat{Y}$ 差值的平方和 $\sum (Y - \hat{Y})^2 = \sum (Y - a - bX)^2$ 达到最小，即使各实测点到直线的纵向距离的平方和为最小。可推导出计算 a、b 的公式为

$$b = \frac{\sum (X - \overline{X})(Y - \overline{Y})}{\sum (X - \overline{X})^2} = \frac{l_{XY}}{l_{XX}} \tag{8.2}$$

$$a = \overline{Y} - b\overline{X} \tag{8.3}$$

式中 l_{XX} 为 X 的离均差平方和，l_{XY} 为 X 与 Y 的离均差乘积和。同理：l_{YY} 为 Y 的离均差平方和。它们的计算公式如下：

$$l_{XX} = \sum (X - \overline{X})^2 = \sum X^2 - \frac{(\sum X)^2}{n} \tag{8.4}$$

$$l_{YY} = \sum (Y - \overline{Y})^2 = \sum Y^2 - \frac{(\sum Y)^2}{n} \tag{8.5}$$

$$l_{XY} = \sum (X - \overline{X})(Y - \overline{Y}) = \sum XY - \frac{(\sum X)(\sum Y)}{n} \qquad (8.6)$$

除了用公式(8.1)来表示两变量线性回归关系外,还可以在散点图上绘制出样本回归直线作为一种直观的统计描述补充形式,此直线必然通过点$(\overline{X}, \overline{Y})$且与纵坐标轴相交于截距$a$。注意:回归直线应在$X$的实测全距范围内或估计的实际可应用范围内绘制,不要任意延长。

现以例8-1的资料中求体重对肺活量的直线回归方程来说明直线回归方程的步骤。

(1)根据原始数据画散点图如图8-1,本资料呈直线趋势,故可进行直线回归分析。

(2)计算$\sum X$、$\sum Y$、$\sum X^2$、$\sum Y^2$、$\sum XY$

$\sum X = 405$,$\sum Y = 23.15$,$\sum X^2 = 16501$,$\sum Y^2 = 55.2875$,$\sum XY = 946.55$

$\overline{X} = 40.5$,$\overline{Y} = 2.315$。

(3)计算离均差平方和l_{XX}、l_{YY}和离均差乘积和l_{XY}

$$l_{XX} = 16501 - \frac{405^2}{10} = 98.5$$

$$l_{YY} = 55.2875 - \frac{23.15^2}{10} = 1.6953$$

$$l_{XY} = 946.55 - \frac{405 \times 23.15}{10} = 8.975$$

(4)求回归系数b和截距a:

按公式(8.2)求回归系数:$b = \frac{8.975}{98.5} = 0.091$

按公式(8.3)求回归方程的截距:$a = 2.315 - 0.991 \times 40.5 = -1.375$

(5)列出回归方程

$$\hat{Y} = -1.375 + 0.091X$$

取$X_1 = 35$,则$\hat{Y}_1 = -1.375 + 0.091 \times 35 = 1.81$

取$X_2 = 45$,则$\hat{Y}_2 = -1.375 + 0.091 \times 45 = 2.72$

以$(35, 1.81)$和$(85, 2.72)$两点绘制直线,见图8-1,该直线即为回归直线。

此回归方程说明,女中学生体重每增减1 kg,肺活量平均增减0.091 L。

二、总体回归系数的假设检验

前面所求得的回归方程是否成立,即X和Y是否存在直线关系,是回归分析首先要考虑的问题。即使X、Y的总体回归系数β为0,由于抽样误差,其样本的回归系数b也不一定为0,因此需要对总体回归系数β是否不为0进行假设检验,可用方差分析或t检验方法进行统计推断。

1.方差分析

方差分析的方法是从变异分解的角度对回归系数进行检验。为了理解方差分析的基本思想,先对应变量y的离均差平方和l_{YY}作分解,如图8-2所示。

图8-2中,任意一点P的纵坐标被回归直线$\hat{Y}$与均数$\overline{Y}$截成3个线段,其中:$Y - \overline{Y} =$

$(\hat{Y} - \overline{Y}) + (Y - \hat{Y})$。由于 P 点是散点图中任取的一点,将全部数据点都按上法处理,并将等式两端平方后再求和则有

$$\sum (Y - \overline{Y})^2 = \sum (\hat{Y} - \overline{Y})^2 + \sum (Y - \hat{Y})^2$$

[数理统计证明: $\sum (\hat{Y} - \overline{Y})(Y - \hat{Y}) = 0$]

上式用符号表示为

$$SS_{总} = SS_{回} + SS_{残} \qquad (8.7)$$

式中 $SS_{总}$ 即 $\sum (Y - \overline{Y})^2$,为 Y 的离均差平方和,表示未考虑 Y 与 X 的回归关系时 Y 的总变异。

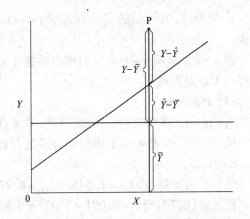

图 8 − 2　应变量 Y 的离均差平方和划分示意图

$SS_{回}$ 即 $\sum (\hat{Y} - \overline{Y})^2$,为回归平方和,反映了在 Y 的总变异中可以用 Y 与 X 的直线关系解释的那部分变异。$SS_{回}$ 越大,说明回归效果越好。

$SS_{残}$ 即 $\sum (Y - \hat{Y})^2$,为残差平方和,反映除了 X 对 Y 的线性影响之外的一切因素对 Y 的变异的作用,也就是在总平方和中无法用 X 解释的部分,表示考虑回归之后 Y 真正的随机误差。在散点图中,各实测点离回归直线越近,$SS_{残}$ 也就越小,说明直线回归的估计误差越小,回归的作用越明显。

上述三个平方和,各有其相应的自由度 ν,并有如下的关系:

$$\nu_{总} = \nu_{回} + \nu_{残}, \; \nu_{总} = n - 1, \; \nu_{回} = 1, \; \nu_{残} = n - 2 \qquad (8.8)$$

从以上离均差平方和及其自由度的分解可见,不考虑回归时,随机误差是 Y 的总变异 $SS_{总}$;而考虑回归以后,由于回归的贡献使原来的随机误差减小为 $SS_{残}$。如果两变量间总体回归关系确实存在,回归的贡献就要大于随机误差,大到何种程度时可以认为具有统计学意义,可计算如下 F 统计量

$$F = \frac{SS_{回}/\nu_{回}}{SS_{残}/\nu_{残}} = \frac{MS_{回}}{MS_{残}}, \; \nu_{回} = 1, \; \nu_{残} = n - 2 \qquad (8.9)$$

式中 $MS_{回}$、$MS_{残}$ 分别称为回归均方与残差均方。统计量 F 服从自由度为 $\nu_{回}$、$\nu_{残}$ 的 F 分布。求 F 值后,查 F 界值表,得 P 值,按所取检验水准作出推断结论。

实际计算时,可先将 X_i 依次代入回归方程求得 $\hat{Y}_i$,再求得 $SS_{残}$ 与 $SS_{回}$;也可以利用公式 (8.10) 直接求得 $SS_{回}$ 再得到 $SS_{残}$。其中后者更为简便一些。

$$SS_{回} = bl_{XY} = l_{XY}^2/l_{XX} = b^2 l_{XX} \qquad (8.10)$$

2. t 检验

对 $\beta = 0$ 这一假设是否成立还可进行如下 t 检验:

$$t = \frac{b}{S_b}, \; \nu = n - 2 \qquad (8.11)$$

$$S_b = \frac{S_{Y \cdot X}}{\sqrt{l_{XX}}} \qquad (8.12)$$

$$S_{Y \cdot X} = \sqrt{\frac{SS_{残}}{n - 2}} \qquad (8.13)$$

式中 $SS_{Y \cdot X}$ 为回归的剩余标准差 (standard deviation of residuals)，S_b 为样本回归系数标准误。

例 8 - 2   对例 8 - 1 求出的回归系数作假设检验，判断某地女中学生胸围与肺活量的直线回归关系是否成立。

（1）方差分析

$H_0: \beta = 0$，即女中学生胸围与肺活量无直线回归关系

$H_1: \beta \neq 0$，即女中学生胸围与肺活量有直线回归关系

$\alpha = 0.05$

已知：$l_{XX} = 98.5$，$l_{YY} = 1.6953$，$l_{XY} = 8.975$，$b = 0.091$

按公式 (8.10) $SS_{回} = 0.091 \times 8.975 = 0.817$，

按公式 (8.7) $SS_{剩} = 1.695 - 0.817 = 0.878$，

按公式 (8.9) $F = \dfrac{0.817/1}{0.878/8} = 7.49$

查 F 界值表（附表 3）得：$F_{0.05(1, 8)} = 5.32$，$F_{0.01(1, 8)} = 11.26$。因此 $0.01 < P < 0.05$，按 $\alpha = 0.05$ 水准，拒绝 H_0，接受 H_1，可以认为该地女中学生的肺活量对体重的直线回归关系存在。

列方差分析表，如表 8 - 2。

表 8 - 2   方差分析表

变异来源	SS	ν	MS	F	P
回归	0.817	1	0.817	7.49	<0.05
残差	0.878	8	0.109		
总变异	1.695	9			

（2）t 检验

H_0、H_1 及 α 同上

本例 $n = 10$，$SS_{残} = 0.878$，$l_{XX} = 98.5$，$b = 0.091$

按公式 (8.13)、(8.12) 和 (8.11)

$$S_{Y \cdot X} = \sqrt{\frac{0.878}{10 - 2}} = 0.3312$$

$$S_b = \frac{0.331}{\sqrt{98.5}} = 0.033$$

$$t = \frac{0.091}{0.033} = 2.758$$

查 t 界值表，得 $P < 0.05$。按 $\alpha = 0.05$ 水准，拒绝 H_0，接受 H_1，与 F 检验的结论相同。

三、直线回归方程的应用

1. 描述变量间数量关系

经回归系数的假设检验，认为两变量间线性依存关系存在时，可用直线回归方程来描述

两变量间依存变化的数量关系。如例 8 – 1 中，求得直线回归方程 $\hat{Y} = 1.375 + 0.091X$，就是描述某地女中学生肺活量随体重变化的定量表达式。

2. 统计预测

所谓预测就是把预报因子（自变量 X）代入回归方程对预报量（应变量 Y）进行估计。

（1）Y 的总体均数的可信区间：给定 X 的数值 X_0，由样本回归方程算出的 $\hat{Y}_0$ 只是相应总体均数 $\mu_{Y|X_0}$ 的一个点估计。$\hat{Y}_0$ 会因样本而异，存在抽样误差。反映其抽样误差大小的标准误按公式（8.14）计算

$$S_{\hat{Y}_0} = S_{Y \cdot X} \sqrt{\frac{1}{n} + \frac{(X_0 - \overline{X})^2}{\sum (X - \overline{X})^2}} \qquad (8.14)$$

给定 $X = X_0$ 时，总体均数 $\mu_{Y|X_0}$ 的 $1 - \alpha$ 可信区间为：

$$\hat{Y}_0 \pm t_{\alpha/2, \nu} S_{\hat{Y}_0} \qquad (8.15)$$

各 X 点 $\mu_{Y|X}$ 的 $1 - \alpha$ 可信区间的两端点形成两条光滑的曲线，围绕在直线回归方程 $\hat{Y} = -1.375 + 0.091X$ 的上下侧，构成一带状区域，称为 $\mu_{Y|X}$ 的置信带。如图 8 – 3 中两条实曲线所示，其中最窄处对应于 $X_0 = \overline{X}$。

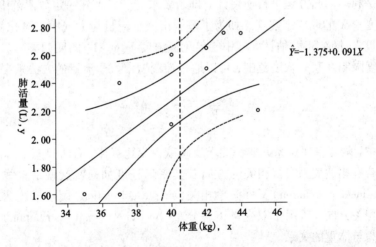

图 8 – 3　总体均数 $\mu_{Y|X}$ 的可信区间和个体 Y 值的预测区间示意图

（2）个体 Y 值的预测区间：给定 X 的数值 X_0，对应的个体 Y 值也存在一个波动范围。其标准差 S_{Y_0} 按公式（8.16）计算

$$S_{Y_0} = S_{Y \cdot X} \sqrt{1 + \frac{1}{n} + \frac{(X_0 - \overline{X})^2}{\sum (X - \overline{X})^2}} \qquad (8.16)$$

给定 $X = X_0$ 时个体 Y 值的 $1 - \alpha$ 预测区间为

$$\hat{Y}_0 \pm t_{\alpha/2, \nu} S_{Y_0} \qquad (8.17)$$

同样，各 X 点 Y 的预测区间的两端点形成两条光滑的曲线，位于 $\mu_{Y|X}$ 的置信带的外侧，这是两条比实曲线之间范围更宽的虚曲线，也是中间窄、两头宽，同样在 $X_0 = \overline{X}$ 处最窄。利

用此方法,可构建某指标 Y 在不同 X 情况下的参考值范围,如例 8-1 中不同体重的人其肺活量的参考值范围。

例 8-3 用例 8-1 所得直线回归方程,计算当 $X_0 = 35$ 时,$\mu_{Y|X_0}$ 的 95% 可信区间和相应个体 Y 值的 95% 预测区间。

由例 8-1 得到回归方程为 $\hat{Y} = -1.375 + 0.091X$, $\bar{X} = 40.5$, $l_{XX} = 98.5$;由例 8-2 得到 $S_{Y \cdot X} = 0.3312$。当 $X_0 = 35$ 时,$\hat{Y} = 1.6617 + 0.1392 \times 35 = 1.813$。按公式(8.14)和(8.16)有

$$S_{\hat{Y}_0} = 0.3312 \sqrt{\frac{1}{10} + \frac{(35 - 40.5)^2}{98.5}} = 0.2113$$

$$S_{Y_0} = 0.3312 \sqrt{1 + \frac{1}{10} + \frac{(35 - 40.5)^2}{98.5}} = 0.3929$$

查 t 界值表得 $t_{0.05/2,9}$,按公式(8.15),$X_0 = 35$ 时肺活量总体均数的 95% 可信区间为:

$(1.813 - 2.262 \times 0.2113, \ 1.813 + 2.262 \times 0.2113) = (1.34, 2.29)$

按公式(8.17),$X_0 = 35$ 时肺活量个体值的 95% 预测区间为

$(1.813 - 2.262 \times 0.3929, \ 1.813 + 2.262 \times 3929) = (0.92, 2.70)$

3. 统计控制

统计控制是利用回归方程进行逆估计。即若要求应变量 Y 在一定数值范围内变化时,可以通过控制自变量 X 的取值来实现。如为了解城市汽车流量与大气中二氧化氮污染的关系,可建立汽车流量 X(辆/小时)估计大气中二氧化氮浓度 Y(mg/L)的回归方程。现欲将大气中二氧化氮的浓度限制在某一浓度范围,可以通过控制城市汽车流量的方法来帮助决策。

第二节 直线相关

医学研究中,两变量间关系并非都要求反映依存变化规律,有时只想了解两变量 X、Y 有无相关关系。若有相关关系,其相关的方向及其密切程度如何? 这就是直线相关分析的任务。直线相关(linear correlation)又称简单相关(simple correlation)用于描述两个变量之间线性关联程度与相关方向,适用于双变量正态分布(bivariate normal distribution)资料。如生长发育研究中身高与体重的关系。

一、相关系数

直线相关的性质可由散点图直观地说明。如图 8-4 中,左上两图散点呈椭圆形分布,若两变量 X、Y 同时增大或减小,变化趋势是同向的,称为正相关(positive correlation);反之 X、Y 间呈反向变化,称为负相关(negative correlation)。左下两图散点在一直线上,若 X、Y 是同向变化,称为完全正相关(perfect positive correlation);反之 X、Y 呈反向变化,称为完全负相关(perfect negative correlation)。右 4 图,散点分布为圆形等一些形状,两变量间没有直线相关关系,称为零相关(zero correlation)。正相关或负相关并不一定表示一个变量的改变是另一个变量变化的原因,有可能同受另一个因素的影响。因此,相关关系并不一定是因果关系。

用来描述具有直线关系的两变量间相关的密切程度与相关方向的统计指标是相关系数(correlation coefficient),又称 Pearson 积差相关系数(coefficient of product-moment correlation)。

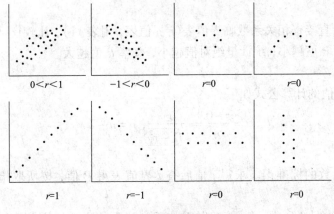

图 8 – 4　直线相关示意图

以符号 r 表示样本相关系数，以符号 ρ 表示总体相关系数。

二、相关系数的计算

样本相关系数的计算公式为

$$r = \frac{\sum (X - \bar{X})(Y - \bar{Y})}{\sqrt{\sum (X - \bar{X})^2} \sqrt{\sum (Y - \bar{Y})^2}} = \frac{l_{XY}}{\sqrt{l_{XX} l_{YY}}} \tag{8.18}$$

相关系数没有单位，其值为 $-1 \leqslant r \leqslant 1$。$r$ 值为正表示正相关，r 值为负表示负相关，r 的绝对值等于 1 为完全相关，$r = 0$ 为零相关。

例 8 – 4　对例 8 – 1 中 10 名某地女中学生的体重与肺活量资料，计算体重与肺活量的相关系数。

由例 8 – 1 计算得

$$l_{XX} = 16501 - \frac{405^2}{10} = 98.5$$

$$l_{YY} = 55.2875 - \frac{23.15^2}{10} = 1.6953$$

$$l_{XY} = 946.55 - \frac{405 \times 23.15}{10} = 8.975$$

按公式 (8.18) 计算相关系数

$$r = \frac{8.975}{\sqrt{98.5 \times 1.6953}} = 0.6945$$

三、相关系数假设检验

例 8 – 4 中的相关系数 $r = 0.6945$ 仅用 10 名女中学生的体重与肺活量资料计算，它只是一个样本指标，必然存在抽样误差。根据抽样的原理，即使女中学生的体重与肺活量的总体相关系数为 $\rho = 0$，从该总体中也可能会抽出相关系数 r 不为 0 的样本。因此要判断两个变量 X、Y 是否真的存在直线相关关系，仍需要作 r 是否来自总体相关系数 $\rho \neq 0$ 的假设检验。

常用的对相关系数进行检验的方法有查表法和 t 检验法两种。

1. 查表法

根据 $\nu = n - 2$ 直接查相关系数临界值表（r 界值表，附表 11），比较 $|r|$ 与临界值，统计量绝对值越大，概率 P 值越小；统计量绝对值越小，概率 P 值越大。

2. t 检验

检验统计量 t 值的计算公式如下

$$t = \frac{r - 0}{S_r} = \frac{r}{\sqrt{\dfrac{1 - r^2}{n - 2}}}, \quad \nu = n - 2 \tag{8.19}$$

式中分母为相关系数的标准误。求得 t 值后查 t 界值表得 P 值，按所取检验水准作出推断结论。

例 8 - 5　对例 8 - 4 所得 r 值，问：检验体重与肺活量是否有直线相关关系？

$H_0: \rho = 0$，即体重与肺活量之间无直线相关关系

$H_1: \rho \neq 0$，即体重与肺活量有直线相关关系

$\alpha = 0.05$

本例 $n = 10$，$r = 0.6945$，按公式（8.19）

$$t = \frac{0.6945}{\sqrt{\dfrac{1 - 0.6945^2}{10 - 2}}} = 3.554$$

按 $\nu = 8$，查 t 界值表，得 $P < 0.01$。按 $\alpha = 0.05$ 水准，拒绝 H_0，接受 H_1，可认为该地女中学生的体重与肺活量之间有正的直线相关关系。

直接查 r 界值表，结论相同。

注意： 对同一份数据，对总体相关系数作假设检验的 t 值与前述对总体回归系数作假设检验的 t 值相等。对既可以作回归又可以作相关的同一样本，理论上二者的假设检验等价。

四、决定系数

决定系数（coefficient of determination），定义为回归平方和与总平方和之比，是直线回归与相关分析中重要的统计量。在双变量分析中，决定系数等于相关系数 r 的平方，即

$$r^2 = \frac{l_{XY}^2}{l_{XX} l_{YY}} = \frac{l_{XY}^2 / l_{XX}}{l_{XY}} = \frac{SS_\text{回}}{SS_\text{总}} \tag{8.20}$$

r^2 取值在 0 到 1 之间且无单位，其数值大小反映了回归贡献的相对程度，也就是在 Y 的总变异中回归关系所能解释的百分比。公式（8.20）说明当 $SS_\text{总}$ 固定不变时，回归平方和的大小决定了相关系数 r 绝对值的大小。回归平方和越接近总平方和，则 r 绝对值越接近 1，说明相关的实际效果越好。例 8 - 1 中 10 名女中学生的体重与肺活量之间直线相关系数 $r = 0.6945$，得到 $r^2 = 0.4823$，表示此例中体重可解释肺活量大小变异性的 48.23%，另外约 52% 的变异不能用体重来解释。

五、直线回归与相关应用的注意事项

1. 根据分析目的选择变量及统计方法

直线相关用于说明两变量之间直线关系的方向和密切程度，X 与 Y 没有主次之分；直线

回归更进一步地用于定量刻画应变量 Y 对自变量 X 在数值上的依存关系，其中哪一个作为应变量主要是根据专业上的要求而定，可以考虑把易于精确测量的变量作为 X，另一个随机变量作为 Y，例如用身高估计体表面积。无论是回归还是相关，两个变量的选择一定要结合专业背景，不能把毫无关联的两种现象勉强作回归或相关分析。

2. 进行相关、回归分析前应绘制散点图

两变量之间可能的关系除了从专业角度考虑，对现有数据来说散点图是很重要的提示。通过散点图，可提示散点有无线性趋势，数据中有无异常点，两变量间是否满足线性模型条件，从而杜绝和减少不合专业意义的解释。在图 8-5 中，8-5(a) 表明两变量间散点有线性趋势，可进行回归分析；8-5(b) 表明变量间散点呈较明显的曲线关系，应进行曲线拟合；图 8-5(c) 中两变量间散点虽呈线性关系，但提示存在一个离群值，应先进行离群值诊断后再进行分析；8-5(d) 中两变量间实际存在的线性趋势非常弱，但由于一个离群值的出现，可使两者间线性趋势大为增强；8-5(e) 表明要注意分析资料的同质性。

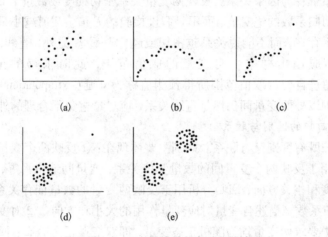

(a)　　　　　　(b)　　　　　　(c)

(d)　　　　　　(e)

图 8-5　两变量线性回归分析散点图

3. 相关与回归的应用条件

直线相关分析一般要求 X、Y 服从二元正态分布（binormal distribution），又称为双变量正态分布。如果 X、Y 不能满足双变量正态分布，最好计算 Spearman 秩相关。直线回归分析要求两变量呈直线关系外，且对于每个 X 值相应的 Y 要服从正态分布，各个正态分布的总体方差相等且各次观测相互独立；X 可以是服从正态分布的随机变量——称为 I 型回归，如例 8-1 中的体重和肺活量，也可以是能精确测量和严格控制的非随机变量——称为 II 型回归，如在某种溶液设定浓度（X）下测其光密度值（Y），此时 X 是事先确定的，是非随机的。 I 型回归资料既可建立由 X 预测 Y 的回归方程，又可以建立由 Y 预测 X 的方程，视具体需要而定。II 型回归资料只能建立由 X 预测 Y 的回归方程。

实际数据是否满足模型假定条件可用残差图来考察。残差图一般是将现有模型求出的各点残差 $e_i = Y_i - \hat{Y}_i$ 作为纵坐标，相应的预测值 $\hat{Y}$ 或者自变量取值 X 作为横坐标来绘制的。如果数据符合模型的基本假定，残差与回归预测值的散点图不应有任何特殊的结构。

图 8-6(a) 中残差在关于 0 对称的水平带内，没有明显的散布趋势和明显的离群值，为较为理想的残差图；图 8-6(b) 有一个点的残差相对其他点来说大很多，存在离群值，需进

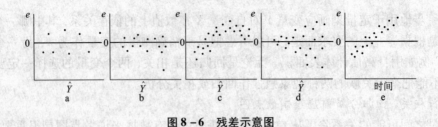

图 8-6　残差示意图

一步考察；图 8-6(c) 中残差与回归预测值呈曲线关系；图 8-6(d) 中的残差呈喇叭口形状，说明误差的方差不齐；图 8-6(e) 残差与各个观测的测量时间存在较强的相关，表示残差之间不独立的情况。

4. 结果的解释及正确应用

当两变量间有线性关系存在时，只是从统计学角度反映两变量间的变化有某种规律性，不能直接把这种关系解释为因果关系。反映两变量关系密切程度或数量上影响大小的统计量应该是相关系数或回归系数的绝对值，而不是假设检验的 P 值。P 值越小只能说越有理由认为变量间的直线关系存在，而不能说关系越密切或越"显著"。另外，直线回归用于预测时，其适用范围一般不应超出样本中自变量的取值范围，此时求得的预测值称为内插（interpolation），而超过自变量取值范围所得预测值称为外延（extrapolation）。若无充分理由说明现有自变量范围以外两变量间仍然是直线关系，应尽量避免不合理的外延。

5. 直线相关与回归的区别与联系

直线相关与回归既有区别又有联系。区别主要体现在：①反映两个变量间数量关系的目的不同。相关分析用于反映两个变量间的数量互依关系，变量间地位平等，通过相关系数描述两变量的相关程度和相关方向；回归分析用于反映两变量的数量依存关系，有自变量与应变量之分，通过回归系数来描述自变量对应变量作用的大小和方向。②对变量的分布要求不同。直线相关分析中要求两变量均为随机正态变量，即双变量正态分布；回归分析中 Y 要服从正态分布，X 可以是服从正态分布的随机变量，也可以是能精确测量和严格控制的非随机变量。联系主要体现在：①同一资料同时作相关与回归分析时，其相关系数 r 与回归系数 b 的符号相同。即 $r>0$，$b>0$；$r<0$，$b<0$；$r=0$，$b=0$。②同一资料 r 和 b 的假设检验等价。即检验统计量 $t_r=t_b$。③相关与回归可以相互解释。因为 $r^2=SS_回/SS_总$，用它可以说明 Y 变量的总变异中能够由 X 变量解释的变异。例如，当 $r=0.6$，且 $P<0.01$ 时，则有 $r^2=0.36$，即 Y 变量的变异有 36% 可由 X 变量的变异来解释。

第三节　秩相关

第二节中介绍了直线相关系数 r，当 X、Y 服从双变量正态分布的时候，r 可以较好地估计和检验总体相关系数 ρ。但实际应用中有些情况下 X、Y 并不服从双变量正态分布，这个时候 r 就不能正确地反映 X、Y 间的相关性了。秩相关（rank correlation）是用双变量等级数据作直线相关分析，这类方法对原变量分布不作要求，属于非参数统计方法。常用于下列资料：①不服从双变量正态分布而不宜作 Pearson 积差相关分析；②总体分布类型未知；③原始数据是用等级表示。这里主要介绍 Spearman 秩相关。

Spearman 秩相关是将数据作秩变换后再计算直线相关系数。所谓秩变换是指将变量值按大小关系排列后的顺序编号，某一变量值对应的编号称为其秩次或秩(rank)。如果有几个变量值相等，取其对应的秩次的平均秩次，这种现象称为同秩(ties)。为了有别于 r，用 r_S 表示，称为 Spearman 秩相关系数。r_S 可间接反映 X、Y 间的相关性，而且不依赖于 X、Y 的分布。

Spearman 等级相关系数可按公式 (8.21) 计算

$$r_S = 1 - \frac{6 \sum d^2}{n(n^2 - 1)} \tag{8.21}$$

式中 d 为每对观察值 X_i、Y_i 所对应的秩次之差；n 为对子数。

样本秩相关系数是总体秩相关系数 ρ_S 的估计值，其值在 -1 到 1 之间。$r_S > 0$ 表示两变量间呈正相关关系，$r_S < 0$ 表示两变量间呈负相关关系，r_S 等于零表示两变量间无线性相关关系，也称零相关。检验 r_S 是否来自 ρ_S 为零的总体，可采用 t 检验，或直接查 r_S 界值表（附表12）。当 $n > 50$ 时，也可按式 (8.22) 计算检验统计量 u。

$$u = r_S \sqrt{n - 1} \tag{8.22}$$

对 X 与 Y 分别排秩时，若相同秩较多，宜用公式 (8.23) 计算校正 r'_s

$$r'_s = \frac{[(n^3 - n)/6] - (T_X + T_Y) - \sum d^2}{\sqrt{[(n^3 - n)/6] - 2T_X} \sqrt{[(n^3 - n)/6] - 2T_Y}} \tag{8.23}$$

公式中 T_x(或 T_Y) $= \sum(t^3 - t)/12$，t 为 X(或 Y)中相同秩的个数。显然当 $T_x = T_Y = 0$ 时，公式 (8.23) 与公式 (8.21) 相等。

例 8 - 6 在肝癌病因研究中，某地调查了 10 个乡肝癌死亡率(1/10 万)与某种食物中黄曲霉毒素相对含量(最高含量计为 10)，调查结果如表 8 - 3 第(1)、(2)、(4)栏，问：黄曲霉毒素和肝癌死亡率间是否存在正相关？

表 8 - 3　10 个乡肝癌死亡率与黄曲霉毒素相对含量

乡编号	黄曲霉毒素相对含量		肝癌死亡率		秩次差值 d	d^2
	X	秩次	Y	秩次		
(1)	(2)	(3)	(4)	(5)	(6) = (3) - (5)	(7)
1	0.7	1	21.5	3	-2	4
2	1.0	2	18.9	2	0	0
3	1.7	3	14.4	1	2	4
4	43.7	4	46.5	7	-3	9
5	4.0	5	27.3	4	1	1
6	5.1	6	64.6	9	-3	9
7	5.5	7	46.3	6	1	1
8	5.7	8	34.2	5	3	9
9	5.9	9	77.6	10	-1	1
10	10.0	10	55.1	8	2	4

由于本例数据涉及死亡率，而率一般不服从正态分布，故计算 Spearman 秩相关。

（1）建立检验假设，确定检验水准

$H_0: \rho_S = 0$，即肝癌死亡率与黄曲霉毒素相对含量间无相关

$H_1: \rho_S > 0$，即肝癌死亡率与黄曲霉毒素相对含量间有正相关

$\alpha = 0.05$

（2）计算检验统计量：依实测值 X_i、Y_i 分别从小到大编秩，相同数据取平均秩次，见表 8 – 3 第（3）、（5）栏。由表 8 – 3 第（6）、（7）栏计算得 $\sum d^2 = 42$。

据公式（8.21）有

$$r_S = 1 - \frac{6 \times 42}{10(10^2 - 1)} = 0.745$$

（3）确定 P 值，作出统计推断

$n = 10$，查 r_S 界值表，得 $P = 0.01$。按 $\alpha = 0.05$ 水准，拒绝 H_0，接受 H_1，可以认为肝癌死亡率与黄曲霉毒素相对含量间存在正相关。

例 8 – 7　两名放射科医生对 13 名肺炎患者肺部 X 片肺门阴影密度级别各自作出诊断结果，如表 8 – 4 第（1）、（2）、（4）栏。问：两等级评定结果间是否存在相关关系？

表 8 – 4　两名放射科医生肺部 X 片的评定结果等级相关系数计算表

编号	甲医生结果		乙医生结果		秩次差值 d	d^2
	X	秩次	Y	秩次		
（1）	（2）	（3）	（4）	（5）	（6）=（3）-（5）	（7）
1	+	6	±	2.5	3.5	12.25
2	+ +	9.5	+ +	8	1.5	2.25
3	–	2	+	4.5	– 2.5	6.25
4	±	4	+	4.5	– 0.5	0.25
5	–	2	– 1	1	1	1
6	+	6	+ +	8	– 2	4
7	+ +	9.5	+ + +	12	– 2.5	6.25
8	+ + +	12.5	+ +	8	4.5	20.25
9	+ +	9.5	+ + +	12	– 2.5	6.25
10	+ + +	12.5	+ + +	12	0.5	0.25
11	–	2		2.5	– 0.5	0.25
12	+ +	9.5	+ +	8	1.5	2.25
13	+	6	+ +	8	– 2	4

本题为等级资料，故应计算等级相关系数。

（1）建立检验假设，确定检验水准

$H_0: \rho_S = 0$，即两名医生评定结果间无相关关系

$H_1: \rho_S \neq 0$，即两名医生评定结果间有相关关系

$\alpha = 0.05$

（2）计算检验统计量：依实测值 X_i，Y_i 分别从小到大编秩，相同数据取平均秩次，见表

8 – 4 第(3)、(5)栏。

据公式(8.23)得

$$T_X = \frac{3^3 - 3}{12} + \frac{3^3 - 3}{12} + \frac{4^3 - 4}{12} + \frac{2^3 - 2}{12} = 9.5$$

$$T_Y = \frac{2^3 - 2}{12} + \frac{2^3 - 2}{12} + \frac{5^3 - 5}{12} + \frac{3^3 - 3}{12} = 13$$

$$r'_s = \frac{[(13^3 - 13)/6] - (9.5 + 13) - 65.5}{\sqrt{(13^3 - 13)/6 - 2 \times 9.5} \sqrt{(13^3 - 13)/6 - 2 \times 13}} = 0.8082$$

(3)确定 P 值,作出统计推断

$n = 13$,查 r_s 界值表,得 $0.001 < P < 0.002$。按 $\alpha = 0.05$ 水准,拒绝 H_0,接受 H_1,可以认为两名医生评定结果有关。

第四节 多元线性回归

一、多元线性回归的概念

事物之间的联系往往是错综复杂的,医学研究中影响某一现象的因素常常不止一个,如肺活量的大小除与年龄、性别有关外,还受身高、体重以及胸围的呼吸差等因素的影响,变量间的关系可以是线性的也可以是非线性的。多元线性回归(multiple linear regression)就是研究一个因变量(Y)和多个自变量(X_i)间线性关系的统计方法,它是简单线性回归的直接推广,其线性回归方程可写作:

$$\hat{Y} = b_0 + b_1 X_1 + b_2 X_2 + \cdots b_m X_m \tag{8.24}$$

b_0 是回归方程的常数项,即截距,b_i 称为偏回归系数,表示在除 X_i 以外的自变量固定的条件下,X_i 每改变一个单位 Y 的平均变化。

多元线性回归在医学领域的应用主要有两个方面:①描述某些因素(自变量)与某一医学现象(应变量)间的数量关系;②对某一医学现象进行预测,即根据自变量的信息去推断应变量。

多元线性回归分析主要包括参数估计和假设检验,其原理基本同前面的简单回归,但计算复杂,在实际工作中都是借助统计软件完成。

二、参数估计和假设检验

例8 – 8 某地 27 名糖尿病患者的血清总胆固醇(X_1)、甘油三酯(X_2)、空腹胰岛素(X_3)、糖化血红蛋白(X_4)、空腹血糖(Y)的测量值列于表8 –5 中,试对空腹血糖与血清总胆固醇、甘油三酯、空腹胰岛素、糖化血红蛋白进行多元线性回归分析。

与直线回归相同,估计 $b_0, b_1, b_2 \cdots, b_m$ 可以用最小二乘法得到。统计软件计算的主要结果见表8 –6 和表8 –7。表8 –6 是对回归方程是否成立进行的方差分析,即检验方程中所有偏回归系数的总体参数 β_i 是否都为0,判断自变量 X_i 是否与 Y 真的有关。检验的假设分别为 $H_0: \beta_1 = \beta_2 = \cdots = \beta_m = 0$,$H_1$:各 $\beta_i (i = 1, 2, \cdots, m)$ 不全为0。与简单回归相同,总的离均差平方和被分解为回归平方和和残差平方和,且 $S_{总} = SS_{回} + SS_{残差}$。检验统计量 $F = MS_{回}/MS_{残}$。表8 –7 是对方程中参数的估计和检验,检验假设为 $H_0: \beta_i = 0$,$H_1: \beta_i \neq 0$。表8 –6提示空腹血糖与自变量血清总胆固醇、甘油三酯、空腹胰岛素、糖化血红蛋白有线性回归关系（$F = 8.28$，$P = 0.000$）；表 8-7 提示按照检验水准，空腹胰岛素和糖化血红蛋白有统计学意义（$P < 0.05$），而血清总胆固醇和甘油三酯没有统计学意义（$P > 0.05$）。多元线性回归方程为：

$$\hat{Y} = 5.9433 + 0.1424X_1 + 0.3515X_2 - 0.2706X_3 + 0.6382X_4$$

三、模型拟合效果的评价

模型拟合效果评价的主要指标有决定系数。决定系数是回归平方和与总平方和的比值，说明自变量 $X_1, X_2, \cdots, X_m$ 能够解释 Y 变化的百分比，其值愈接近于 1，说明模型对数据的拟合程度愈好。根据表 8-6 方差分析的结果，$R^2 = 0.6008$，表明血糖含量变异的 60% 可由总胆固醇、甘油三酯、胰岛素和糖化血红蛋白的变化来解释。此外，可以用标准化回归系数来比较各个自变量 X_i 对 Y 的影响强度，通常在有统计学意义的前提下，标准化回归系数的绝对值愈大说明相应自变量对 Y 的作用愈大。

四、变量筛选

多元线性回归方程具有统计学意义时，方程中的每个自变量并非都具有统计学意义。实际工作中，常用自变量的筛选来拟合回归方程，使方程内的自变量对回归都有统计学意义，而方程外的自变量对回归都没有统计学意义，以建立"最优"的回归方程。通过假设检验进行变量筛选，选择有统计意义的自变量进入方程，它包括向前法、向后法和逐步回归法。向前法是从 0 个自变量开始，把变量逐个引入方程；向后法是从包含所有自变量的方程中依次剔除无统计学意义的变量；逐步法是两者的结合，在剔除的同时，也引入变量，每次引入后，需要对方程中的自变量再进行检验，将无统计学意义的变量再剔除出去。采用不同算法、不同准则及不同的统计检验界值可能会得到不同的回归方程，其中在不同方程中都被选入的可能是较好的自变量子集。选取自变量子集的最重要原则是所选方程符合专业解释，用于解释、估计及预测能取得较好的实际效果。例 8-8 逐步回归法（$\alpha_入 = 0.10$，$\alpha_出 = 0.15$）变量筛选的主要结果见表 8-8 和表 8-9。经逐步回归分析后有甘油三酯（X_2）、空腹胰岛素（X_3）、糖化血红蛋白（X_4）3 个变量进入方程，决定系数：$R^2 = 0.598$。与前面的结果相比，建立的逐步回归方程中虽然只有 3 个自变量，但从决定系数 R^2 看两个回归方程效果相近。逐步回归方程为：

$$\hat{Y} = 6.4996 + 0.4023X_2 - 0.2871X_3 + 0.6632X_4$$

表 8-5　27 名糖尿病患者的血糖及有关变量的测量结果

序号 i	总胆固醇（mmol/L）X_1	甘油三酯（mmol/L）X_2	胰岛素（μU/mL）X_3	糖化血红蛋白（%）X_4	血糖（mmol/L）Y
1	5.68	1.90	4.53	8.2	11.2
2	3.79	1.64	7.32	6.9	8.8
3	6.02	3.56	6.95	10.8	12.3
4	4.85	1.07	5.88	8.3	11.6
5	4.60	2.32	4.05	7.5	13.4
6	6.05	0.64	1.42	13.6	18.3

续上表

序号 i	总胆固醇 (mmol/L) X_1	甘油三酯 (mmol/L) X_2	胰岛素 (μU/mL) X_3	糖化血红蛋白 (%) X_4	血糖 (mmol/L) Y
7	4.90	8.50	12.60	8.5	11.1
8	7.08	3.00	6.75	11.5	12.1
9	3.85	2.11	16.28	7.9	9.6
10	4.65	0.63	6.59	7.1	8.4
11	4.59	1.97	3.61	8.7	9.3
12	4.29	1.97	6.61	7.8	10.6
13	7.97	1.93	7.57	9.9	8.4
14	6.19	1.18	1.42	6.9	9.6
15	6.13	2.06	10.35	10.5	10.9
16	5.71	1.78	8.53	8.0	10.1
17	6.40	2.40	4.53	10.3	14.8
18	6.06	3.67	12.79	7.1	9.1
19	5.09	1.03	2.53	8.9	10.8
20	6.13	1.71	5.28	9.9	10.2
21	5.78	3.36	2.96	8.0	13.6
22	5.43	1.13	4.31	11.3	14.9
23	6.50	6.21	3.47	12.3	16.0
24	7.98	7.92	3.37	9.8	13.2
25	11.54	10.89	1.20	10.5	20.0
26	5.84	0.92	8.61	6.4	13.3
27	3.84	1.20	6.45	9.6	10.4

表 8 - 6　例 8 - 8 的方差分析表

变异来源	自由度	SS	MS	F	P
总变异	26	222.5519			
回归	4	133.7107	33.4277	8.28	0.000
残差	22	88.8412	4.0382		

表 8 - 7　例 8 - 8 回归系数估计及检验结果

变量	回归系数	标准误	标准回归系数	t	P
常数项	5.943	2.829		2.101	0.047
X_1	0.142	0.366	0.078	0.390	0.701
X_2	0.351	0.204	0.309	1.721	0.099
X_3	-0.271	0.121	-0.339	-2.229	0.036
X_4	0.638	0.243	0.398	2.623	0.016

表 8 - 8 例 8 - 8 的方差分析表(逐步回归法)

变异来源	自由度	SS	MS	F	P
总变异	26	222.552			
回 归	3	133.098	44.366	11.41	0.0001
残 差	23	89.454	3.889		

表 8 - 9 例 8 - 8 的回归系数估计及检验结果(逐步回归法)

变量	回归系数	标准误	标准回归系数	t	P
常数项	6.4996	2.3962	—	2.713	0.0124
X_2	0.4023	0.1540	0.3541	2.612	0.0156
X_3	-0.2870	0.1117	-0.3601	-2.570	0.0171
X_4	0.6632	0.2303	0.4133	2.880	0.0084

第九章 统计表与统计图

统计表(statistical table)和统计图(statistical graph)是统计描述的重要方法,也是科研论文中数据表达的主要工具。统计表是表达统计分析结果中数据和统计指标的表格形式;合理的统计表可简明正确地表达统计数据和分析结果,既可避免冗长的文字叙述,又可使数据条理化、系统化,便于理解、分析和比较。统计图是用点、线、面等各种几何图形表达统计数据和分析结果;合理的统计图可更加生动形象地表达数据和结果,更直观地反映出事物间的数量关系,更易于事物的理解、分析和比较。统计表和统计图常一起使用。

第一节 统计表

1. 统计表的种类

统计表按分组标志多少可分为简单表(simple table)与组合表(combinative table)。只按一个标志分组的为简单表,如表9-1,只按死因一个标志分组,可比较不同死因的死亡率;按两个或两个以上标志分组的为组合表或复合表,如表9-

表9-1 某地1992年3种死因别死亡率(1/10万)

死因	死亡率
肺结核	24.7
心脏病	83.4
恶性肿瘤	156.3

2,按疾病和年份两个分组标志分组,可比较某医院不同年份不同疾病死亡人数和构成比。但为了便于理解,分组标志不宜超过3个。

表9-2 某医院1990年和1998年住院患者5种疾病死亡人数和构成比

疾 病	1990年		1998年	
	死亡人数	构成比(%)	死亡人数	构成比(%)
恶性肿瘤	58	30.53	40	26.85
循环系统疾病	44	23.16	44	29.53
呼吸系统疾病	37	19.47	29	19.46
消化系统疾病	19	10.00	18	12.08
传染病	32	16.84	18	12.08
合 计	190	100.00	149	100.00

2. 统计表的基本结构与要求

从外形上看,统计表通常由标题、标目、线条、数字4部分组成。表中数字区不插入文字,也不列备注项。必须说明者标"*"号等,在表下方说明。

(1)标题:它是每张统计表的总名称,高度概括表的主要内容,一般包括研究的时间、地点和研究内容,左侧加表号,置于表的上方。

(2)标目:有横标目和纵标目,分别说明表格每行和每列数字的意义。横标目位于表头的左侧,代表研究的对象;纵标目位于表头右侧,表达研究对象的指标。注意标明指标的单位。

(3)线条:力求简洁,多采用三条线,即顶线、底线、纵标目下横线。其中,表格的顶线和底线将表格与文章的其他部分分隔开来,纵标目下横线将标目的文字区与表格的数字区分隔开来。部分表格可再用短横线将合计分隔开,或用短横线将两重纵标目分割开。其他竖线和斜线一概省去。

(4)数字:用阿拉伯数字表示。同一指标小数点位数一致,位次对齐。表内不留空项,无数字用"—"表示,缺失数字用"…"表示,数值为0记为"0"。

3. 制表原则

统计表的制表原则首先是重点突出,即一张表一般只包括一个中心内容,不要把过多的内容放在一个庞杂的大表里,宁愿用多个表格表达不同指标和内容。其次,统计表要主谓分明,层次清楚,即主谓语的位置准确,标目的安排及分组层次清楚,符合逻辑,便于分析比较。统计表就如完整的一句话,有其描述的对象(主语)和内容(宾语)。通常主语放在表的左边,作为横标目;宾语放在右边,作为纵标目。由左向右读,构成完整的一句话。如表9-1可读成某地1992年肺结核死亡率为24.7(1/10万)。但应指出:有时统计表的谓语项目少而主语项目多(如表9-3),或者谓语项目多而主语只有一项(如表9-4),这时为节省篇幅,可将纵标目作主语、横标目作谓语,阅读时从上至下。最后,统计表应简单明了,一切文字、数字和线条都尽量从简。实际工作中,有的统计表由于未遵守上述原则和要求,未能起到应有的作用。

表9-3　某部新、老兵几项运动能力的比较

运动项目	新兵		老兵		P
	n	$\overline{X} \pm S$	n	$\overline{X} \pm S$	
100 m 跑(s)	924	14.80 ± 1.13	1198	14.48 ± 1.26	<0.01
3000 m 跑(s)	722	12.56 ± 1.41	1006	12.08 ± 1.53	<0.01
立定跳远(m)	933	2.07 ± 0.18	1220	2.20 ± 0.19	<0.01
原地投弹(m)	935	36.80 ± 6.20	1217	39.20 ± 6.50	<0.01
引体向上(个)	933	10.60 ± 4.00	1218	11.10 ± 4.80	<0.01

表9-4　某石棉厂不同工作部门的石棉肺患病率(%)

工作部门	原棉车间	纤维车间	仓库运输	科室后勤	橡胶车间
患病率	15.1	14.0	7.9	4.2	2.0

例9-1　某研究欲分析居民饮用水源与肠道传染病的患病情况的关系,结果见表9-5。请指出其中缺点并加以改正。

表 9 - 5　水源与肠道传染病（原表）

	塘水		井水		合计	
患病	患者数	患病率	患者数	患病率	患者数	患病率
结果	50	20%	15	5%	65	11.8%
调查人数	250		300		550	

表 9 - 5 的制作存在许多缺点：①标题太简单，不能说明统计表的内容，不知是何时何地的情况；②主、谓语位置颠倒，符号"%"应写在"患病率"的后面，并用括号括上；③线条太多，不应画纵线条和不必要的某些横线条。现修正如表 9 - 6。

表 9 - 6　某年某村居民饮用水源与肠道传染病的患病情况（修正表）

水　源	调查人数	患者数	患病率（%）
塘　水	250	50	20.0
井　水	300	15	5.0
合　计	550	65	11.8

第二节　常用统计图

1. 统计图的种类

常用的统计图有直条图、直方图、百分比条图和圆图、线图、散点图、统计地图、箱式图等。

2. 统计图的基本结构

统计图通常由标题、标目、刻度、图例 4 部分组成。

（1）标题：高度概括统计图资料的时间、地点和主要内容，与统计表相似。统计图的标题一般放在图的下方，左侧加图号。

（2）标目：分为横标目和纵标目，分别表示横轴和纵轴数字刻度的意义，一般有度量衡单位。

（3）刻度：指在纵轴和横轴上的坐标。刻度数值按从小到大的顺序排列，纵轴由下向上，横轴由左向右。纵横轴的比例一般以 5：7 或 7：5 为宜。

（4）图例：说明统计图中各种图形所代表的事物。当统计图用不同线条和颜色表达不同事物和对象的统计量时，需要附图例加以说明。图例可放在图的右上角空隙处或下方中间位置。

3. 统计图制作的一般原则

首先，根据资料性质和分析目的正确选用适当的统计图。例如描述某连续变量的频数分布宜选用直方图，分析、比较独立的或不连续的多个组或多个类别的统计量宜选用条图，分析某指标随时间或其他连续变量变化而变化的趋势宜选用线图，描述或比较不同事物内部构成时用圆图或百分比条图等。其次，除圆图外，一般用直角坐标系的第一象限的位置表示图域(制图空间),或者用长方形的框架表示。最后,绘制图形应注意准确、美观,给人以清晰的印象。

4.常用统计图的适用条件与要求

(1)条图(bar chart):又称直条图,用相同宽度的直条长短表示某统计指标的数值大小和它们之间的对比关系。适用于比较、分析独立的或离散变量的多个组或多个类别的统计指标。指标既可以是绝对数,也可以是相对数。常用的条图有如下2种:①单式条图:具有一个统计指标,一个分组因素;②复式条图:具有一个统计指标,两个分组因素。条图的绘制:通常横轴安排相互独立的事物,纵轴表示欲比较的指标,直条竖放;当分析的事物较多时,可将直条横放,此时纵轴安排相互独立的事物,横轴表示欲比较的指标。直条尺度必须从0开始,且等距,否则会改变各对比组间的比例关系;各直条的宽度相等,间隔一般与直条等宽或为其一半;直条排列顺序可按指标值大小排列,也可按分组的自然顺序排列。

例9-2　某地1952年与1992年3种死因的死亡率比较,结果见图9-1。该图按死因和年份两个因素分类,为复式条图。由图9-1可知,该地1992年与1952年相比,恶性肿瘤、心脏病的死亡率均上升,且恶性肿瘤死亡率的上升幅度较心脏病大;肺结核的死亡率则下降。

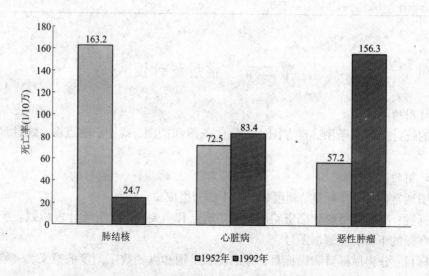

图9-1　某地1952年与1992年3种死因的死亡率比较

(2)圆图和百分比条图:圆图(pie chart)是以圆的总面积表示事物的全部,将其分割成若干个扇面表示事物内部各构成部分所占的比重。百分比条图(percent bar chart)是以某一矩形总长度表示事物的全部,将其分割成不同长度的段表示各构成的比重。圆图和百分比条图适合描述分类变量的各类别所占的构成比。圆图的绘制:以圆形的360°角为100%,1%相当于3.6°角,以统计资料中各构成的百分比乘以360°即得各构成扇面的角度;各扇面按大小顺时针方向排列,一般从相当于时钟12点位置作为起点,其他项放最后。百分比条图的绘制:以矩形总长度 L 为100%,将长度 L 乘以各类别的构成比得到各构成的长度,由大到小或按类别的自然顺序依次排列,其他项放最后。不同的扇面或段用不同颜色或花纹区别,需要用图例说明各种颜色或花纹代表的类别,条件允许的情况下可以将各类别标目和构成比数值标在图中。此外，百分比条图特别适合作多个构成比的比较，将不同组别，不同时间或不同地区的某分类指标的构成比平行地绘制成多个百分比条图，可以方便地比较其构成比的差异。

例 9 - 3　某医院 1998 年住院患者 5 种疾病构成比结果见图 9 - 2。图 9 - 2 为圆图。

例 9 - 4　某医院 1990 年和 1998 年住院患者 5 种疾病构成比结果见图 9 - 3。图 9 - 3 为百分比条图。

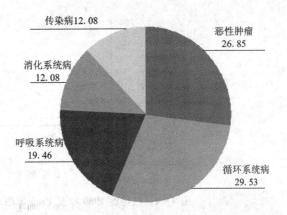

图 9 - 2　某医院 1998 年住院患者 5 种疾病构成比(%)

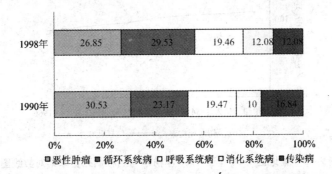

图 9 - 3　某医院 1990 年和 1998 年住院患者 5 种疾病构成比

（3）线图：线图(line chart)是用线段的升降来表示数值的变化，适合于描述某统计量随另一连续性数值变量变化而变化的趋势，常用于描述统计量随时间变化而变化的趋势。通常横轴是时间或其他连续性变量，纵轴是统计指标。如果横轴和纵轴都是算术尺度，称普通线图；横轴是算术尺度，纵轴是对数尺度，称半对数线图(semi - logarithmic linear chart)。普通线图描述的是绝对变化趋势，半对数线图描述的是相对变化趋势，特别适宜作不同指标变化速度的比较。普通线图的绘制：纵轴一般以 0 点作起点，否则需作特殊标记或说明；不同指标或组别可以用不同的线段如实线、虚线等表示，各测定值标记点间用直线连接，不可修匀成光滑曲线。绘制半对数线图时，可使用特制的半对数坐标纸，将纵、横轴的两个指标的每一对实际观察值在半对数纸上作图；若无印好的半对数纸，也可将纵轴指标的实际观察值取对数后再在普通算术尺度纸上作图。

例 9 - 5　图 9 - 4、图 9 - 5 是根据某地区 1950 年至 1966 年伤寒与结核病死亡率资料绘制的普通线图和半对数线图。普通线图描述了伤寒与结核病死亡率随时间变化的趋势，可看出该地区在 1950 年至 1966 年间伤寒与结核病死亡率逐渐下降，结核病死亡率的下降幅度较大。半对数线图则描述了伤寒与结核病死亡率随时间变化的速度，伤寒的下降速度更快。

（4）直方图(histogram)：直方图是以直方面积描述各组频数的多少，面积的总和相当于各组频数之和，适合表示数值变量的频数分布。直方图的横轴尺度是数值变量值，纵轴是频数。注意：如各组的组距不等时，要折合成等距后再绘图。即将频数除以组距得到单位组距

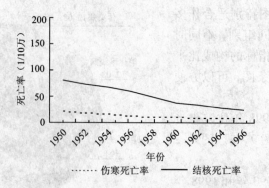

图 9 - 4　某地区 1950 年至 1966 年伤寒与结核病死亡率普通线图

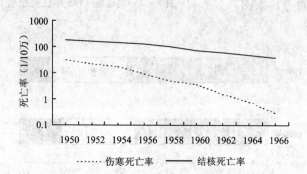

图 9 - 5　某地区 1950 年至 1966 年伤寒与结核病死亡率半对数线图

的频数作为直方的高度，组距为直方的宽度。

例 9 - 6　某地某年 175 例乙型病毒性脑炎患者的年龄分布如表 9 - 7。表中第(1)栏年龄组不等距，9 岁以前每岁一组，10 岁以后每 10 岁一组，因此要先计算各年龄组每岁患者数，见表 9 - 7 第(3)栏，再按第(1)、(3)栏资料绘图，得图 9 - 6(a)，反映了某市乙脑患者年龄分布的特点：高峰在 10 岁前，其中 4 ~ 5 岁患者人数最多。如果直接按表 9 - 7 第(1)、(2)栏资料作图得图 9 - 6(b)，则是错误的，错在横轴尺度不相等，没有按每岁患者人数取纵坐标，因此给人以错觉。

表 9 - 7　某地某年乙型病毒性脑炎患者的年龄分布

年龄(岁) (1)	患者人数 (2)	每岁患者人数 (3)	年龄(岁) (1)	患者人数 (2)	每岁患者人数 (3)
0 ~	3	3	8 ~	8	8
1 ~	3	3	9 ~	6	6
2 ~	9	9	10 ~	36	3.6
3 ~	11	11	20 ~	13	1.3
4 ~	23	23	30 ~	11	1.1
5 ~	22	22	40 ~	4	0.4
6 ~	11	11	50 ~ 60	1	0.1
7 ~	14	14			

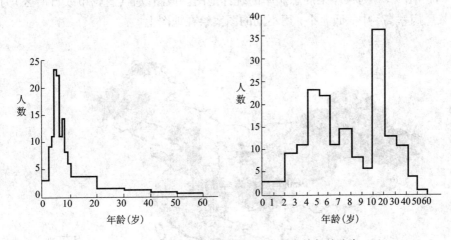

图 9 - 6 某地某年乙型病毒性脑炎患者的年龄分布

(5) 散点图(scatter diagram):以直角坐标上点的密集程度和趋势来表示两个变量间的数量关系(见本书第八章)。绘制散点图时,通常横轴代表自变量,纵轴代表应变量。散点图与线图不同的是:对于横轴上的每个值,纵轴上可以有多个点与其相对应,且点与点之间不能用直线连接。

(6) 箱式图(box plot):箱式图的箱子两端分别是上四分位数 P_{75} 和下四分位数 P_{25},中间横线是中位数 M,两端连线分别是除异常值外的最小值和最大值。另外标记可能的异常值。箱式图通过使用 5 个统计量反映原始数据的分布特征,将数据的经验分布的重要特征(数据分布中心位置、分布、偏度、变异范围和异常值)展示出来。箱子越长,数据变异程度越大。中间横线在箱子中点表明分布对称,否则不对称。箱式图特别适合多组数据分布的比较。

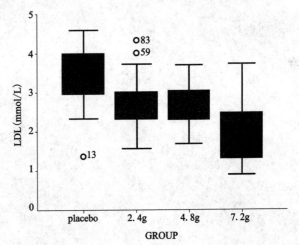

图 9 - 7 4 个处理组患者低密度脂蛋白含量分布箱式图

例 9 - 7 图 9 - 7 为 4 个处理组(安慰剂组,降血脂新药 2.4 g 组、4.8 g 组、7.2 g 组)患者低密度脂蛋白(LDL)含量分布的箱式图。图中显示安慰剂组,降血脂新药 2.4 g 组、4.8 g 组、7.2g 组 LDL 含量的分布近似对称分布,可能的异常值有 3 例(样品号分别为 13、33、59)。

(7) 统计地图:统计地图(statistical map)是用不同的颜色和花纹表示统计量的值在地理分布上的变化,适宜描述研究指标的地理分布。统计地图先绘制按行政区域或地理特征分区的地图,然后按各区域统计指标值分别标记不同颜色或花纹,并加上图例说明不同颜色或花纹的意义。

例9-8　图9-8为某年某病患病率的统计地图。该图以省（直辖市或自治区）为观察单位，根据某患病率高、中、低大小，用不同的图案绘在地图上。

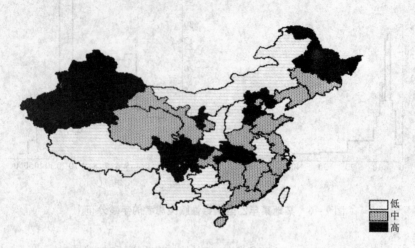

低
中
高

图9-8　某年某病各省（直辖市或自治区）患病率统计地图

以上介绍的是基本的统计图。为达到直观、形象描述的目的，在实际应用中可以几种图形结合使用。

第十章　调查研究设计

　　调查研究，是指研究者在研究中只"被动"地观察研究对象的客观实际情况，而不施加任何干预，又称观察性研究。根据调查研究的任务，可将调查研究分为描述性研究和分析性研究。描述性研究主要是对人群的疾病或健康状态在人、时、地的分布和强度进行真实的描述，特别是从人群样本中获得数据来推断和评估总体的参数，其中应用最多的是"现况调查"。分析性研究的主要任务是探索和验证病因假说，常采用回顾性调查和前瞻性调查。由于调查研究的结果往往会受到各种因素的影响，无论调查研究的形式如何，都需要进行周密细致的调查设计(survey design)。

第一节　调查设计的基本内容和步骤

　　调查设计是对调查研究所作的周密计划，是调查研究取得真实可靠结果的重要保证，它包括调查研究资料的收集、整理和分析全过程的统计设计和合理安排。调查设计的目的是用尽可能少的人力、物力、财力和时间，获得符合统计学要求的调查资料，得出预期的结论。调查设计的要点是要将调查研究目的转化为拟分析的指标，再将分析指标转化为调查项目，并制定调查表进行资料的收集、整理和分析。调查设计的基本内容和步骤如下。

一、制定调查计划

1. 明确调查目的和指标

　　首先应根据研究工作的需要，明确调查目的。虽然各种调查的具体目的不同，但从解决问题的统计学角度来说，或是了解参数用以说明总体特征，如某地居民某病患病率、环境中某有害物质的平均浓度等，或是研究事物间的相关联系以探索事物的内在联系，揭示其规律性。调查目的是选定调查指标的依据，而调查指标是调查目的的具体体现。例如某地可疑为肝癌高发区，拟进行现场调查，目的是摸清病情及其地理分布，为病因研究提供线索，为防治工作提供依据。显然，这个总的调查目的还是很抽象的，如果明确提出下列调查指标就比较具体了：①该地某年不同性别、年龄别居民的肝癌死亡率；②以县为单位的居民肝癌死亡率的地理分布。

2. 确定观察对象和观察单位

　　要根据调查目的和指标，确定调查对象，即划清调查总体的同质范围。组成总体或样本的观察单位可以是一个人、一个病例、一个家庭、一个集体单位，也可以是"人次"或采样点等。如上述某一地区的肝癌调查，总体的同质范围是该地某年全部常住人口，观察单位是"人"，观察对象只限于同属该地区和时间范围的常住人口。

3. 确定调查方法和调查方式

　　在明确了调查对象以后，一方面应该考虑采用什么样的调查方法来获得目标对象，另一方面还应该考虑通过什么样的调查方式来获得调查对象的资料。因此必须选定适宜的调查方法和资料收集方式。

调查方法按调查的范围划分可分为普查和非全面调查，后者又可以分为抽样调查研究和典型调查研究。抽样调查研究分为横断面研究、病例对照研究和队列研究。

（1）普查（overall survey）：亦称全面调查（complete survey），即对组成总体的所有观察单位全部调查，如我国的五次人口普查。理论上只有普查才能取得总体参数，没有抽样误差，但往往非抽样误差较大。普查一般用于了解总体某一特定"时点"的情况，如年中人口数，时点患病率等。疾病普查一般适用于以下情况：①发病率较高的疾病；②具有灵敏度和特异度较高的检查或诊断方法；③普查方法便于操作、易于接受；④具有实施或治疗疾病的条件。

（2）横断面抽样调查（cross – sectional sampling survey）：是从总体（即全体研究对象）中随机抽取一定数量的观察单位组成样本，然后用样本信息来推断总体特征，通常简称为抽样调查。横断面抽样调查比普查涉及的观察单位数少，因而节省人力、财力和时间，在进行了严密的设计之后同样可获得较为深入细致和准确的资料。但要注意的是横断面调查的结果是某一时间点上的结果，不是一个动态观察的结果，故只能研究某些因素之间的关联关系和获得一些疾病的患病流行

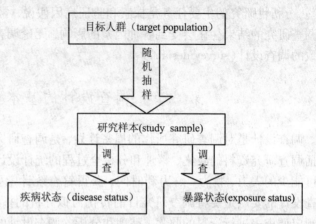

图 10 – 1　横断面抽样调查的过程示意图

情况，不能对结果作因果关系的推断，也不能获得发病率的情况。图 10 – 1 示意了横断面抽样调查的过程。

（3）病例对照研究（case – control study）：是选择一组患某病的患者作为病例组，再选择一组不患该病的对象作为对照组，比较两组人群之间在疾病发生之前有关可疑因素（危险因素）的暴露情况，通过对病例、对照两组暴露史的比较，推断研究因素作为病因的可能性，是一种探索某疾病危险因素的观察性研究方法。例如，研究吸烟与肺癌的关系，在患肺癌的人群中随机抽取一组肺癌患者为病例组，在未患肺癌但具有可比性的人群中随机抽取一组人为对照组；调查他们的吸烟历史，如是否吸烟，开始吸烟年龄，吸烟年数，每天吸烟支数等指标；通过比较病例组和对照组吸烟史的差别，检验吸烟与肺癌间所存在的关联，分析和推断吸烟与肺癌是否存在关联性。图 10 – 2 示意了病例对照研究的过程。

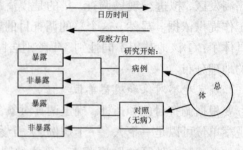

图 10 – 2　病例对照研究过程的示意图

（4）队列研究（cohort study）：是将特定人群分为暴露于某因素与非暴露于某因素的两种人群或不同暴露水平的几个亚群，追踪观察其各自的结局，比较两组或各组结局的发生率，从而判定暴露因素与结局有无因果关联及关联程度大小的一种观察性研究方法（图 10 – 3）。队列研究分为前瞻性队列研究（prospective cohort study)和回顾性队列研究(retrospective cohort study)。

（5）典型调查(typical survey)：是在对
事物作全面分析的基础上，有目的地选定
典型的人或单位进行调查，亦称案例调查。
如调查一个或几个卫生先进或后进单位，
用以总结经验教训；调查个别典型患者，
研究其病理损害等。典型通常是同类事物
特征的集中表现。抓住典型，有利于对事

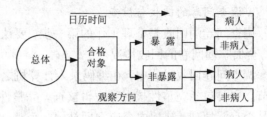

图10-3　队列研究过程示意图

物特征作深入的了解。典型调查可与普查结合，分别从广度和深度说明问题。典型调查没有
遵循随机抽样的原则，不能用于估计总体参数。

调查方式即资料收集方式主要有两大类：直接观察法和采访法，常结合一起使用。

1）直接观察法：是由调查人员到现场对被调查对象进行直接观察、检查、测量来获得相
关资料。如在青少年肥胖研究的调查中，调查员直接对青少年对象进行身高、体重、腰围及
皮褶厚度等的测量。直接观察法取得的资料比较真实可靠，但需要投入较大的人力、财力，
不太适合大范围的人群调查。

2）采访法：采访法是根据被调查人的回答来收集资料。常用采访方式有3种：①访谈
(interview)：即通过调查员按照拟订的调查问卷向被调查对象进行口头询问，然后将调查对
象的回答填入问卷，该方法可以保证被调查对象对问题的理解与设计要求基本一致，保证调
查资料的质量；②开调查会：即利用召开知情人座谈会的方式来收集相关资料，可起到初筛
和快速取得资料的作用；③信访：即将调查问卷邮寄给被调查对象，请他们填好后寄回，如
病例随访调查等。本方法节省人力、财力，但由于调查员与被调查对象不见面，可能由于被
调查对象对调查问题的理解不清，发生与原意不一致的情况，同时还存在失访，以致影响调
查资料的质量。

4. 确定样本含量

在抽样调查中必须考虑样本含量，即样本观察单位的多少问题。因为样本含量过少，所
得指标不够稳定，用于推断总体的精度差，检验效能低；样本含量过多，不但造成不必要的
浪费，也给调查的质量控制带来更多的困难。估计样本含量的目的是在保证一定精度和检验
效能的前提下，确定最少的观察单位数。

5. 确定调查项目(item)和调查表(questionnaire)

根据调查指标确定对每个观察单位的调查项目，包括分析项目和备查项目。分析项目是
直接用于计算调查指标，以及分析时排除混杂因素影响所必需的内容；备查项目是为了保证
分析项目填写得完整、正确，便于对其核查、补填和更正而设置的，通常不直接用于分析。
调查项目要精简，分析项目一个也不可少，备查项目则不宜多，不必要的项目坚决不要。项
目的定义要明确，提法要通俗易懂，使人不致误解，尽量做到不加说明或少加说明也能标准
统一。把调查项目按逻辑顺序列成表格供调查使用即为调查表，或称调查问卷。

二、制订资料整理与分析计划

通过现场调查收集到的原始资料还必须经过整理与分析，去粗取精，去伪存真，才能揭
示出事物的本质和规律。因此在调查设计阶段对于资料的整理与分析也要有科学的计划，以

便研究工作有条不紊地进行,其内容应包括以下几方面。

1. 调查问卷的回收与核查

调查问卷的回收是整理工作的第一步,要认真管理好收回的调查问卷,并作好专门的记录,全面掌握问卷的回收情况。

调查问卷回收过程中,在编码录入计算机之前,调查项目的核查工作是必不可少的工作环节。主要包括完整性核查和逻辑核查。完整性核查是对调查问卷的所有项目进行检查,核对是否有漏填项,缺项内容应立即补填。完整性核查一般应在调查现场进行,以免问卷收回后某些数据弥补困难。逻辑核查主要检查调查内容逻辑上的矛盾,如入院日期与死亡日期的矛盾,患疾病种类与性别、年龄等不符的情况等。有些逻辑核查可在数据录入后,由计算机自动核查。

2. 数据编码和录入

数据编码即对每条调查项目的所有可能的调查结果分配一个代码。在问卷设计时的编码为事前编码,编码要方便调查员和被调查者对调查条目的理解和作答。在数据收集后的编码为事后编码,主要针对调查问卷中的开放性调查项目,将调查中的各种回答进行比较,归纳整理出回答内容的主要类型,给予恰当的编码,便于计算机录入和识别。

3. 设计数据整理表和数据分组

根据研究目的和预期分析指标设计数据整理表和数据分组,它既使调查目的更加具体、明确,又是预期结果的表达形式。

数据分组有两种,①类型分组:又称质量分组或品质分组,是按资料的性质或类别进行分组,如将观察单位按性别、职业、疾病分组,某项检查结果的阳性或阴性等分组;②数量分组:即按分组因素的数量大小来分组,如将观察单位按身高的长度、体重的重量等分组。数量分组的多少因研究目的、资料性质和样本含量而定。分组的界限应清楚,不应重叠。当还不太了解研究现象的变化规律时,设计分组可分得细一些,分析时再按实际情况作必要的并组。在调查设计中通常将两种分组方式结合使用。

4. 数据汇总

数据汇总即按拟订的整理表和分组要求,将原始资料分别归入各组。一般采用计算机汇总,资料少时亦可手工汇总。

5. 数据分析

在数据分析计划中,应说明研究指标的内涵和计算方法。为了达到研究目的,预期要做什么样的统计描述和推断?还需要做哪些探索性分析?对于混杂因素应采用什么样的统计方法来控制?总之,设计一定要瞻前顾后,洞察全局。如果设计不周,往往带来资料分析时难以弥补的缺陷。

三、制订调查的组织计划和调查的质量控制方案

调查研究是一项社会性很强的研究工作,调查的组织计划十分重要,它是调查得以顺利实施和提高调查质量的重要保证。调查的组织计划应包括组织领导、宣传发动、时间进度、调查员培训、经费预算、调查表格准备、资料的汇总要求等。调查设计中必须对上述工作作出周密的计划安排,并认真执行。实际工作中,可适当进行调整。

调查研究资料的准确性和可靠性是整个调查研究成败的关键。调查性研究,尤其是问卷

调查，以问题的方式向调查对象收集资料，常受到调查者和调查对象主观因素的干扰，容易产生误差和偏倚，因此在调查资料的质量控制方面应特别注意。一方面要结合具体的调查研究的具体问题，找出对在调查中可能产生误差和偏倚的地方。另一方面应遵循调查设计的基本原理，采取相应的措施减少和控制误差或偏倚，提高调查的质量。如在设计阶段中指标的选取应尽量客观性，调查项目的定义应明确，调查方式应合理；在资料的收集、整理和分析阶段，严格选择和培训调查员，争取调查对象的配合，提高应答率，严格资料的清理和检查等。

四、预调查

调查方案设计好以后，除了请相关专业的专家进行论证外，还应进行预调查来实地考察调查方案设计得是否合理可行，调查表中各项指标的选择是否合适，调查的组织实施能否顺利运行，以及调查中可能出现的异常情况等。因此，在调查正式实施前，往往需要进行小范围的预调查。通过预调查可发现设计中存在的不足，以便作必要的修改。

第二节　调查问卷设计与考评

一、问卷的主要类型和结构

根据问卷的填答方式，问卷可分为自填式问卷和他填式问卷两种主要类型。自填式问卷一般采取邮寄（包括电子邮件）或现场发放方式，将问卷传递到被调查者手中，让其自行填写，然后通过邮寄或由调查员收回。他填式问卷又称为访谈式问卷，由调查者将问题念给被调查者听，再根据被调查者回答来填写问卷。他填式问卷调查主要有面对面访问、电话访问等形式。根据问题答案的形式，问卷可以分为开放式问卷、封闭式问卷和混合式问卷 3 种类型。

1. 开放式问卷

指由一系列开放式问题组成的问卷，一般把包含"为什么"、"怎样"、"如何"等字眼的问题称为开放式问题，适用于事先难以估计可能答案的情况。填写者可以根据自己的情况而自由发挥，因此可以获得较丰富的资料，发现细微的差别。但是该类问卷的适用范围有限，在自填的开放式问卷中导致回答率降低，另外也不便于统计处理。

2. 封闭式问卷

指由一系列有答案选择项的问题组成的问卷，其优点为：问卷的回收率较高。但是有些问题答案设计不易穷尽，同时回答者可能存在一定的不确定性，使资料有时不能反映真实情况，同时对于问题的了解也难以深入。

3. 混合式问卷

由封闭式问题和开放式问题组成。克服了开放式问卷和封闭式问卷各自的缺点，吸取和发挥它们各自的优点。

问卷一般包括封面信、指导语、问题、答案以及核查项目。

1. 封面信

封面信是一封给被调查者的短信。一般放在问卷的封面或封二，故称"封面信"或"卷首语"。问卷调查好比是一次书面形式的谈话，封面信就是"自我介绍"，是取得被调查者信任和合作的一个重要环节。封面信一般要说明下列内容：调查者的身份；要调查什么；为什么要调查及调查的意义；对调查结果的保密措施；结尾要真诚地感谢调查对象的合作。

2. 问卷的题目

问卷题目应与所研究的内容一致，题目应简明扼要，易于引起被调查者的兴趣，使他们易于接受。

3. 问题及答案

问题和答案是问卷的主体。问卷中的封面信、指导语等都是为了被调查者能够更好地回答问题、选择答案。问题主要根据研究目的所必须要进行调查的项目而设计。

4. 核查项目

为了便于问卷的核查，在问卷中还应包含一些核查项目，如问卷名称、被调查者姓名和住址、调查日期、调查员签名以及检查人员签名、问题和答案的编号等。编码工作可以在调查进行前设计问卷时进行，称为预编码，也可以在调查之后收回问卷时进行，称为后编码。

二、问题设计

问题设计的一般原则是：

（1）避免专业术语。在问题设计时应尽量避免专业术语，应充分考虑到全部调查对象的文化程度和理解能力。设计时应保证最低文化程度的调查对象可以正确理解问题的含义。

（2）避免语义模糊。在问题设计时还应尽量避免语义模糊的问题或词汇，如大概、可能、偶尔、经常等。如必须使用，则应给出本次调查的定义或标准。此外，即使语义看似清楚的词汇，有时在调查中也需给出本次调查的定义或标准，如吸烟或饮酒。

（3）避免双重问题。所谓双重问题是指一个问题中实际上提出了两个问题。例如，"您吸烟喝酒吗"，即为双重问题；又如，要求调查对象对以下陈述发表意见："应该减少用于城市大医院的卫生资源，将其用于农村医疗卫生保健"，亦属双重问题。对于双重问题，调查对象往往无所适从，要么拒绝回答，要么随意回答。

（4）避免诱导性问题。所谓诱导性问题是指研究者有意或无意引导调查对象向某一方向回答问题，这在问题设计中应尽力加以避免。诱导性问题往往带有暗示性文字或感情色彩的文字，或采用否定形式的提问等。例如，"您不参加锻炼，是吗？"这种否定形式的提问容易引起误解，有诱导之嫌。此外，为了避免调查员诱导性询问所造成的偏倚，应制定统一的询问语或指导语，要求调查员严格按此提问，不得随意改动。

（5）问题适合全部调查对象。在问题设计时，还应注意问题应适合全部调查对象，并采用跳答的形式安排问题和给出指导语。例如，调查糖尿病患病率时，"最近一次您的尿糖检查结果是阳性还是阴性？"这一问题显然就不一定适合全部调查对象。在问题设计时，一般应按逻辑顺序分别设置几个有关问题，如您是否曾被诊断为糖尿病，最近一次您是否作过尿糖检查，检查结果如何等，并采用指导语指导跳答。

（6）问题的安排顺序。问题的安排顺序：①符合逻辑；②一般问题在前，特殊问题在后；③易答题在前，难答题在后；④敏感问题一般放在最后。

三、调查的伦理问题

调查所涉及的伦理问题主要有知情同意(informed consent)和隐私(privacy)两个问题。所谓知情同意是指调查或观察应在调查对象知情并同意的条件下进行；隐私是指在调查或观察中涉及调查对象个人的某些敏感信息或行为如个人收入、家庭财产、性关系、性取向或性行为等。在调查中，一般将涉及隐私的问题以及涉及对国家政策、社会规范或伦理道德的态度的问题，称之为敏感问题（sensitive question）。敏感问题的调查比较困难，一些调查对象要么拒绝回答，要么提供不真实的答案。但有时对敏感问题的调查又是调查目的所决定的，例如艾滋病高危人群的性行为调查等。因此，在调查中，一方面应采取措施尽量保证调查结果的真实性和可靠性，另一方面也要采取措施保护调查对象的隐私。对于敏感问题的处理，可采用匿名（anonymity）和保密（confidentiality）等措施来消除调查对象的顾虑，也可在敏感问题的设计中采用一些技巧，如随机应答技术（randomized response technique）。

四、问卷的考评

调查问卷的考评一般从其信度、效度、可接受性等方面进行。

信度是指通过调查问卷获得的结果的一致性和稳定性，亦即精确度。一般认为信度反映了测量中偶然误差引起的变异程度。信度可分为重测信度、分半信度和内部一致性信度。

效度是指通过调查问卷所获得的调查结果的准确程度，即调查问卷能否真正反映被调查者的实际情况。通常在设计问卷时，效度比信度更应该受到关注。因为一次无效的测量，信度再高也没有实际意义。效度分为内容效度、结构效度和标准关联效度。

可接受性是指被测定者对调查问卷的接受程度。主要取决于调查问卷的条目是否具有简单性；内容是否为被测定者所熟悉并且易于填写；调查所需时间是否较少等因素。可通过调查问卷的回收率、合格率和填表所需平均时间等来评价。

第三节　常用抽样方法

在实际工作中主要有概率抽样和非概率抽样两种。概率抽样（probability sampling）是指在总体中，每个观察单位都有被抽中的可能，任何一个对象被抽中的概率是已知的或可计算的。概率抽样方法有统计的理论依据，可计算抽样误差，能客观地评价调查结果的精度，在抽样设计时还能对调查误差加以控制。非概率抽样（non-probability sampling）是指每个观察单位被抽中的概率是未知的或无法计算的。一些非概率抽样方法，虽然不能按照常规的理论来计算抽样误差和推断总体，但是在特定条件下，对于一些特殊人群，具有一定应用价值。

一、概率抽样

调查研究中常用的概率抽样方法有以下几种：

1. 单纯随机抽样

单纯随机抽样（simple random sampling）又称简单随机抽样，是指所有观察单位有同等的概率被抽中的抽样方法，即按等概率原则直接从含有 N 个观察单位的总体中抽取 n 个观察单位组成样本（$n < N$）。

单纯随机抽样的一般步骤为：①将调查的抽样框中的全部观察单位进行编号；②用抽签或随机数字等方法在抽样框中随机抽取部分观察单位组成样本。

例如某地共有1500名15岁男性儿童。欲从这1500名男童中随机抽取100名儿童作样本，调查其生长发育状况，并据此来估计该地 15 岁男童的发育现状。具体方法是：先将全部男童逐一记录姓名并编号。用随机函数产生 100 个 1500 以内的随机数字，再以所得随机数字对应编号的男孩组成样本。

单纯随机抽样是最基本的抽样方法，也是其他抽样方法的基础。优点是均数(或率)及标准误的计算简便。缺点是当总体观察单位较多时，要对每个观察单位一一编号，工作量大，实际工作中有时难以实现。

2. 系统抽样

系统抽样(systematic sampling)又称机械抽样，它是将总体中的观察单位进行编号排序后，再计算出某种间隔，然后按这一固定的间隔抽取观察单位的号码来组成样本的方法。例如，某学校共有学生 1500 名，为调查该校中学生的近视率，现选用系统抽样方法抽取例数为 150 的样本。总体例数 1500，样本例数 150，抽样间隔为 1500/150 = 10。若随机确定起点为 6 (<10)，于是可选择学号为第 6，16，26，…，1496 的学生，共 150 名患者组成样本。

系统抽样的优点是：①易于理解，简便易行。②方便得到一个按比例分配的样本。由于样本相应的顺序号在总体中是均匀散布的，其抽样误差小于单纯随机抽样。系统抽样特别适合抽样对象已经有现成的抽样框清单，例如职工有工资号，学生有学号，居民有街道门牌号等。

系统抽样的缺点是：①当总体的观察单位按顺序有周期趋势或单调增(或减)趋势，则系统抽样将产生明显的偏性，也缺乏代表性。②实际工作中一般按单纯随机抽样方法估计抽样误差，但系统抽样抽取各个观察单位并不是彼此独立的。值得注意的是，对于适合采用系统抽样的情形，一旦确定了抽样间隔，就必须遵守，不得随意更改。

3. 整群抽样

整群抽样(cluster sampling)是先将总体分成若干群体，形成一个抽样框，然后从中随机抽取若干个群体，由所抽得的若干个群体内的所有观察单位构成调查的样本。例如，某个学校进行学生乙肝接种率调查，该校共有 20 个班，每个班约 60 人。这时可以"班"为单位，采用随机数字表或抽签的方式随机抽取 5 个班，然后对抽到的 5 个班中所有学生进行调查。

整群抽样中对群体的抽取可采用简单随机抽样、系统抽样或分层抽样的方法。整群抽样与前几种抽样的最大差别在于，它的抽样单位不是单个的观察单位，而是成群的观察单位。"群"的大小是相对的概念，可以是自然的区划，也可以是人为的区划。每个群内的观察单位数可以相等，也可以不等，但相差一般不应太大。

整群抽样的优点是：便于组织，节省经费，容易控制调查质量。其缺点是：当样本含量一定时，抽样误差一般大于单纯随机抽样的误差。群间差异越小，抽取的"群"越多，精度越高。因而在样本含量确定后，宜增加抽样的"群"数而相应地减少群内的观察单位数。

4. 分层抽样

按照与研究目的明显有关的因素(或某种特征)，将总体分为若干类型或区域，统计上叫"层"(strata)，然后从每一层内按比例抽取一定数量的观察单位，将各层的观察单位合起来组成样本。这种抽样方法称为分层抽样(stratified sampling)。例如，在对某省居民的某病患病率调查中，可以在调查范围内先划分出市(城)、县(乡)两个层，如有必要，还可根据地域特点将这两个层再分别划分出平原、山区、沿海等若干个层，然后每一层抽取一定比例的样本进行调查。如此以市、县为单位组成的混合样本可以代表该市、县的情况，各市、县合并后可以代表全省的情况。

　　分层后，对各层内的抽样方法可根据具体情况灵活掌握。例如将居民分为城乡两个层后，由于城镇人口集中有门牌号，可用系统抽样方法；农村人口分散，可以乡为单位用整群抽样的方法。而当层内的观察单位分布比较均匀，实际工作中又便于实施时，也可采用单纯随机抽样的方法。

　　分层抽样根据对层内观察单位的抽取方式不同，可分别称为分层系统抽样、分层整群抽样以及分层随机抽样等。合理的分层可以增加层内的同质性，使各层内观察值的变异度减小，从而减小各层内的抽样误差。为此，分层抽样时，要求层内的个体差异越小越好，层间的差异越大越好。如果分层变量选择不当，层内变异度较大，层间均数相近，分层抽样就失去了意义。

　　5. 多阶段抽样

　　前述的四种基本抽样方法都是通过一次抽样产生一个完整的样本，称为单阶段抽样。但在现场调查中，往往面临的总体非常庞大，情况复杂，观察单位很多，而且分布面广，很难通过一次抽样产生完整的样本，而是根据实际情况将整个抽样过程分为若干阶段来进行，各阶段可采用相同或不同的抽样方法，这种抽样方法叫多阶段抽样（multi - stage sampling）。

　　多阶段抽样做法是：先将总体划分成若干个群（或组），这些群称为初级（一级）抽样单元，然后用某种抽样方法从所有初级单元中抽取一部分单元；再将抽到的各个初级单元分别划分成若干个次级（或称二级）单元，用某种抽样法从抽到的各个初级单元中再分别抽取一部分次级单元，……如此下去，直到无须再划分为止。

　　若次级单元即为基本抽样单元，则称该抽样为二阶段抽样，类似地，可定义三阶段、四阶段等多阶段抽样。例如1998年国家卫生服务调查的抽样的方法就是多阶段分层整群随机抽样法。第一阶段以省为层，初级抽样单位是以县（市或市区）为抽样单元作分层整群抽样，抽得若干县（市或市区）；第二阶段以乡镇（街道）为抽样单元，在第一阶段所抽到的县（市或市区）中作整群抽样，抽得若干乡镇（街道）；第三阶段以村为单元，在抽到的乡镇中作随机抽样。这就是一个典型的三阶段抽样，其中第一阶段采用分层整群抽样，第二阶段采用整群随机抽样，第三阶段采用随机抽样。

二、非概率抽样

　　常用的非概率抽样方法有偶遇抽样、判断抽样、定额抽样、雪球抽样等。

　　1. 偶遇抽样

　　偶遇抽样（accidental sampling）又称为方便抽样（convenience sampling），是指研究者根据现实情况，以便利的形式抽取偶然遇到的人作为调查对象，或者仅仅选择那些离得最近的、最容易找到的人作为调查对象。如在调查普通人群对非典型性肺炎的知晓程度时，以人口聚集的车站或街头的来往行人为观察单位进行相关调查。

　　2. 判断抽样

　　判断抽样（judgmental sampling）又称立意抽样（purposive sampling），是调查者根据研究的目标和自己主观的分析来选择和确定调查对象的方法。如要调查女性性工作者在性交易中安全套的使用状况。由于性交易是极其隐蔽的行为，一般性工作者也不愿暴露自己的身份，因此无法知道女性性工作者的总体范围，不可能采用随机抽样的方法。在这种情况下，只能是找到符合条件的对象便对其进行调查,在样本含量达到一定时进行资料分析。

3. 定额抽样

定额抽样(quota sampling)也称为配额抽样。在进行定额抽样时,研究者要尽可能地依据那些有可能影响研究变量的各种因素来对总体分层,并找出具有各种不同特征的成员在总体中所占的比例,比偶遇抽样略为复杂。如欲了解某社区居民对医疗保险的意愿,已知该社区有60%的居民已参保,尚有40%的居民未参保,若调查200人,则应调查120名参保者和80名未参保者。定额分配后,可在两部分人群中任意选定调查对象。

4. 雪球抽样

当无法了解总体情况时,可以从总体中少数成员入手,对他们进行调查,向他们询问还知道哪些符合条件的对象人群,再去找那些人并再询问他们知道的对象人群。如同滚雪球一样,可以找到越来越多具有相同性质的对象人群,直到达到所需的样本含量,这种抽样方法称为雪球抽样(snowball sampling)。

5. 应答推动抽样

应答推动抽样(respond-driven sampling)是在雪球抽样基础上加以改良而形成的一种抽样方法。主要针对难以接近人群,如静脉注射吸毒人群、男同性恋人群、性工作者等。

应答推动抽样方法和经典链式推举法类似,首先在目标人群中选取一定数量的"种子"对象,然后通过"种子"对象的推举(一般为2~4人/人),获得一级抽样人群,再通过一级抽样人群获得二级抽样人群,在 n 级抽样后,最终会得到一个稳定的目标人群的样本。应用马尔可夫链理论和社会网络分析方法可以证明,当 $n=4\sim6$ 时,抽样获取的样本特征就会趋向稳定并且对所研究的总体有较好的代表性。

该方法的优点为:与雪球抽样等链式推举法相比,应答推动抽样方法限定每个观察单位只能推选一定数目的应答者,使得推举链延长,避免了某一特征人群的过度抽样,使抽样样本具有较好的代表性。同时该方法可应用社会网络分析方法来计算抽样概率,可对研究对象的个人网络大小赋予权重,控制因过度抽样可能产生的偏倚。

该方法的缺点为:观察单位之间必须存在已有的社会网络;联系卡发出后调查对象参加调查的时间难以控制;存在选择性非应答偏倚且很难控制等。

第四节　样本含量估计

在调查的抽样设计中,常涉及的是估计总体均数或总体率所需要的样本含量。概率抽样方法不同,样本含量估计方法亦不同。这里介绍单纯随机抽样时估计总体均数和总体率所需样本含量的方法。估计样本含量需具备的基本条件是:①可信度 $1-\alpha$:其值越大,可信区间估计的可靠性越好,但相应所需的样本含量就越大。通常取 $\alpha=0.05$。②总体的标准差 σ:其值越大,相应所需的样本含量也越大。一般从以前的研究资料或预调查中获得。③容许误差 δ:即预计样本统计量($\overline{X}$ 或 p)与相应总体参数(μ 或 π)的最大相差控制在什么范围。用上面三个条件求得的样本含量的意义是:当样本含量为 n 时,用统计量来估计总体参数(均数或率),二者之差不超过 δ 的可能性是 $1-\alpha$。

一、单纯随机抽样样本含量的估计

1. 估计总体率所需样本含量

无限总体抽样按公式(10.1)求 n；有限总体抽样还需将算得的 n 代入公式(10.2)作校正，求 n_c。若 n/N 很小，比如小于 0.05，这种校正可以省去，而直接用 n 代替 n_c。公式(10.1)是根据正态分布的原理推导出来的。

$$n = \frac{u_{\alpha/2}^2 \pi(1-\pi)}{\delta^2} \tag{10.1}$$

$$n_c = \frac{n}{1+n/N} \tag{10.2}$$

公式(10.1)中 π 为总体率，若 π 同时有几个估计值可资参考，应取最接近 0.5 者；若对总体一无所知，亦可设 $\pi=0.5$。因为此时 $\pi(1-\pi)=0.5^2=0.25$ 为最大，以免 n 过小。公式(10.2)中 N 是有限总体包含的单位数。

例 10-1　糖尿病患病率一般为 2%～3%，现打算用单纯随机抽样方法了解某社区的糖尿病患病率，该社区 3000 人，希望误差不超过 1%，取 $\alpha=0.05$。问：需要调查多少人？

本例，π 取 3%，$\delta=0.01$，$u_{0.05}=1.96$，代入式(10.1)得：

$$n = \frac{1.96^2 \times 0.03(1-0.03)}{0.01^2} = 1118(人)$$

这里，$N=3000$ 人，代入公式(10.2)得 $n_c=814$ 人。

2. 估计总体均数所需样本含量

无限总体抽样用公式(10.3)；有限总体抽样还需用公式(10.2)作校正。

$$n = \left(\frac{u_{\alpha/2}\sigma}{\delta}\right)^2 \tag{10.3}$$

实际工作中总体 σ 经常是未知的，一般可根据预调查或者以往资料估算，如果 σ 同时有几个估计值可供参考，应取其较大者。

例 10-2　若用单纯随机抽样方法了解某社区成年男子血红蛋白平均水平，该社区有成年男子共 3000 人，希望误差不超过 2 g/L，根据文献资料，血红蛋白的标准差约为 25 g/L，取 $\alpha=0.05$。问：需调查多少成年男子？

本例，$\delta=2$ g/L，$\sigma=25$ g/L，$u_{0.05}=1.96$，代入公式(10.3)：

$$n = \left(\frac{1.96 \times 25}{2}\right)^2 = 600(人)$$

这里，$N=3000$ 人，代入公式(10.2)得 $n_c=500$ 人。

二、其他概率抽样方法的样本含量估计问题

概率抽样方法不同，样本含量估计方法各异。对系统抽样而言，抽样间隔不同，其抽样误差也不同，故系统抽样尚无统一的方法估计样本含量。整群抽样和分层抽样的样本含量估计有专用公式计算，可参见有关统计书。此外，也可参照单纯随机抽样所计算的样本含量，对系统抽样、整群抽样和分层抽样所需样本含量作出粗略估计。因为在保证同样精度的条件下，所用抽样方法的抽样误差越大，所需样本含量相对越多。各种概率抽样方法的抽样误差

一般是，整群抽样最大，单纯随机抽样次之，系统抽样再次之，分层抽样最小。换言之，采用单纯随机抽样方法估计的样本含量对整群抽样来说，一般偏少，而对于系统抽样和分层抽样来说已经足够。

三、多项调查指标的样本含量估计问题

样本含量估计的公式是针对某一项调查指标而言的。在实际工作中，往往要对同一观察对象调查多项指标，这需要对各项指标分别估计样本含量后再加以综合判定。如能在经费预算范围内满足最大样本含量的要求，则取最大样本含量值为共同的样本含量。若部分指标所需样本含量过大，难以满足时，则可适当降低对精度的要求，以使样本含量减小，或者放弃一些次要指标以集中人力和财力，保证重点指标。

第十一章　实验研究设计

实验研究是指研究者根据研究目的人为地对实验单位设置干预措施，按照对照、重复、随机化的基本原则控制非干预措施的影响，通过对实验结果的分析，评价干预措施的效果。例如，研究3种抗癌药物对小白鼠肉瘤抑瘤效果的实验，研究者将15只染有肉瘤小白鼠按体重大小配成5个区组，每个区组内3只小白鼠随机接受3种抗癌药物，以肉瘤的重量为指标，通过分析比较3组小白鼠肉瘤的重量来评价3种抗癌药物对小白鼠肉瘤抑瘤效果。

实验研究与观察研究的主要区别是：①研究者能人为设置处理因素；②实验单位接受处理因素何种水平是经随机分配的。实验性研究的优点在于能够较好地控制非处理因素的影响，避免人为造成的偏倚，使比较组间具有更好的均衡性。

任何一项实验研究，在确定研究目的之后，首先应该考虑的问题就是如何安排实验，或者说需要一份良好的实验研究计划，这一份良好的实验研究计划就是实验设计，它是使研究结果满足科学性的重要保证。实验设计包括专业设计和统计设计两部分。专业设计是从各专业角度考虑实验的科学安排，它包括选题，建立假说，确定实验单位和技术方法等；统计设计则是从统计学的角度考虑设计的科学性，是对资料收集、整理和分析全过程总的设想和安排，它包括确定设计类型、对照类型，分配处理，估计样本含量，选定统计分析指标和统计分析方法等。

本章主要介绍实验设计的统计部分，包括实验设计的基本要素、基本原则，假设检验时样本含量的估计和常用的实验设计类型。

第一节　实验设计的基本要素

医学实验包括3个基本组成部分，即实验单位、处理因素和实验效应。例如观察某降压药的效果，高血压患者为实验单位、某降压药是处理因素，其变化的血压值是实验效应，这3部分内容构成了实验基本要素，缺一不可。因此任何一项实验研究在进行设计时，首先应明确这3个要素，再根据它来制订详细的研究计划。

一、实验单位

实验单位（experiment unit）是处理因素作用的客体，是接受处理因素的基本单位，亦称实验对象或受试对象（subject）。根据研究目的不同，实验单位可以是人、动物和植物，也可以是某个器官、组织、细胞、亚细胞或血清等生物材料。根据受试对象的不同，实验常分为以下3类：①动物实验（animal experiment），其受试对象为动物；②临床试验（clinical trial），其受试对象通常为患者；③现场试验（field trial），其受试对象通常为自然人群。医学科研一般不允许在人体上直接进行试验，需要先进行动物实验，在确定无害的条件下再应用于人体。

在医学科研中，作为受试对象的前提是所选对象必须同时满足两个基本条件：①对处理因素敏感；②反应必须稳定。例如，临床上研究某药物对高血压病的疗效试验，宜选用Ⅱ期高血压病患者作为研究对象。因Ⅰ期高血压病患者血压波动范围较大，而Ⅲ期高血压病患者对药物不够敏感。

动物实验中，动物的选择应注意种类、品系、年龄、性别、体重、窝别和营养状况等。临床试验大多数受试对象是患者，选择患者应诊断明确、依从性好，还应注意性别、年龄、病情和病程等的基本一致。预防医学的人群试验大多数受试对象是正常人，应注意其性别、年龄、民族、职业、文化程度和经济状况等。

二、处理因素

处理因素（treatment）一般是指研究者根据研究目的施加于实验单位，在实验中需要观察并阐明其效应的因素。因素在实验中所处的状态称为因素的水平（level），亦称处理。根据处理因素的多少，实验可分为单因素实验和多因素实验。处理因素只有一个的实验为单因素实验，如在比较4种饲料对小白鼠体重增加量影响的实验中，处理因素只有饲料这一个因素，它有4个水平；处理因素不止一个的实验为多因素实验，如上述试验中，如果4种饲料是由脂肪含量和蛋白含量两个因素复合组成，研究目的是比较4种饲料的脂肪含量高低、蛋白质含量高低对小鼠体重的影响，此时处理因素有脂肪含量和蛋白质含量2个因素，每个因素有2个水平。处理因素通常包括物理因素、化学因素和生物因素。物理因素有电、磁、光、声、温度等；化学因素有药物、激素、毒物等；生物因素有细菌、病毒、生物制品等。

与处理因素同时存在，能使实验单位产生效应的其他因素称非处理因素。例如，在比较饲料对动物体重增加量作用的动物实验中，动物种属、窝别、年龄、雌雄、体重、营养状况等也可能影响体重增加量，它们属于实验中的非处理因素。

在确定处理因素时应当注意以下两点：

（1）明确处理因素和非处理因素：处理因素是根据研究目的确定的主要因素。一次实验中处理因素不宜太多，否则会使分组以及所需实验单位的数目增多，整个实验难于控制；但处理因素过少，又难于提高实验的深度和广度。在确定处理因素的同时，还需根据专业知识和实验条件，找出重要的非处理因素，以便进行控制。一项优良的研究设计，应该突出研究因素的主导作用，排除混杂因素的干扰作用。例如，比较不同饲料对动物体重增加量的效果，非处理因素主要有动物年龄、性别、体重和营养状况与进食量等。研究者应采取各种措施，尽可能使非处理因素在所比较的各组中齐同，以便分离出处理因素的效应。

（2）处理因素要标准化：处理因素在整个实验中应始终保持不变，包括处理因素的施加方法、强度、频率和持续时间等。如在临床试验中，药品的性质、成分、生产厂家、批号、保存方法等应完全相同；手术或操作的熟练程度都应当自始至终保持恒定，否则将会影响结果的稳定性。

三、实验效应

实验效应（experimental effect）是处理因素作用于受试对象的反应，是研究结果的最终体现，也是实验研究的核心内容。实验效应一般通过观测指标来表达。如果指标选择不当，未能准确地反映处理因素的作用，那么获得的研究结果就缺乏科学性，因此选择好观测指标是关系研究成败的重要环节。对选择指标的基本要求是：指标应具有客观性、特异性、灵敏性和精确性。

(1)客观性：指标有主观指标和客观指标之分。主观指标是受试对象的主观感觉、记忆、陈述或实验者的主观判断结果；而客观指标则是借助测量仪器和检验等手段来反映结果。在临床试验中，一般来说，主观指标易受研究者和受试对象心理因素的影响，具有随意性和偶然性；而客观指标具有较好的真实性和可靠性。例如"疼痛"这个指标具有较大的主观成分，难以定量化。因此，应尽量选用客观的、定量的指标。但随着现代医学的发展，主观指标亦愈来愈得到重视和应用，如生存质量指标在医学中的广泛应用。

(2)特异性和灵敏性：指标的特异性反映该指标鉴别真阴性的能力，特异度高的指标能较好地揭示处理因素的作用，不易受混杂因素的干扰，可减少假阳性率。例如，甲种胎儿球蛋白(AFP)对于原发性肝癌就是特异性比较高的指标。指标的灵敏性反映该指标检出真阳性的能力，灵敏度高的指标对外界的反应灵敏，能将处理因素的效应更好地显示出来，可减少假阴性率。例如，研究某药治疗缺铁性贫血的效果，既可选用临床症状、体征，也可选用血红蛋白含量、血清铁蛋白作为观察指标，但临床症状、体征、血红蛋白含量这些指标只有在贫血较严重的情况下才有改变，因此作为观察指标还不灵敏；而血清铁蛋白的含量随着病情的变化而变化，是观察疗效的敏感性高的指标，可敏锐地反映出处理因素的效应。因此，应尽量选用特异性高和灵敏性高的指标。

(3)精确性：精确性包括准确度和精密度两层含义。准确度指观察值与真值的接近程度，主要受系统误差的影响；精密度指重复观察时，观察值与其均数的接近程度，其差值属于随机误差。指标选择时，首先要求有较高的准确度，其次要求有一定的精密度。

此外，对指标的观察或测量应避免偏性。指标的观察或测量中若带有偏性，则会影响结果的比较和分析。如研究者的心理常偏向于阳性结果；医生常偏向于新疗法组，而患者则对新疗法持怀疑态度等。为消除或最大限度地减少这种偏性，在设计时常采用盲法(blind method)。

第二节　实验设计的基本原则

实验结果是处理因素和非处理因素共同作用而产生的效应。如何控制和排除非处理因素的干扰，正确评价处理因素的效应，这是实验设计的基本任务。如在比较几种饲料对动物体重增加量作用的动物实验中，动物体重增加量是处理因素(饲料)和非处理因素(动物种属、窝别、年龄、雌雄、体重和营养状况与进食量等)共同作用的结果。因此，如何控制和排除动物种属、窝别、年龄、雌雄、体重和营养状况与进食量等非处理因素的干扰，正确评价各种饲料的效应，就是该实验中应当解决的基本问题，也是该实验设计的基本任务。又如在临床药物试验中，药物的疗效是处理因素(药物)和非处理因素(给药途径、病情、给药时间、患者体质及可能的来自患者及医生的心理因素等)共同作用的结果。因此，如何控制和排除给药途径、给药时间、病情、患者体质及可能的来自患者及医生的心理等非处理因素的干扰，正确评价药物的效应，是该试验中应当解决的基本问题，也是该试验设计的基本任务。

为了使实验能够较好地控制随机误差，避免系统误差，以较少的实验对象取得较可靠的信息，达到经济高效的目的，实验设计时必须遵循对照(control)、随机化(randomization)、重复(replication)的统计学基本原则。这三个基本原则最早由英国统计学家 R. A. Fisher 提出。

一、对照原则

在确定接受处理因素的实验组时，应同时设立对照组。只有设立了对照，才能消除非处理因素对实验结果的影响，从而把处理因素的效应分离出来，这是控制各种已知的非处理因素产生的系统误差的基本措施。

1. 对照设置的原则

设立对照，应满足"均衡性"原则，即在设立对照时除处理因素不同外，其他对实验结果有影响的因素（常为已知可控制的非处理因素）尽量一致，这是实验成败的关键。例如，在动物实验中，动物的来源、种属、性别、原始体重、健康状态应尽量相同或相近，给药途径、饲料条件、麻醉程度、消毒情况、术后护理等也应一致。又如临床观察中，患者的诊断必须准确可靠，年龄、性别、体质、病情等应力求一致或相近。对于对照是否满足均衡性可采用适当的假设检验方法对基线资料作均衡性检验。

2. 常用的对照形式

（1）空白对照（blank control）：对照组不施加干预，即对照组的处理因素为"空白"。例如，在某种可疑致癌物的动物诱癌实验中，设立与实验组动物种属、窝别、性别、体重相同或相近的动物空白对照组，以排除动物本身可能自发肿瘤的影响。空白对照主要用于无损伤、无刺激的实验研究。例如，观察维生素 A 预防肺癌的作用，试验组的石棉矿工每天口服一定剂量的维生素 A，对照组的石棉矿工不服维生素 A，追踪观察一定时期后，比较两组工人肺癌的发生率。在临床试验中，因涉及伦理道德问题，不宜用空白对照。

（2）实验对照（experimental control）：对照组不施加干预，但施加某种与处理因素有关的实验因素。例如，在赖氨酸添加实验中，实验组儿童的课间餐为加赖氨酸的面包，对照组为不加赖氨酸的面包。这里面包是与处理有关的实验因素，两组儿童除是否添加赖氨酸外，其他条件一致，这样才能显示和分析赖氨酸的作用。由此可见，当处理因素的施加需伴随其他因素（如添加面包），而这些因素可能影响实验结果时，应设立实验对照，以保证实验与对照组的均衡。

（3）标准对照（standard control）：对照组的干预采用现有标准方法或常规方法。例如，在研究饲料中核黄素缺乏对尿中氨基氮排出量影响的动物实验中，对照组白鼠以正常饲料喂养，实验组白鼠以核黄素缺乏饲料喂养，这里的正常饲料组就是标准对照组。在临床试验某种新药或治疗方法中，对照组患者采用目前疗效确定的某种药物或治疗方法，试验组患者采用某种新药或治疗方法，前者就是标准对照组。

（4）相互对照（mutual control）：不专门设立对照组，各实验组间互为对照。例如，比较几种药物对某种疾病的疗效时，若研究的目的是比较其疗效差别，可不必另设对照组，各实验组可以互为对照。

（5）潜在对照（potential control）：不专门设立对照组，而是以过去的研究结果作为对照，又称历史对照（historical control）。例如断手再植第一次成功的报告，公认是一项了不起的医学成就。它之所以有意义就在于许多人过去所作的众多病例中无一成功，这些众多失败手术就成为这一例成功手术的潜在对照。又如假若现在有一种药物确实能治疗艾滋病，那么过去未治疗而死亡的成千上万的艾滋病患者，就是这种药物服用者的潜在对照。潜在对照形式，除公认的难治性疾病如恶性肿瘤、狂犬病等以外，一般不宜使用。因为，随着时间的推移，医学的进步，历史资料往往不具有可比性。

在临床试验研究中，还可能用到一些其他形式的对照。

二、随机化原则

随机化是指在实验分组时，每个受试对象均有相同的概率或机会被分配到实验组和对照组。例如评价 A、B 两种药物的疗效，若采用随机数来实施随机化，偶数服 A 药，奇数服 B 药，这样每个患者读取一个随机数，就可保证每个患者服 A、B 两药的概率相同。随机化是在大量未知或不可控制非处理因素存在的情况下，保证实验组与对照组均衡性的统计学手段。只有通过随机化分组，才能避免由于各种客观因素与主观因素可能引起的偏性，减少系统误差，并可使其产生的总效应归于总的实验随机误差之中。此外，随机化也是对资料进行统计推断的前提，只有满足随机化原则的资料才能应用各种统计分析方法。

在实际工作中，随机化分组主要通过随机数（random number）来实现。获得随机数的常用方法有两种：随机数字表（table of random number）和计算机（或计算器）随机数发生器。随机数字表是统计学家根据随机抽样原理编制的。随机数发生器能够产生介于 0 和 1 之间均匀分布的随机数，且可使产生的随机数有很好的随机性和均匀性。常见的科学型计算器、各种统计软件和编程语言均有随机数发生器。如果每次将随机数发生器的种子数（seed number）设为一样，产生的随机数便具有重复性。随着计算机及统计软件的普及，目前普遍推荐的方法是用计算机进行随机化，它有使用方便和可重现的优点。

下面分别介绍实验设计中常用的两种随机化分组方法：完全随机化和分层随机化。

1. 完全随机化

完全随机化（complete randomization）就是直接对实验单位进行随机化分组，分组后各组实验单位的个数可以相同亦可以不同。其具体步骤如下：

（1）编号：将 n 个实验单位编号。动物可按体重大小编号，患者可按就诊顺序编号。

（2）取随机数：从随机数字表或随机数发生器获得随机数。每个实验单位获得的随机数可是 1 位数，也可是 2 位数或 3 位数，一般要求与 n 的位数相同。

（3）排序：对随机数从小到大排序。

（4）分组：从排序后的随机数中，规定前 n_1 个随机数对应的编号为第 1 组，第（n_1+1）个随机数对应的编号至第（n_1+n_2）个随机数对应的编号为第 2 组，依此类推。

例 11-1　研究 3 种抗癌药物对小白鼠肉瘤抑瘤效果，试将 15 只小白鼠按完全随机分组方法等分到 A、B、C 三组，分别接受甲、乙、丙 3 种抗癌药物。

完全随机分组方法如下：

（1）将 15 只小白鼠从 1 开始到 15 编号，见表 11-1 第一行；

（2）从随机数字表（附表 13）中的任一行任一列开始，如第 16 行第 1 列开始，依次读取 2 位数作为一个随机数录于编号下，见表 11-1 第二行；

（3）将全部随机数从小到大编序号，将每个随机数对应的序号记在表 11-1 第三行；

（4）规定序号 1~5 为 A 组，序号 6~10 为 B 组，序号 11~15 为 C 组，见表 11-1 第四行。

完全随机分组结果如下：

A 组：包括编号为第 4、6、7、12、14 号的共 5 只小白鼠，接受甲种抗癌药物。

B组：包括编号为第2、3、5、10、13号的共5只小白鼠，接受乙种抗癌药物。

C组：包括编号为第1、8、9、11、15号的共5只小白鼠，接受丙种抗癌药物。

表11-1   15只小白鼠完全随机分组结果

动物编号	1	2	3	4	5	6	7	8	9	10	11	12	13	14	15
随机数	88	56	53	27	59	33	35	72	67	47	77	34	55	45	70
排序序号	15	9	7	1	10	2	4	13	11	6	14	3	8	5	12
分组结果	C	B	B	A	B	A	A	C	C	B	C	A	B	A	C

2. 分层随机化

完全随机化虽然在一定程度上保证了各处理组的均衡性，但并不能保证各处理组间一定达到良好的均衡性。此时可先按可能影响结果的混杂因素进行分层，然后在每一层内进行完全随机化，即进行分层随机化(stratified randomization)。配对随机化(paired randomization)和区组随机化(block randomization)可看成是分层随机化的实际应用。分层随机化的具体步骤如下：

(1)编号：将每层的实验单位编号。同时规定每个处理的序号，如处理A对应序号为1，处理B对应序号为2，处理C对应序号为3，以此类推。

(2)取随机数：从随机数字表或随机数发生器获得随机数。

(3)排序：按层对随机数从小到大排序。

(4)分组：根据每层实验单位获得的随机数的大小顺序决定受试对象在哪一组。

例11-2   研究3种抗癌药物对小白鼠肉瘤抑瘤效果，将小白鼠体重作为分层(区组)因素，试将15只小白鼠按区组随机化分组方法分到A、B、C 3组，分别接受甲、乙、丙3种抗癌药物。

区组随机化方法如下：

(1)先将小白鼠的体重从轻到重编号，体重相近的3只小白鼠配成一个区组，见表11-2第一行和第二行；

(2)从随机数字表(附表13)中的任一行任一列开始，如第8行第3列开始，依次读取2位数作为一个随机数录于编号下，见表11-2第三行；

(3)在每个区组内将随机数按大小排序，见表11-2第四行；

(4)各区组内序号为1的为A组，接受甲药；序号为2的为B组，接受乙药；序号为3的为C组，接受丙药，见表11-2第五行、第六行。

表11-2   15个小白鼠区组随机分组结果

区组号	1			2			3			4			5		
动物编号	1	2	3	4	5	6	7	8	9	10	11	12	13	14	15
随机数	68	35	26	00	99	53	93	61	28	52	70	05	48	34	56
序号	3	2	1	1	3	2	3	2	1	2	3	1	2	1	3
分组结果	C	B	A	A	C	B	C	B	A	B	C	A	B	A	C
处理	丙	乙	甲	甲	丙	乙	丙	乙	甲	乙	丙	甲	乙	甲	丙

区组随机化分组结果如下：

A 组：包括编号为第 3、4、9、12、14 号的共 5 只小白鼠，接受甲种抗癌药物。

B 组：包括编号为第 2、6、8、10、13 号的共 5 只小白鼠，接受乙种抗癌药物。

C 组：包括编号为第 1、5、7、11、15 号的共 5 只小白鼠，接受丙种抗癌药物。

三、重复原则

重复(replication)是指研究的实验组和对照组应有一定数量的重复观测，即实验单位要达到一定的数量。重复的意义在于：①它避免了把个别情况误认为普遍情况，把偶然性或巧合的现象当成必然的规律，以致将实验结果错误地推广到群体；②只有在同一实验条件下对同一观测指标进行多次重复观测，才能根据重复观测结果，估计实验单位的变异情况，描述观测结果的统计分布规律。

随机误差是客观存在的，只有在同一实验条件下对同一观测指标进行多次重复测定，才能估计出随机误差的大小；只有实验单位足够多时才能获得随机误差比较小的统计量。因此，重复在统计学上的主要作用是在于控制和估计实验中的随机误差。

研究样本中包含的实验单位数称为样本量。重复原则的应用就是样本量的估计。

第三节　样本含量的估计

样本含量(sample size)即实验单位数的多少，又称样本大小。在保证研究结论具有一定可靠性(精度和检验效能)的前提下，常需要在设计阶段估计所需的最少实验单位数。本节主要讨论假设检验时的样本含量估计。

一、影响样本含量的因素

假设检验时样本含量的估计取决于下列 4 个条件：

1. 假设检验的第一类错误概率 α 大小

第一类错误概率 α 越小，所需样本含量愈多。对于相同 α，双侧检验比单侧检验所需样本含量多。

2. 假设检验的第二类错误概率 β 或检验效能$(1-\beta)$的大小

第二类错误概率 β 愈小或检验效能$(1-\beta)$愈大，所需样本含量愈多。一般要求检验效能在 0.80 及以上，否则可能出现非真实的阴性结果。

3. 容许误差 δ 的大小

容许误差 δ 愈大，所需样本含量愈小。

4. 总体的相关信息

如均数比较时需了解个体变异大小即总体标准差 σ，率的比较需了解总体率 π 的大小，相关分析时需了解总体相关系数 ρ。σ 愈大，所需样本含量愈多；总体率 π 越近于0.50，则所需样本含量愈多；ρ 愈小，所需样本含量愈多。σ、π、ρ 一般未知，通常以样本的 s、p、r 作为估计值，多由预实验、查阅文献、经验估计而获得。

使假设检验的结论具有一定可靠性时所必需的样本含量指的是：按照一定的检验水准(即假设检验的第一类错误 α)发现所比较因素间特定的效应差别 δ，同时又保证检验效能为

$(1-\beta)$ 时所需的最少实验单位数。

二、样本含量估计方法

样本含量估计常用的方法有查表法和计算法两种。查表法是按照研究条件直接查样本含量表来获得样本含量,但其范围受到表的限制。样本含量表是统计学家为方便应用,根据特定的公式,按不同 α,$1-\beta$(或 β) 等条件编制的数据表。计算法就是使用样本含量的计算公式来估算样本含量,其计算公式往往是根据检验统计量的公式反推过来求样本含量。此外,样本含量估计还有经验法。

样本含量的估计公式和方法众多,计算也较为复杂,估计结果常因研究目的、资料性质、处理组数、比较的参数种类以及估计方法与公式等的不同而异。目前有一些专门用于计算样本量的软件,如 PASS(Power Analysis and Sample Size,网址为 http: //www. ncss. com。)。但不同软件使用的公式可能不同,所以计算出的结果也不一定相同。原则上说,不同的检验方法都有确定样本含量的方法。下面介绍假设检验中常用的一些方法。

1. 样本均数与已知总体均数比较(或配对设计均数比较)

样本均数与总体均数比较所需样本含量用公式(11.1)计算,亦可直接查附表 14。

$$n = \left[\frac{(u_\alpha + u_\beta)}{\delta/\sigma} \right]^2 + \frac{1}{2} u_\alpha^2 \tag{11.1}$$

式中 n 为所需样本含量,其中配对设计时 n 为对子数;σ 为总体标准差;$\delta = \mu_1 - \mu_0$ 为研究者提出的差值,μ_0 为已知的总体均数,μ_1 为实验结果的总体均数;u_α 和 u_β 分别为与检验水准 α 和第二类错误概率 β 相对应的 u 值,α 有单双侧之分,β 只取单侧。实际工作中,在未指定 δ 情况下,可对 δ/σ 进行适当假定来估算样本含量 n,如假定 $\delta/\sigma = 0.1$;在指定 δ 情况下,用样本标准差 S 代替 σ。

例 11 - 3　用某药治疗矽肺患者,估计可增加尿矽排出量,其标准差为 25 mg/L。若要求以 $\alpha = 0.05$,$\beta = 0.10$ 的概率,能辨别出尿矽排出量平均增加 10 mg/L,需要用多少例矽肺患者做试验?

已知 $\delta = 10$,$S = 25$,$\delta/\sigma \approx 10/25 = 0.4$;单侧 $\alpha = 0.05$,$u_{0.05} = 1.645$;$\beta = 0.1$,$u_{0.1} = 1.282$。代入公式(11.1)得

$$n = \left[\frac{(1.645 + 1.282)}{10/25} \right]^2 + \frac{1}{2} \times 1.645^2 = 54.9,\ 取\ 55。$$

故需治疗 55 例矽肺患者。

本例按单侧 $\alpha = 0.05$,$1-\beta = 0.90$,$\delta/\sigma = 0.4$,查附表 14 得 $n = 55$。结果相同。

2. 两样本均数比较

两样本均数比较所需样本含量用公式(11.2)计算,亦可直接查附表 15。

$$n_1 = n_2 = 2 \left[\frac{(u_\alpha + u_\beta)}{\delta/\sigma} \right]^2 + \frac{1}{4} u_\alpha^2 \tag{11.2}$$

式中 n_1 和 n_2 分别为两样本所需含量;$\delta = \mu_1 - \mu_2$,为两总体均数之差值;σ 为总体标准差(假设两总体标准差相等);u_α 和 u_β 的意义同上。α 有单双侧之分,β 只取单侧。实际工作中,在未指定 δ 情况下,可对 δ/σ 进行适当假定来估算样本含量 n,如假定 $\delta/\sigma = 0.1$;在指定 δ 情况下,用样本标准差 S 代替 σ。

例 11 – 4　在作两种处理动物冠状静脉窦的血流量实验时，比较 A 处理动物和 B 处理动物的平均血流量增加，设两处理的标准差相等。若要求以 $\alpha = 0.05$，$\beta = 0.10$ 的概率，达到能辨别出两者增加的差别是其标准差的 60%，需要多少实验动物？

已知 $\delta/\sigma = 0.6$；双侧 $\alpha = 0.05$，$u_{0.05/2} = 1.96$；$\beta = 0.1$，$u_{0.01} = 1.282$。代入公式(11.2)得

$$n_1 = n_2 = 2\left[\frac{(1.96 + 1.282)}{0.6}\right] + \frac{1}{4} \times 1.96^2 = 59.4，取 60。$$

故每组需动物 60 只，两组共需 120 只。

本例按双侧 $\alpha = 0.05$，$1 - \beta = 0.90$，$\delta/\sigma = 0.6$，查附表 15 得 $n = 60$。结果相同。

3. 多个样本均数比较

用公式(11.3)计算。

$$n = \psi^2 \left(\sum S_i^2/k\right)/\left[\sum (\bar{X}_i - \bar{X})^2/(k-1)\right] \tag{11.3}$$

式中 n 为每组所需样本含量；k 为组数；$\bar{X}_i$、S_i 分别为各组的均数与标准差；$\bar{X} = \sum \bar{X}_i/k$；$\psi$ 值根据 α，β，ν_1，ν_2 由附表 16 查得。实际计算时，先以 α，β，$\nu_1 = k-1$，$\nu_2 = \infty$ 时的 ψ 值代入式中求 $n_{(1)}$，再用 α，β，$\nu_1 = k-1$，$\nu_2 = k(n_{(1)} - 1)$ 时的 ψ 值代入式中求 $n_{(2)}$，再用 α，β，$\nu_1 = k-1$，$\nu_2 = k(n_{(2)} - 1)$ 时的 ψ 值代入式中求 $n_{(3)}$，…，直至前后两次求得的结果趋于稳定为止，即为所求样本含量。

例 11 – 5　拟用 4 种方法治疗贫血患者，估计治疗后血红蛋白量(g/L)增加的均数分别为 18、13、16、10，标准差分别为 10、9、9、8，设 $\alpha = 0.05$，$\beta = 0.1$，若要得出有差别的结论，每组需观察多少例？

已知 $\alpha = 0.05$，$\beta = 0.1$，$\bar{X}_1 = 18$，$\bar{X}_2 = 13$，$\bar{X}_3 = 16$，$\bar{X}_4 = 10$

$\bar{X} = (18 + 13 + 16 + 10)/4 = 14.25$，$\sum S_i^2 = 10^2 + 9^2 + 9^2 + 8^2 = 326$

$\sum (\bar{X}_i - \bar{X})^2 = (18 - 14.25)^2 + (13 - 14.25)^2 + (16 - 14.25)^2 + (10 - 14.25)^2 = 36.75$

以 $\alpha = 0.05$，$\beta = 0.1$，$\nu_1 = 4 - 1 = 3$，$\nu_2 = \infty$ 查附表 16 得：$\psi = 2.17$，代入公式(11.3)得

$$n_{(1)} = 2.17^2 \times (326/4)/[36.75/(4-1)] = 31.3，取 n = 32。$$

同理：$\alpha = 0.05$，$\beta = 0.1$，$\nu_1 = 4 - 1 = 3$，$\nu_2 = 4(32 - 1) = 124$ 时 $\psi \approx 2.21$（ν_2 用 120 代替），代入公式(11.3)得

$$n_{(2)} = 2.21^2 \times (326/4)/[36.75/(4-1)] = 32.5，取 n = 33。$$

两次计算结果相近，故每组需要观察 33 例，4 组共需 132 例。

4. 样本率与已知总体率的比较

用公式(11.4)计算。

$$n = \pi_0(1 - \pi_0)\left[\frac{u_\alpha + u_\beta}{\delta}\right]^2 \tag{11.4}$$

此公式适用于大样本。其中 π_0 为已知总体率，π_1 为预期实验结果的总体率，$\delta = \pi_1 - \pi_0$；u_α 和 u_β 的意义同上。α 有单双侧之分，β 只取单侧。

例 11 – 6　已知用常规方法治疗某病的有效率是 80%，现试验一种新的治疗方法，预计有效率是 90%。规定 $\alpha = 0.05$，$\beta = 0.1$，问：需要观察多少病例才能发现两种方法的有效率有 10% 的差别？

已知 $\pi_0 = 0.8$，$\pi_1 = 0.9$，$\delta = 0.9 - 0.8 = 0.1$，单侧 $u_{0.05} = 1.645$，单侧 $u_{0.1} = 1.282$，代入公式(11.4)得

$$n = 0.8 \times (1 - 0.8) \times \left[\frac{(1.645 + 1.282)}{0.1} \right]^2 = 137.1, \ \text{取} \ 138。$$

故至少需要观察 138 例。

5. 两独立样本率的比较

两样本率比较所需样本含量用公式(11.5)计算，亦可直接查附表 17。

$$n_1 = n_2 = 1641.6 \left[\frac{(u_\alpha + u_\beta)}{\sin^{-1} \sqrt{p_1} - \sin^{-2} \sqrt{p_2}} \right]^2 \tag{11.5}$$

式中 n_1 和 n_2 分别为两样本所需含量；p_1 和 p_2 分别为两总体率的估计值；u_α 和 u_β 分别为检验水准 α 和第二类错误概率 β 相对应的 u 值。α 有单双侧之分，β 只取单侧。角度单位为度。

例 11 – 7 初步观察甲、乙两药对某病的疗效，得甲药有效率为 60%，乙药为 85%。现拟进一步作治疗试验，设 $\alpha = 0.05$，$1 - \beta = 0.90$，问：每组需要观察多少病例？

本例用双侧检验。已知 $p_1 = 0.85, p_2 = 0.60$；$u_{0.05/2} = 1.96$，$u_{0.1} = 1.282$。代入公式(11.5)得

$$n_1 = n_2 = 1641.6 \times \left[\frac{(1.96 + 1.282)}{\sin^{-1} \sqrt{0.85} - \sin^{-1} \sqrt{0.60}} \right]^2 = 63.8, \ \text{取} \ 64。$$

故每组需要 64 例，两组共需 128 例。

两样本率比较所需样本含量单侧检验查附表 17(1)，双侧检验查附表 17(2)。查表时，如果较小率大于 50%，则计算 $q = 1 - p$，$\delta = |q_1 - q_2|$，用 q_1、q_2 的较小者为较小率查表。本例：较小率大于 50%，计算 $q_1 = 1 - 60\% = 40\%$，$q_2 = 1 - 85\% = 15\%$。按双侧 $\alpha = 0.05$，$1 - \beta = 0.90$，$\delta = |60\% - 85\%| = 25\%$，较小率 $q = q_2 = 15\%$，查附表 17(2)得 $n = 64$。结果相同。

6. 多个样本率的比较

用公式(11.6)计算。

$$n = \frac{1641.6\lambda}{\left(\sin^{-1} \sqrt{p_{max}} - \sin^{-1} \sqrt{p_{min}} \right)^2} \tag{11.6}$$

式中 n 为每组所需样本含量；p_{max}、p_{min} 分别是最大率和最小率；k 为组数；λ 为自由度 $\nu = k - 1$ 的界值，由附表 18 查得。角度单位为度。

例 11 – 8 拟观察 3 种方法治疗消化性溃疡的效果，初步估计甲法有效率为 40%，乙法有效率为 50%，丙法有效率为 65%，设 $\alpha = 0.05$，$\beta = 0.10$，试估计样本含量。

已知 $p_{max} = 0.65$，$p_{min} = 0.40$，以 $\alpha = 0.05$，$\beta = 0.1$，$\nu = 3 - 1 = 2$ 查附表 18 得 $\lambda = 12.65$，代入公式(11.6)得

$$n = \frac{1641.6 \times 12.65}{\left(\sin^{-1} \sqrt{0.65} - \sin^{-1} \sqrt{0.4} \right)^2} = 98.8, \ \text{取} \ 99。$$

故每组需要 99 例，3 组共需 297 例。

7. 直线相关分析

用公式(11.7)计算其样本含量。

$$n = 4 \left[(u_\alpha + u_\beta) \Big/ \ln\left(\frac{1+r}{1-r} \right) \right]^2 + 3 \tag{11.7}$$

式中 n 为所需样本含量；r 为总体相关系数 ρ 的估计值；u_α 和 u_β 的意义同前。

例 11 – 9　根据以往经验得知，血硒与发硒含量间直线相关系数为 0.8。若想在 $\alpha = 0.05$，$1 - \beta = 0.90$ 的水平上得到相关系数有统计学意义的结论，应调查多少人？

已知 $\alpha = 0.05$，$1 - \beta = 0.90$，$u_{0.05/2} = 1.96$，$u_{0.1} = 1.282$，$r = 0.8$，代入公式（11.7）得

$$n = 4 \times \left[(1.96 + 1.282) \middle/ \ln\left(\frac{1 + 0.8}{1 - 0.8}\right) \right]^2 + 3 = 11.7，取 12。$$

故应调查 12 人。

第四节　常用实验设计方法

实验设计按处理因素多少可分为单处理因素设计和多处理因素设计。单处理因素设计只安排一种处理因素，若不安排任何配伍因素，为完全随机设计；若安排一种配伍因素，为随机区组设计；若安排两种配伍因素，为拉丁方设计。多处理因素设计一般安排两种或两种以上处理因素，如析因设计、正交设计、裂区设计等。实验设计方法的选择取决于处理因素的多少、研究目的和专业要求等。下面对常用的实验设计方法进行简单介绍。

一、完全随机设计

完全随机设计（completely randomized design），又称简单随机分组设计（simple randomized design），是采用完全随机化分组方法将同质的实验单位分配到各处理组，各组分别接受不同的处理。各组样本含量可以相等，称平衡设计（balanced design）；也可不等，称非平衡设计（unbalanced design）。平衡设计时检验效率较高。图 11 – 1 为随机分为两组的示意图。

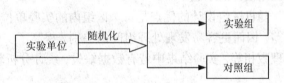

图 11 – 1　完全随机设计方案示意图

完全随机设计的优点是设计简单，易于实施，出现缺失数据（missing value）时仍可进行统计分析。缺点是小样本时，可能均衡性较差，抽样误差较大。与随机区组设计相比，效率较低。

二、配对设计

配对设计（paired design）是将实验单位按一定条件配成对子，再将每对中的两个实验单位随机分配到不同处理组。配对的因素为可能影响实验结果的主要非处理因素。在动物实验中，常将窝别、性别、体重等作为配对条件；在临床试验中，常将病情轻重、性别、年龄、职业等作为配对条件。在医学科研中，配对设计主要有以下两种情形：

（1）将两个条件相同或相近的受试对象配成对子，分别接受两种不同的处理。如欲研究维生素 E 缺乏时对肝中维生素 A 含量的影响，将同种属的大白鼠按性别相同，月龄、体重相近配成对子，分别随机喂以正常饲料和维生素 E 缺乏饲料。

（2）同一受试对象分别接受两种不同的处理。如对同一份血样，用 A、B 两种血红蛋白测定仪器同时检测其中的血红蛋白含量。

配对设计和完全随机设计相比，其优点在于抽样误差较小、实验效率较高、所需样本含量也较小；其缺点在于当配对条件未能严格控制造成配对失败或配对欠佳时，反而会降低效率。

三、随机区组设计

随机区组设计(randomized block design)又称随机单位组设计或配伍组设计,它实际上是配对设计的扩展,通常是先将实验单位按性质(如动物的性别、体重,患者的病情、性别、年龄等非处理因素)相同或相近者组成区组(或称单位组、配伍组),再分别将各区组内的实验单位随机分配到各处理或对照组。设计时应遵循"单位组间差别越大越好,单位组内差别越小越好"的原则。

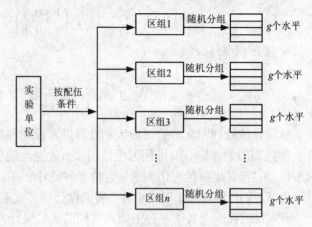

图 11-2　随机区组设计的示意图

与完全随机设计相比,随机区组设计的特点是随机分配的次数要重复多次,每次随机分配都对同一个区组内的实验单位进行,且各个处理组实验单位数量相同,区组内均衡。图 11-2 为随机区组设计的示意图。

随机区组设计的优点是每个区组内的实验单位有较好的同质性,比完全随机设计减少了误差,因而更容易发现处理组间的差别,提高了实验效率。缺点是要求区组内实验单位数与处理数相等,实验结果中若有数据缺失,统计分析较麻烦。

四、析因设计

析因设计(factorial design)为安排析因试验(多因素试验)的设计,是将两个或两个以上处理因素的各水平进行组合,对各种可能的组合都进行试验,又称完全交叉分组试验设计。医学研究中常采用析因设计研究两个或多个处理因素的效应以及各因素间的交互作用。

表 11-3　2×2 析因设计模式

处理因素 A	处理因素 B	
	b_1	b_2
a_1	a_1b_1	a_1b_2
a_2	a_2b_1	a_2b_2

析因设计的显著特征是有两个或两个以上处理因素,每个处理因素至少有两个水平,每个处理是各因素各水平的一种组合,总处理数是各因素各水平的全面组合数,即各因素各水平数的乘积。在析因设计中要求各个处理组内的实验单位数相等且每组至少有两个实验单位,否则无法分析因素间的交互作用。析因设计中实验单位可以采用完全随机设计或随机区组设计方法来安排。

在析因设计中,通常用数学表达式表示不同因素和水平数的设计。如 2×2(或 2^2)析因设计表示有 2 个因素,每个因素有 2 个水平;$2 \times 2 \times 2$(或 2^3)析因设计表示有 3 个因素,每个因素有 2 个水平;3×5 析因设计表示有 2 个因素,其中一个因素有 3 个水平,另一个因素有 5 个水平。最为简单的析因设计是 2×2 析因设计。表 11-3 为 2×2 析因设计模式,其中各因素各水平均搭配一次,共有 4(=2×2)种处理。

析因设计的优点在于其全面性、高效性。析因设计可以全面均衡地对各因素的不同水平进行组合，分组进行实验，以最小的实验次数探讨各因素不同水平的效应，同时可获得各因素间的交互作用；通过比较各种实验组合，还能寻求最佳组合。其缺点是当因素个数多于 3 个时，所需处理组数、实验单位数、实验次数和计算量剧增。如四因素三水平的析因设计其处理数为 $3^4 = 81$。其统计分析不但计算复杂，而且给众多交互作用的解释带来困难。因此，含有较多因素和水平的实验一般不采用完全交叉分组的析因设计，而采用非全面实验的正交设计，它可大幅度地减少实验次数。

五、正交设计

正交设计（orthogonal design）是按正交表（orthogonal layout）安排部分实验，即各因素各水平的组合方式要查正交表才能决定。正交设计与析因设计不同的是：析因设计是全面试验，g 个处理组是各因素各水平的全面组合；正交设计则是非全面试验，g 个处理组是各因素各水平的部分组合，或称析因试验的部分实施。当实验因素较多时，采用正交设计可成倍地减少试验次数。但是也要注意，正交设计之所以能成倍地减少试验次数，是以牺牲分析各因素交互作用为代价的。因此，正交试验一般要有较充分的理由认为因素间交互作用不显著，否则，通过正交试验找出的各因素各水平的"最佳"组合不一定是真正的最佳组合。

第五节　临床诊断试验设计与评价

临床试验（clinical trial）是以人为观察对象、评价各种治疗方法或预防措施效果、有对照的前瞻性研究。研究目的是证实或揭示治疗方法或预防措施的疗效和安全性，综合评价治疗方法或预防措施的效果和价值。

临床试验从研究的性质划分，属于实验性研究的范畴。与动物实验研究不同，临床试验的受试对象常是患者。因此，临床试验的设计要求更为严密，不仅要考虑疗效和安全性，而且应考虑到伦理问题，知情同意问题和依从性问题；统计设计和统计分析也有其特点。本节简单介绍临床诊断试验。

诊断试验是指用于确定疾病存在状态的各种实验方法，包括用于诊断目的的病史采集和体格检查，各种实验室检查如生化、血液学、细菌学、病毒学、免疫学、病理学及遗传学等项目，各种影像学技术如 X 线诊断、超声诊断、核磁共振成像、放射性核素检查等，各种器械诊断如心电图、纤维内镜等，以及各种诊断标准如急性风湿热的 Johes 诊断标准、诊断系统性红斑狼疮的 ARA 诊断标准等。诊断试验在临床上的应用涉及面甚广，包括病因和病原学诊断，疾病病理和功能损害的诊断，疗效的判断，药物毒性作用和不良反应的监测，疾病预后的判断以及应用于普查、筛检无症状的患者等。

诊断试验设计既要遵循本章介绍的实验设计的基本原则，又要根据诊断试验的特点进行一些特殊的设计。

一、诊断试验的研究设计

诊断试验的研究设计主要包括以下程序和内容：

1. 确定金标准

确定金标准是诊断试验评价研究设计中的一项重要内容。诊断试验的金标准，是指当前临床医学界所公认的诊断某病最为可靠的方法。亦即利用金标准能正确地区分某人属"有病"还是"无病"。临床诊断中常用的金标准包括病理学诊断(组织活检和尸检)、外科手术发现、特殊的影像学诊断(如用冠状动脉造影术诊断冠心病等)以及目前尚无特异诊断方法而采用的国际公认的综合诊断标准(如诊断风湿热的 Johes 标准等)。有时用长期临床随访所获得的肯定诊断,也可作为金标准。必须注意,如果采用的金标准选择不当,就会造成分类错误,从而影响诊断试验正确性的评价。

2. 选择研究对象

诊断试验的研究对象应包括两组:一组是用金标准确定为有某病的病例组,另一组是用金标准证实为无该病的患者或人群,作为对照组。病例组应包括各种病例,如症状典型和非典型的,病程早、中、晚期的,病情轻、中、重型的,年龄不同层次的等,以便能反映该病的全部特征。对照组应包括确实无本病而患有易与本病相混淆疾病的病例,这样的对照才具有临床鉴别诊断价值。

3. 盲法评价

为避免主观偏倚对诊断试验结果判断上的影响,诊断试验的评价应采用盲法。盲法分为单盲和双盲。单盲是指被研究者不知道自己是在患病组还是在非患病组;双盲则指研究者和被研究者均不知道受试对象在哪个组。虽然盲法评价有利于获得客观真实的结果,但在实际应用时必须注意不能对患者造成伤害,必须符合医学伦理学原则。

二、诊断试验的评价指标

诊断试验评价指标种类繁多,主要有真实性指标、预测性指标、可靠性指标、综合性指标等,其中以真实性评价指标种类最多也最重要。

1. 真实性评价指标

据诊断试验结果和金标准的判别,可得到 4 种情况,一般将其整理成表 11 - 4 的形式。它实际上是一个配对四格表,表中列反映受试对象的金标准结果,D_+ 代表实际有病,D_- 代表实际无病;行反映受试对象的检测结果,T_+ 代表检测结果阳性,D_- 代表检测结果阴性;a 表示实际有病中检测结果为阳性的人数,b 表示实际无病中检测结果为阳性的人数,c 表示实际有病中检测结果为阴性的人数,d 表示实际无病中检测结果为阴性的人数,N 表示研究对象总数。

表 11 -4　诊断试验评价四格表

某诊断试验 检测结果	金标准		合计
	有病 D_+	无病 D_-	
阳性 T_+	a(真阳性)	b(假阳性)	$a+b$
阴性 T_-	c(假阴性)	d(真阴性)	$c+d$
合　计	$a+c$	$b+d$	$N=a+b+c+d$

用于诊断试验真实性评价的常用 4 个指标有:灵敏度与特异度,误诊率与漏诊率。

(1)灵敏度(sensitivity):称真阳性率,是实际患病且被试验诊断为患者的概率,即患者被诊断为阳性的概率。

$$Se = P(T_+ | D_+) = a/(a+c) \qquad (11.8)$$

（2）特异度（specificity）：又称真阴性率，是实际未患病而被试验诊断为非患者的概率，即非患者被诊断为阴性的概率。

$$Sp = P(T_- | D_-) = d/(b+d) \qquad (11.9)$$

（3）误诊率（mistake diagnostic rate）：又称假阳性率，表示实际未患病但被试验诊断为患者的概率，即非患者被诊断为阳性，反映非患者被错误诊断的可能性。

$$误诊率 \alpha = b/(b+d) \qquad (11.10)$$

（4）漏诊率（omission diagnostic rate）：又称假阴性率，表示实际患病但被试验诊断为非患病的概率，即患者被诊断为阴性，反映患者被遗漏诊断的可能性。

$$漏诊率 \beta = c/(a+c) \qquad (11.11)$$

灵敏度是反映检出能力的指标，而特异度是反映鉴别非患者能力的指标，两个指标都是越大越好。灵敏度、特异度、误诊率、漏诊率分别来自有病和无病的两个总体，是诊断试验固有指标，不受研究对象患病率的影响。其中：灵敏度 = 1 - 假阴性率 = $1 - \beta$，特异度 = 1 - 假阳性率 = $1 - \alpha$。

2. 预测性评价指标

在临床实践中，医生们有时更关心应用某诊断试验时，如果是阳性结果，到底有多大可能性得某疾病？如果是阴性结果，又有多大可能性排除该某疾病？预测值就是回答这些问题的统计学指标，有阳性预测值和阴性预测值。预测值受患病率的影响。

当受检人群患病率能够作为总体人群患病率的估计值时，阳性预测值和阴性预测值计算如下：

（1）阳性预测值（positive predict value，PV_+）：试验诊断为阳性者，确为患者的概率：

$$PV_+ = \frac{a}{a+b} \qquad (11.12)$$

（2）阴性预测值（negative predict value，PV_-）：试验诊断为阴性者，确为非患者的概率：

$$PV_- = \frac{d}{c+d} \qquad (11.13)$$

当受检人群患病率不能够代表总体人群患病率的估计值时，阳性预测值和阴性预测值根据贝叶斯定理计算如下：

$$阳性预测值 PV_+ = \frac{患病率 \times 灵敏度}{患病率 \times 灵敏度 + (1 - 特异度) \times (1 - 患病率)} \qquad (11.14)$$

$$阴性预测值 PV_- = \frac{特异度 \times (1 - 患病率)}{特异度 \times (1 - 患病率) + 患病率 \times (1 - 灵敏度)} \qquad (11.15)$$

3. 综合性评价指标

比较两个诊断系统时，单独使用灵敏度与特异度指标，可能出现一个诊断系统的灵敏度高，而另一个诊断系统的特异度高，无法判断哪一个诊断系统更好。因此，需要构建一些综合性的指标来对某一诊断试验进行全面评价。常用的有正确率、Youden 指数、比数积、阳性似然比、阴性似然比等。

（1）样本正确率：又称总符合率，表示观察结果与实际结果的符合程度，反映正确诊断患者与非患者的能力。

$$正确率 = (a + d)/N \tag{11.16}$$

正确率的另一个表达为：

$$\pi = \frac{a+c}{N}Se + \frac{b+d}{N}Sp \tag{11.17}$$

可见，正确率是灵敏度与特异度的加权平均。

正确率在很大程度上依赖受试人群的患病率。例如受试人群的患病率为5%，将所有样本诊断为阴性，也可有95%的正确百分率；其次，它没有揭示假阴性和假阳性错误诊断的频率，相同的正确率可能有完全不同的假阴性率和假阳性率。

（2）Youden 指数（Youden index，YI）：反映诊断试验真实性的综合指标。YI 定义为：

$$YI = 灵敏度 + 特异度 - 1 = Se + Sp - 1 \tag{11.18}$$

YI 的值在 $-1 \sim 1$ 之间，其值越大，说明诊断试验的真实性越好，当 YI 小于等于0时，该诊断试验无任何临床应用价值。

（3）阳性似然比（positive likelihood ratio，LR_+）：表示真阳性率与假阳性率之比。

$$LR_+ = P(T_+ | D_+)/P(T_+ | D_-) = \left(\frac{a}{a+c}\right) / \left(\frac{b}{b+d}\right) = Se/(1-Sp) \tag{11.19}$$

（4）阴性似然比（negative likelihood ratio，LR_-）：表示假阴性率与真阴性率之比。

$$LR_- = P(T_- | D_+)/P(T_- | D_-) = \left(\frac{c}{a+c}\right) / \left(\frac{d}{b+d}\right) = (1-Se)/Sp \tag{11.20}$$

阳性似然比与阴性似然比是评价诊断试验真实性的重要指标，它们反映了灵敏度与特异度两个方面的特性，不受患病率的影响，较灵敏度和特异度稳定。

4. 可靠性评价指标

诊断试验的可靠性是指在相同试验条件下，进行重复操作获得相同结果的稳定程度。常用一致性分析研究诊断试验的可靠性。一致性分析，又称 Kappa 值分析，是判断校正机遇一致率后不同观察者间的观察一致率分析。

三、ROC 曲线

如图 11 - 3 所示，当诊断试验的结果为计量或等级资料时，灵敏度、特异度等指标都会受诊断界值（或截断点）的影响。将不同诊断界值时所对应的假阳性率[（1 - 特异度）]作为横坐标，相应的灵敏度（真阳性率）作为纵坐标，连接各点构成的曲线即为 ROC 曲线（receiver operating characteristic

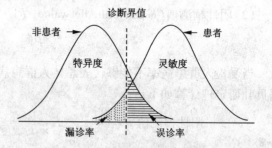

图 11 - 3　诊断界值和灵敏度、特异度的关系

curve，ROC curve）。ROC 曲线描述了不同诊断界值时诊断试验的灵敏度和特异度，反映了诊断试验中灵敏度和特异度随诊断界值变化而变化的关系，比前述指标具有更好的概括性，且不受人群患病率的影响，可用于综合评价诊断试验的诊断准确度。ROC 曲线下面积（area under cure，AUC）是多个诊断界值所对应灵敏度或特异度的平均值，它综合了多个诊断界值的情况，是评价诊断试验准确度较理想的综合性指标。目前，ROC 曲线分析是公认的评价诊断试验的最佳方法，有关理论和方法见相关的专著。

例 11 - 10　在一项考察空腹血糖（FPG，mmol/L）诊断糖尿病的诊断试验中，共收集 245 例糖尿病患者与 50 名正常人的空腹血糖，若以血糖 ≥ 5.6 mmol/L 为阳性标准，检测结果见表 11 - 5。计算各评价指标结果如下：

灵敏度 = 227 ÷ 245 = 92.65%

特异度 = 29 ÷ 50 = 58.00%

假阴性率 = 1 - 92.65% = 7.35%

假阳性率 = 1 - 58.00% = 42.00%

正确率 = (227 + 29) ÷ (227 + 18 + 21 + 29) = 86.78%

Youden 指数 = 92.65% + 58.00% - 1 = 0.5065

LR_+ = (0.9265) ÷ (1 - 0.5800) = 2.21

LR_{-1} = (1 - 0.9265) ÷ (0.5800) = 0.13

PV_+ = 227 ÷ (227 + 21) = 91.53%

PV_- = 29 ÷ (18 + 29) = 61.70%

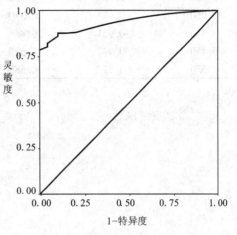

图 11 - 4　空腹血糖试验的 ROC 曲线

例 11 - 10 中取不同诊断界值时对应的灵敏度和特异度结果见表 11 - 6，相应的 ROC 曲线如图 11 - 4，曲线下面积 AUC = 0.937，面积 95% 可信区间为 (0.911, 0.963)，表明该诊断试验的诊断准确性较高。

表 11 - 5　空腹血糖试验诊断结果

真实情况	空腹血糖试验诊断结果		合计
	阳性(≥ 5.6 mmol/L)	阴性(< 5.6 mmol/L)	
糖尿病患者	227	18	245
正常人	21	29	50
合　计	248	47	295

表 11 - 6　不同诊断界值时空腹血糖试验的灵敏度和特异度

诊断界值	灵敏度	特异度	诊断界值	灵敏度	特异度
3.000	1.000	0.000	5.650	0.922	0.640
4.050	1.000	0.020	5.750	0.902	0.740
4.150	0.996	0.020	5.850	0.894	0.780
4.250	0.996	0.040	5.950	0.882	0.800
4.350	0.996	0.080	6.050	0.878	0.900
4.500	0.996	0.100	6.150	0.869	0.900
4.650	0.996	0.120	6.250	0.865	0.900
4.750	0.992	0.160	6.350	0.853	0.920
4.850	0.992	0.180	6.450	0.841	0.940
4.950	0.988	0.200	6.550	0.820	0.960
5.050	0.988	0.260	6.650	0.804	0.960

续上表

诊断界值	灵敏度	特异度	诊断界值	灵敏度	特异度
5.150	0.980	0.320	6.750	0.796	0.980
5.250	0.976	0.380	6.850	0.788	1.000
5.350	0.951	0.460	…	…	…
5.450	0.947	0.520	30.800	0.000	1.000
5.550	0.927	0.580			

第十二章　医学人口统计与疾病统计

本章讲述人群健康状况的统计分析，主要包括医学人口统计和疾病统计的分析指标及其分析方法。人群健康状况的统计分析结果可为制订卫生工作计划、研究疾病流行规律、进行疾病防治工作、评价计划生育工作质量或效果提供重要依据。

第一节　医学人口统计

人口是国家的重要资源，也是各部门工作的服务对象。人口统计(demography)不仅是政府各部门制订规划、政策的重要依据，也是评价工作的参考资料。医学人口统计资料分为两大类：

1.静态人口统计(census statistic)

为某一时点的人口状况，如人口的数量、年龄、性别、职业、民族、文化程度等，这类资料通常由人口普查获得。

2.动态人口统计(vital statistics)

又称生命统计，内容包括出生、死亡、婚姻等生命事件，是期间资料，通常以一年计算。这类资料主要通过登记、报告获得。

一、人口数量和构成

(一)人口数

人口数(population size)又称人口总量(total number of population)，指一定时点、一定地点范围内所有存活人口的总和。一个国家或地区的人口数，受出生、死亡、迁出、迁入的影响。要确定某地的人口数量，常采用时点资料，即统计该地域内某一特定标准时点上的瞬时人口总数。统计人口数时需分别统计在标准时刻之前出生或死亡的人，但不统计在标准时刻后出生或死亡的人。

国际上统计人口数，按惯例调查 7 月 1 日零时的人口数，统计方法有两种：①只计调查时刻某地实际存在的人数(包括临时在该地的人)；②只计某地的常住人数(包括在某地居住满一定时间的人数)。国家人口普查除说明统计方法外，还需说明是否包括：①土著居民及游牧部落；②常住国外的军政人员及家属；③常住本国，但普查时在国外的公民；④住本国的外国军政人员及家属；⑤暂住本国的外国公民。我国先后于 1953 年、1964 年、1982 年、1990 年和 2000 年进行了 5 次人口普查。

由于人口数量处于动态变化之中，因而某一时点的人口数只能代表这一时点的人口规模，而不能代表其他时点或某一时期(如一年)的人口规模。在实际工作中，有时也用某一期间的平均人口数来代表人口总数。从理论上讲，平均人口的准确计算方法是把一定时期内各个时点的人口数相加再除以总时点数；但在实际中不可能获得各个时点的人口数字，一般只能计算平均人口数的近似值。当人口数在一年中是均匀变动时，可用相邻两年年末(12 月 31

日）人口数的平均值计算年平均人口数，也可用年中人口数代表全年的平均人口数。

（二）人口构成（population composition）

人口构成可按照不同的人口学特征进行计算。人口学特征包括年龄、性别、文化、职业等，其中最常用的是人口的性别和年龄。表示人口构成常用的指标主要有：

1. 性别比（sex ratio）

又称性比例，是指男性人口数与女性人口数的比值，定义为：

$$性别比 = \frac{男性人口数}{女性人口数} \times 100 \tag{12.1}$$

在不同的年龄阶段，性别比存在差异。出生时性别比一般为 103～107；青壮年的性别比约为 100 左右；老年时期的性别比在 100 以下。

2. 老龄人口比重（proportion of old population）

联合国规定 60 岁或 65 岁及以上的人口为老龄人口。老龄人口比重是指 65 岁或 60 岁及以上的人数占总人口数的比例，即：

$$老龄人口比重 = \frac{65 岁（或 60 岁）及以上的人口数}{人口总数} \times 100\% \tag{12.2}$$

老龄人口比重的大小受社会经济水平、生活水平、卫生保健水平、人群健康水平等因素的影响。一般认为老龄人口比重超过 7%（或 60 岁及以上人口比重超过 10%）即进入老龄化人口（aging population）。

3. 少年儿童人口比重（proportion of child population）

指 14 岁及以下少年儿童在总人口中所占比重，即：

$$少年儿童人口比重 = \frac{14 岁以下人口数}{人口总数} \tag{12.3}$$

少年儿童人口比重是划分人口类型的指标之一，其大小主要受生育水平的影响。

4. 抚养比（dependency ratio）

抚养比是人口中非劳动年龄人数与劳动年龄人数之比。一般以 15～64 岁为劳动年龄，0～14 岁与 65 岁及以上为非劳动年龄，或被抚养年龄。

$$抚养比 = \frac{0～14 岁人数 + 65 岁及以上人数}{15～64 岁人数} \times 100\% \tag{12.4}$$

抚养比又称人口负担系数，是反映劳动人口负担程度的指标，此值取决于人口年龄结构类型。

5. 老少比（ratio of old to young）

指 65 岁及以上的老年人口与 14 岁及以下的少年儿童人口之比，表示每 100 名少年儿童对应多少老年人，是划分人口类型的标准之一。

$$老少比 = \frac{65 岁及以上老年人口数}{14 岁及以下少年儿童人口数} \times 100\% \tag{12.5}$$

人口金字塔（population pyramid）是将人口的性别、年龄分组数据，以年龄（或出生年份）为纵

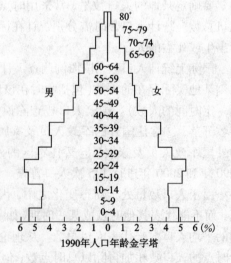

1990年人口年龄金字塔

图 12-1 　某地 1990 年人口金字塔

轴,以人口数或年龄构成比为横轴,按左侧为男、右侧为女绘制的直方图,其形如金字塔,故称为人口金字塔。人口金字塔更形象直观地反映了人口的年龄构成,便于说明和分析人口现状、类型及发展趋势。图 12 - 1 为某地 1990 年人口金字塔。

二、出生统计

人口的发展应该适应社会经济的发展。我国人口再生产类型已实现了从高出生、低死亡、高增长到低出生、低死亡、低增长的历史性转变。预计 21 世纪中期将达到 16 亿左右,之后有望呈下降趋势。

出生统计资料主要来源于公安、计划生育部门、妇幼保健部门的日常登记和专门组织的人口普查及专题调查。

(一)常用的测量生育水平的指标

1. 粗出生率(crude birth rate, *CBR*)

又称出生率(birth rate)或普通出生率。指某地某年平均每千人口中的出生数(活产数),其算式为

$$粗出生率 = \frac{同年活产数}{某年平均人口数} \times 1000‰ \qquad (12.6)$$

世界卫生组织将"活产"定义为:"妊娠的产物完全从母体排除时,具有呼吸、心跳、脐带动脉搏动、明确的随意肌运动四种生命现象之一的,即为活产(不管这种生命现象持续多长时间)。"平均人口数的取值,若在人口普查年,可用普查所得的该地该年 7 月 1 日零时的人口总数;若为非人口普查年,则用上年末及本年末两个人口数的平均值。粗出生率的优点在于资料易获得,计算简单,但它的主要缺点是受人口的年龄、性别和婚姻状况的影响。若人口中育龄妇女的比重偏大,则粗出生率偏高;若人口中儿童及老年人比重偏大,则粗出生率偏低。因此,粗出生率只能粗略地反映生育水平。

2. 总生育率(general fertility rate, *GFR*)

指某地某年平均每千名育龄妇女的活产数,其算式为

$$总生育率 = \frac{同年活产数}{某年 15 \sim 49 岁妇女数} \times 1000‰ \qquad (12.7)$$

总生育率消除了总人口中年龄性别构成不同对生育水平的影响,较粗出生率能更确切地反映生育水平。但在育龄妇女中,不同的年龄阶段生育能力有很大差别,故该指标受育龄妇女内部年龄构成的影响。

3. 年龄别生育率

又称年龄组生育率(age - specific fertility rate, *ASFR*),其算式为

$$某年龄别生育率 = \frac{同年该年龄组妇女的活产数}{某年某年龄组妇女数} \times 1000‰ \qquad (12.8)$$

年龄别生育率消除了育龄妇女内部年龄构成不同对生育水平的影响,故比总生育率更有意义。

4. 总和生育率(total fertility rate, *TFR*)

说明每个妇女一生平均生育的活产儿数。计算总和生育率的基本思想是:假定有同时出生的一代妇女,按照某年的年龄别生育率水平度过其一生的生育历程,则各年龄别生育率之

和乘以年龄组组距,就是这一代妇女平均每人可能生育的子女数。如各年龄组生育率之和为500‰,年龄组组距为5,则总和生育率为2.5,即每个妇女一生平均生2.5个孩子。该指标反映的是调查年时间横断面上的生育水平。因其排除了女性年龄构成不同对于生育水平的影响,故不同地区、不同年度的总和生育率可以直接比较,因而应用甚广,也是较好的测量生育水平的指标。其算式为

$$总和生育率 = n \times \sum ASFR \tag{12.9}$$

式中 n 为年龄组组距,通常为5。$\sum ASFR$ 为各年龄组生育率之和。

例 12-1　某地1988年搜集到表12-1第(1)~(5)栏的资料,试计算总生育率(GFR),年龄别生育率($ASFR$)和总和生育率(TFR)。

表 12-1　GFR,ASFR,及 TFR 计算

年龄 (1)	妇女数 (2)	出生婴儿数			年龄别生育率 (‰) (6)
		男 (3)	女 (4)	合计 (5)	
15 ~	126203	1274	1210	2484	19.68
20 ~	116960	14280	13047	27327	233.36
25 ~	77523	6363	5609	11972	154.43
30 ~	87190	3097	2701	5798	66.50
35 ~	73060	729	665	1394	19.08
40 ~	52560	156	146	302	5.75
45 ~	4943920	34	26	60	1.37
合　计	577416	25933	23404	49337	500.17

按公式(12.7) $GFR = \dfrac{49337}{577416} \times 1000‰ = 85.44‰$

按公式(12.8)15~岁组 $ASFR = \dfrac{2484}{126203} \times 1000‰ = 19.68‰$,依次类推,结果见第(6)栏。

按公式(12.9) $TFR = 5 \times 500.17‰ = 2.50 = 2500‰$

意即按当地某年妇女年龄别生育率水平,估计每个妇女一生平均生育2.5个孩子,或用千分率表示,即估计每1000名妇女一生平均生育2500个孩子。

(二)测量人口再生产的指标

人口再生产的结果一般用人口发展指标来表示。人口的再生产包括人口出生和人口死亡,因此,人口再生产指标必须依据出生和死亡两方面资料来计算。

1. 自然增长率(natural increase rate,NIR)

自然增长率是粗出生率与粗死亡率之差,即:

$$自然增长率 = 粗出生率 - 粗死亡率 \tag{12.10}$$

自然增长率的优点是计算简便,反映实际水平;由于粗出生率与粗死亡率均受人口年龄和育龄妇女构成的影响,本身只能粗略地反映出生及死亡水平。

2. 粗再生产率(gross reproduction rate,GRR)

指计算女婴的总和生育率,即只按年龄组女婴生育率计算 TFR。由于具体执行生育职能

的是女性人口,未来人口的发展实际取决于母亲一代所生的女婴数,若母亲一代所生的女婴数大大超过母亲的人数,说明将有更多的人来代替母亲一代执行生育任务;若母亲一代所生的女婴数少于母亲数,则未来执行生育职能的人将比现在少。

3. 净再生育率(net reproduction rate, NRR)

由于母亲一代所生的女儿并不是全部都能活满她们的育龄期,她们有的未进入育龄期即已夭折,有的虽然进入了育龄期,但在育龄期结束之前即死亡,故真正能替代母亲一代执行生育职能的女婴数应为出生女婴总数中扣除 0~49 岁之间的死亡数。

$$NRR = \sum ASF_{(f)} \times {}_5L_x/l_x \qquad (12.11)$$

式中 $\sum ASFR_{(f)}$ 为只计女婴的年龄别生育率, ${}_5L_x$、l_x 来自当地女性寿命表。

若出生率与死亡率不变, $NRR = 1.0$ 时,未来人口将保持恒定,此即更替水平(replacement level)。$NRR = 1.0$ 时的总和生育率称为更替水平生育率。若未来人口 $NRR > 1$,未来人口将增多;$NRR < 1$,未来人口将减少。

4. 平均世代年数(mean length of generation, LG)

指母亲一代所生的女婴取代母亲执行生育职能时平均所需要的年数。它反映了两代人口的间隔年数,间隔年数越短,说明人口发展速度越快;间隔年数长,说明人口发展速度慢。其算式为:

$$LG = \frac{育龄妇女总人年数}{NRR} \qquad (12.12)$$

例 12-2　就表 12-2 的资料求 GRR, NRR, LG。

表 12-2　GRR, NRR, LG 计算

年龄组(岁)(1)	年龄组中值(2)	每1000 妇女所生女婴数(3)	每名妇女期内生存人年数 ${}_5L_x/l_x$ (4)	每1000 名妇女期内所生女婴数(5) = (3) × (4)	女婴生存总人年数(16) = (5) × (2)
15 ~	17.5	9.25	4.69452	45.02	787.86
20 ~	22.5	111.55	4.66724	520.63	11714.19
25 ~	27.5	72.35	4.63415	335.28	9220.22
30 ~	32.5	30.98	4.59802	142.45	4629.52
35 ~	37.5	9.10	4.55405	41.44	1554.07
40 ~	42.5	2.78	4.49746	12.50	531.37
45 ~	4947.5	0.59	4.41931	2.61	123.85
合　计	—	236.94	—	1099.93	28561.08

在 GRR, NRR, LG 的计算表中第(3)栏为根据某地1988 年收集到的资料所计算的年龄别女婴生育率;第(4)栏为每名妇女在 $X \sim X + 5$ 岁期内的生存年数,其中 ${}_5L_x$、l_x 来自当地女性寿命表;第(5)栏为每1000 名妇女 5 年内所生女婴扣除死亡以后的净剩人数,即确切能替代母亲一代执行生育职能的女婴数;第(6)栏为各年龄组组中值与人数的乘积,为实际生存人年数。因此: $GRR = 5 \times 236.94‰ = 1.18$,其含义为按1988 年的年龄别生育率水平,一个妇女一生平均生 1.18 个女儿。$NRR = 1099.93‰ = 1.10$,其含义为按1988 年的生育水平及死亡水平,平均每个妇女所生的女婴扣除死亡后,净剩 1.1 人,能取代母亲执行生育职能。$LG =$

28561.08 人年/1099.93 人 = 25.97 年,其含义为按 1988 年的生育及死亡水平,女婴一代平均需要 25.97 年方能够取代母亲一代执行生育职能。

三、死亡统计

死亡是主要的生命事件之一。世界卫生组织将"死亡"明确定义为:"在出生后的任何时候,全部生命现象永远消失称为死亡。"这一定义说明死亡只能发生在活产之后,活产之前的死亡称为"胎儿死亡"。

1. 粗死亡率(crude death rate,CDR)

又称死亡率(mortality rate)或普通死亡率。指某地某年平均每千人口中的死亡数。它反映居民总的死亡水平。其算式为

$$粗死亡率 = \frac{同年内死亡人数}{某年平均人口数} \times 1000‰ \tag{12.13}$$

粗死亡率高低受人口的年龄、性别构成情况的影响。一般情况下,老人和婴儿的死亡率较高,男性死亡率高于女性。因此,在分析比较不同时期或不同地区的死亡率时,要注意人口的年龄及性别构成是否一致,如不一致时应采用男(女)性按年龄标准化死亡率作比较,或直接比较男(女)性年龄别死亡率。

2. 年龄别死亡率(age – specific death rate,ASDR)

亦称年龄组死亡率,指某年某年龄别平均每千人口中的死亡数。其算式为

$$某年龄别死亡率 = \frac{同年该年龄别死亡人数}{某年某年龄别平均人口数} \times 1000‰ \tag{12.14}$$

年龄别死亡率亦可按男女性别分别统计。年龄别死亡率消除了人口的年龄构成不同对死亡水平的影响,故不同地区同一年龄组的死亡率可以直接进行比较。

3. 累积死亡率(cumulative death rate)

是死亡率指标的延伸,是指一群人经历了某一时期而死亡的概率。如果按时间计算,时间是一年,实际上就是年死亡率;如果按年龄计算,年龄是 0 ~ 60 岁,那就是指一个人在出生后 60 年中死亡的概率。累积死亡率是各年龄组死亡率的综合,不受年龄构成的影响。

$$累积死亡率 = \Sigma(各年或各年龄组死亡率 \times 年或年龄区间长度) \tag{12.15}$$

4. 婴儿死亡率(infant mortality rate,IMR)

指某年平均每千名活产中不满 1 周岁(婴儿)的死亡数。其算式为

$$婴儿死亡率 = \frac{同年内不满 1 周岁婴儿死亡数}{某年活产总数} \times 1000‰ \tag{12.16}$$

婴儿对外环境的抵抗能力差,常因肺炎、营养不良和传染病等疾病而死亡,婴儿死亡率的高低对于平均寿命有重要的影响,它是反映社会卫生状况和婴儿保健工作的重要指标,也是死亡统计指标中较敏感的指标。婴儿死亡率不受年龄的影响,可以直接进行比较。在婴儿时期,通常出生后 28 天以内的死亡率往往高于出生后 28 天至不满 1 年的死亡率,因而将婴儿死亡率分为新生儿死亡率与后期婴儿死亡率。由于婴幼儿死亡率变化大,影响因素多,在妇幼保健工作中按孕周和儿童的年龄又分了其他许多组(参见表 12 - 3 胎儿、婴幼儿死亡分组示意)。

表 12 - 3　胎儿、婴幼儿死亡分组示意

受孕~第19孕周	早期胎儿死亡	流产	胎儿死亡
第20~27孕周	中期胎儿死亡		
≥第28孕周~娩出前	后期胎儿死亡或死产	围生期死亡	
出生~生后第6天	早期新生儿死亡	新生儿死亡	婴儿死亡
出生后第7~27天	后期新生儿死亡		
生后第28天至不满1岁	后期婴儿死亡		
1~4岁	幼儿死亡		

5. 新生儿死亡率(neonatal mortality rate，*NMR*)

指某地某年平均每千名活产数中未满 28 天的新生儿死亡数，其算式为

$$新生儿死亡率 = \frac{同年未满 28 天的新生儿死亡数}{某年活产总数} \times 1000‰ \tag{12.17}$$

新生儿死亡率与婴儿死亡率均是反映妇幼卫生工作质量的重要指标。由于新生儿死亡数在婴儿死亡数中占相当大比重，因此降低新生儿死亡率是降低婴儿死亡率的关键。

6. 围生儿死亡率

亦称围产儿死亡率(perinatal mortality rate)，围生期是指围绕孕产妇分娩前后的一定时期，也就是新生儿出生前和后的一定时期。目前国际上对围生期的定义有四种，我国采用的围生期定义是"围生期Ⅰ"：是从妊娠满 28 周(胎儿或新生儿出生体重达到1000g 及以上或身长达到 35 公分及以上)至出生后 7d。在此期间内的死亡称为围生期死亡。围生期死亡包括死胎、死产及新生儿死亡。计算围生儿死亡率时，如孕周不详者，则以出生后 1h 内的体重≥1000g 者或身长≥35 公分者为统计标准。其算式为

$$围生儿死亡率 = \frac{同年围生期的死胎数 + 死产数 + 出生 7 天内死亡数}{某年围生期的死胎数 + 死产数 + 活产数} \times 1000‰$$
$$\tag{12.18}$$

死胎指妊娠 28 周及以上，临产前胎儿死于宫内，出生后无生命征兆者；死产指妊娠 28 周及以上，临产前胎儿存活，产程中胎儿死亡，出生后无生命征兆者。围生儿死亡率是衡量孕前、孕期、产期、产后保健工作质量的敏感指标之一。它不能从出生报告及死亡报告直接计算，必须利用产科病例记录做分析。

7. 5 岁以下儿童死亡率(child mortality rate under age 5)

许多发展中国家，由于婴儿死亡率的资料不易准确，而 5 岁以下儿童死亡水平又很高，故用 5 岁以下儿童死亡率来反映婴幼儿的死亡水平。其算式为

$$5 岁以下儿童死亡率 = \frac{同年 5 岁以下儿童死亡数}{某年活产总数} \times 1000‰ \tag{12.19}$$

它是近些年来国际组织推荐并应用较多的综合反映儿童健康水平和变化的主要指标。

8. 孕产妇死亡率(maternal mortality rate)

指某年中由于怀孕和分娩及并发症造成的孕产妇死亡人数与同年出生活产数之比,以万分率或十万分率表示,其计算式为

$$孕产妇死亡率 = \frac{同年孕产妇死亡数}{某年活产总数} \tag{12.20}$$

国际疾病分类第十版(ICD - 10)对孕产妇死亡定义为:"妇女在妊娠期至产后42天以内,由于任何与妊娠有关的原因所致的死亡称为孕产妇死亡,但不包括意外事故死亡。""与妊娠有关的原因"可以分为两类:①直接产科原因:包括对妊娠合并症(妊娠期、分娩期及产褥期)的疏忽、治疗不正确等;②间接产科原因:妊娠之前已存在的疾病,由于妊娠使病情恶化引起的死亡。由此定义可知孕产妇死亡率的计算,必须具有医疗部门的诊断资料。这一指标不仅可以评价妇女保健工作,而且间接反映一个国家的卫生文化水平。

9. 死因别死亡率(cause - specific death rate)

指因某种原因(疾病)所致的死亡率。其算式为

$$某死因死亡率 = \frac{同年内某种原因死亡人数}{某年平均人口数} \times 100000/10\ 万 \tag{12.21}$$

死因别死亡率是死因分析的重要指标,它反映各类病伤死亡对居民生命的危害程度。

10. 死因构成或相对死亡比(proportion of dying of a specific cause)

指全部死亡人数中,死于某死因者所占的百分比,说明各种死因的相对重要性。其算式为

$$某类死因构成比 = \frac{同年某类死因死亡人数}{某年死亡总人数} \tag{12.22}$$

11. 死因顺位

是指按各类死因构成比的大小由高到低排列的位次,说明各类死因的相对重要性。科学地进行死因分类,是应用这一指标的先决条件。

第二节 疾病统计

疾病统计是研究居民健康状况的重要方法。疾病统计通过研究和掌握疾病发生、发展及其流行的规律,弄清影响疾病的各种因素,为衡量与评价疾病防治工作的效果,制订卫生发展规划、疾病防治对策,有计划有步骤地防治疾病、保障人民的健康提供科学依据。

一、疾病统计资料的收集

(一)疾病报告和报表资料

国家规定的报告和报表,主要有法定传染病、地方病和寄生虫病、工矿企业职业病报告,和某些部门规定的一些重要慢性病报告,如结核病、恶性肿瘤、高血压病、冠心病以及死亡登记资料等。

(二)医疗机构诊治记录

医疗机构在诊治患者过程中,通过门诊、急诊诊疗登记或门诊卡、住院病历、出院卡片

等记录,按统一的疾病分类进行统计。这类资料的特点是记录详细,较少遗漏,比较准确。但要注意到医疗机构诊治记录中没有包含社区中的全部患者,并且住院治疗一般是病情较重的患者,也难以代表疾病的总体情况,故不能用来推断疾病总体的规律。

（三）病伤缺勤登记

劳动保险部门和工矿企业、学校等机构根据职工(学生)病伤休工(休学)证明进行记录登记,除记载病伤原因外,还应记录休工(休学)日数。因病伤缺勤是反映病伤对劳动力产生影响的资料。

（四）健康检查

职工和学生每年的体格健康状况检查资料,比较系统、完善,可以为疾病的发生、发展提供一定的信息。

（五）疾病调查和监测

为深入了解某些疾病在人群中的流行分布状况,通过专门研究设计,可以进行疾病普查、专题调查、抽样点疾病监测等。我国近年来进行全国性的疾病调查主要有:恶性肿瘤死亡率调查,高血压、糖尿病、结核病、肝炎等疾病的患病率调查,这类资料可为管理部门提供决策的依据。

二、疾病统计常用指标

（一）反映疾病发生频度的指标

疾病统计的单位可以用患者,也可以用病例。前者是指在观察期内一个人是否转变为患者,后者指一个人每发生一次疾病就算一个病例。一个患者可以先后患数次同一种疾病或同时患数种不同的疾病。

1. 发病率(incidence rate)

表示一定时期内,在可能发生某病的一定人群中新发生的某病病例数。其算式为

$$某病发病率 = \frac{该期间新发生的某病病例数}{一定时期内可能发生某病的平均人口数} \times 比例基数 \qquad (12.23)$$

式中的"期间"指观察所包括的时间范围,可以年、月、旬或周为观察期间,但通常用年或月。"一定人群"可以是一个地区或一个单位的全部人口,也可以是某一特定的人群,如某一年龄组或不同性别的人口等。比例基数可为%、‰、或/10万,视具体情况和习惯分别采用。通常使计算结果至少保留1~2位整数。

2. 患病率

又称现患率(prevalence rate),指某时点上受检人数中现患某种疾病的人数,通常用于描述病程较长或发病时间不易明确的疾病的患病情况,如慢性病在某一时间横断面的患病情况。其算式为

$$某病患病率 = \frac{检查时发现的某病现患病例数}{该时点受检人口数} \times 比例基数 \qquad (12.24)$$

"时点"在理论上是无长度的,但实际调查或检查不可能无长度,但要尽可能缩短观察时间,一般以不超过1个月为宜。患者不论何时发病,不论新旧病例,凡受检时尚未痊愈者均统计在内。一般所说的患病率,是指时点患病率(point prevalence rate),是某一时间横断面上某病患者占受检人数的比例,它是一种静态指标,虽然名称是率,但它的性质是比例。在某

些场合，也使用时期患病率(period prevalence rate)，时期患病率的分子实际上是该时期起始点的患病例数与整个时期的新病例数之和，分母是同期平均人口数。

3. 累积发病率

是发病率指标的延伸，是指一群人经历某一时期而发生某病的概率。如果按时间计算，时间是一年，实际上就是年发病率；如果按年龄计算，年龄是 0～60 岁，那就是指一个人从出生活到 60 岁，在这 60 年中发生该病的概率。

$$累积发病率 = \frac{期内发患者数}{初始观察人数} \times 1000‰ \tag{12.25}$$

例 12 – 3 某工厂 1995 年初有工人 500 人，年末有工人 600 人，在本年内，新发现高血压病例 3 例；1995 年前发病至 1995 年尚未痊愈的高血压病例 20 例。试计算该厂高血压的发病率和患病率。

1）平均人口数 = [本期初人口数 + 本期末人口数]/2 - 20 - 3/2

= [500 + 600]/2 - 20 - 3/2 = 528.5(人)

2）发病率的计算：用 1995 年新发生的高血压病例数作分子计算：

$$高血压发病率 = \frac{3}{528.5} \times 1000‰ = 5.68‰$$

3）患病率的计算：用 1995 年末现患高血压病例数作分子计算，包括 1995 年新发生的高血压病例数和 1995 年前已患高血压的病例数。

$$1995 年末的高血压患病率 = \frac{3 + 20}{550} \times 1000‰ = 41.82‰$$

（二）反映疾病危害程度和治疗效果的指标

1. 某病死亡率

见死因别死亡率。

2. 某病病死率(case fatality)

反映某病患者中因该病而死亡的频率。其算式为：

$$某病病死率 = \frac{因某病死亡人数}{同期某病患者数} \times 100\% \tag{12.26}$$

3. 治愈率(cure rate)

表示受治患者中治愈的频率。

$$治愈率 = \frac{治愈患者数}{受治患者数} \times 100\% \tag{12.27}$$

4. 有效率

表示受治患者中治疗有效的频率。

$$有效率 = \frac{治疗有效人数}{受治患者数} \times 100\% \tag{12.28}$$

病死率、治愈率、有效率主要用于对急性病危害或防治效果的评价。但治愈和有效的标准要有明确而具体的规定，只有在标准相同的情况下才可以相互比较。疾病的转归除与治疗措施有很大关系外，和患者的因素(如病情的轻重、病程的长短、患者的年龄、性别及一般健康状况等)亦有关，比较时应充分考虑可比性问题。

5. 生存率(survival rate)

指患者能活到某一时点的概率。常用于对慢性病如恶性肿瘤及心血管病等的治疗效果评价或预后估计。常用的是一年生存率、5 年生存率和 10 年生存率等。计算生存率的数据需通过随访获得,有直接法和寿命表法两种计算方法。

6. 平均每 100 名职工因病(伤)缺勤事例数

指一年(月)内平均每百名在册职工因病(伤)缺勤事例数。

$$平均每 100 人因病伤缺勤事例数 = \frac{某年(月)因病(伤)缺勤事例数}{同期在册职工数} \times 100\% \quad (12.29)$$

因病(伤)缺勤以“缺勤事例”为统计单位。因病(伤)缺勤一天或一天以上者计为一个“缺勤事例”。因急性病(伤)缺勤,不论其中是否有间隔,只作为一个缺勤事例;慢性病连续缺勤作为一个缺勤事例,有间隔时要分别计算——此时缺勤事例即指缺勤次数。

7. 因病(伤)缺勤率

指一年(月)内,职工应出勤日数中因病(伤)缺勤日数所占的比例。它能较好地反映病(伤)对劳动力的影响。其计算公式为

$$因病伤缺勤率 = \frac{某年(月)因病(伤)缺勤人日数}{同期应出勤总人日数} \times 100\% \quad (12.30)$$

式中缺勤人日数以实际缺勤人日数计算。公假日及不满一日的不计算在内,连续缺勤 6 个月以上时,超过 6 个月的人日数要另外计算。

(三)反映疾病构成情况的指标

常用构成百分比表示一定期间内某病病例数占全部病例数的比重。常用指标为疾病构成比:

$$某病构成百分比 = \frac{同时期内某病新发病例数}{某时期内全部新发病例总数} \times 100\% \quad (12.31)$$

通常按性别、年龄组来分析疾病构成,以反映某一疾病在某一特定人群中的疾病构成情况。该指标可指出主要的疾病种类,但不能反映某病的具体发病水平。

例 12 – 4 某地 1996 年共发现传染病例 200 例数,其中肠道传染病 100 例数,结核病 30 例数,病毒性肝炎 40 例数,其他传染病 30 例数。试计算各病的构成百分比。

$$肠道传染病的构成百分比 = \frac{100}{200} \times 100\% = 50\%$$

$$结核病的构成百分比 = \frac{30}{200} \times 100\% = 15\%$$

$$病毒性肝炎的构成百分比 = \frac{40}{200} \times 100\% = 20\%$$

$$其他传染病的构成百分比 = \frac{30}{200} \times 100\% = 15\%$$

第三节 寿命表

一、寿命表的概念

寿命表,亦称生命表(life table),是根据特定人群的年龄组死亡率编制出来的一种统计表。编制时,假定有同时出生的一代人(一般为 10 万人),按照一定的年龄组死亡率先后死

去，直到死完为止，用寿命表方法计算出这一代人在不同年龄组的"死亡概率"、"死亡人数"、刚满某年龄时的"尚存人数"及其"期望寿命"等指标。由于寿命表是根据各年龄组死亡率计算出来的，因此，寿命表中各项指标不受人口年龄构成的影响，不同人群的寿命表指标具有良好的可比性。

根据编制目的和资料来源不同，寿命表可分为现时寿命表(current life table)与队列寿命表(cohort life table)两大类。现时寿命表简称寿命表，依据年龄分组不同，可分为完全寿命表(complete life table)和简略寿命表(abridged life table)。完全寿命表是每岁一组。简略寿命表在婴儿期以 0 ~ 1 岁为一组，不含 1 岁整；幼儿期以 1 ~ 5 岁为一组，不含 5 岁整；以后每 5 岁一组。编制完全寿命表观察人数要足够多。因为完全寿命表中年龄分组细，观察人数太少，容易出现某些年龄组死亡率不稳定。简略寿命表，年龄分组少，每个年龄组人口较多，年龄组死亡率较稳定，卫生统计中比较常用。队列寿命表是对某特定人群中的每一个人，从进入该特定人群直到最后一个人死亡记录的实际死亡过程。

根据获得资料的范围，可以编制全国的、某一地区的寿命表；也可以编制城市的、农村的寿命表。因为不同性别的人口其年龄别死亡率和平均期望寿命有差异，故应分别进行编制。

二、寿命表的指标和编制方法

1. 寿命表的分析指标及其意义

(1)死亡概率($_nq_X$)：指同时出生的一代人死于 $X \sim (X + n)$ 岁年龄组的概率。

(2)生存人数(l_X)：指同时出生的一代人刚满 X 岁时尚能生存的人数，亦称尚存人数。

(3)死亡人数($_nd_X$)：指同时出生的一代人在 $X \sim (X + n)$ 岁年龄组内的死亡人数。它与各年龄组的实际死亡人数 $_nD_X$ 是有区别的。

(4)生存人年数($_nL_X$)：指同时出生的一代人在 $X \sim (X + n)$ 岁期间生存的人年数，亦称寿命表人年数。

(5)生存总人年数(T_X)：指同时出生的一代人中活满 X 岁时今后尚能生存的总人年数。

(6)平均期望寿命(e_X)：指同时出生的一代人活满 X 岁时今后尚能生存的平均年数(即岁数)。

2. 寿命表的编制方法

(1)计算 $_nq_X$：当年龄分组较细时，$_nq_X$ 与 $_nm_X$ 呈直线关系，可按公式(12.32)计算各年龄组的死亡概率。

$$_nq_X = \frac{2n \cdot _nm_X}{2 + n \cdot _nm_X} \tag{12.32}$$

式中 $_nm_X$ 为年龄别死亡率。婴儿死亡概率($_1q_0$)可用婴儿死亡率(m_0)代替。

(2)计算 $_nd_X$ 及 l_X：各年龄组死亡人数($_nd_X$)及 X 岁时生存人数(l_X)，可分别按公式(12.33)和公式(12.34)计算

$$_nd_X = l_X \cdot _nq_X \tag{12.33}$$

$$l_{X+n} = l_X - _nd_X \tag{12.34}$$

(3)计算 $_nL_X$：0 岁组生存人年数(L_0)可按公式(12.35)计算

$$L_0 = l_1 + a_0 \cdot d_0 \tag{12.35}$$

式中 a_0 为当地每个死亡婴儿的平均存活年数，一般用小数表示。根据我国部分地区的婴儿

死亡资料计算得出 a_0 值，男性为 0.145，女性为 0.152，男女合计为 0.15。其他年龄组生存人年数($_nL_X$)按公式(12.36)计算

$$_nL_X = \frac{n}{2}(l_X + l_{X+n}) \tag{12.36}$$

最后一个年龄组的生存人年数(L_w)按公式(12.37)计算

$$L_w = \frac{l_w}{m_w} \tag{12.37}$$

公式中 L_w 和 l_w 分别为最后年龄组的生存人年数及生存人数，m_w 为死因统计中的最后一组死亡率，如 80 岁以上组死亡率为 m_{80}。

(4)计算 T_X 及 e_X：X 岁的生存总人年数(T_X)及平均期望寿命(e_X)可按公式(12.38)及公式(12.39)计算

$$T_X = \sum_X^e {_nL_X}, \quad T_w = L_w \tag{12.38}$$

$$e_X = \frac{T_X}{l_X} \tag{12.39}$$

如果已有完整、准确的年龄组平均人口数与死亡人数资料，即可按上述方法先后计算各项寿命表指标，按男、女性分别编制寿命表。

现以表 12-4 某地 2000 年男性居民为例说明寿命表各项指标的具体计算步骤与方法。

表 12-4 2000 年某市男性居民简略寿命表

年龄组(岁) $X\sim$ (1)	平均人口数 $_nP_X$ (2)	实际死亡人数 nD_X (3)	年龄组死亡率 $_nm_X$ (4)	死亡概率 $_nq_X$ (5)	尚存人数 l_X (6)	死亡人数 $_nd_X$ (7)	生存人年数 $_nL_X$ (8)	生存总人年数 T_X (9)	预期寿命 e_X (10)
0~	18753	246	0.013118	0.013118	100000	1312	98878	6994280	69.94
1~	54325	60	0.001104	0.004406	98688	435	393882	6895402	69.87
5~	64063	46	0.000718	0.003584	98253	352	490385	6501520	66.17
10~	94683	64	0.000676	0.003374	97901	330	488680	6011135	61.40
15~	114332	90	0.000787	0.003927	97571	383	486898	5522455	56.60
20~	126941	123	0.000969	0.004833	97188	470	484765	5035557	51.81
25~	118930	127	0.001068	0.005326	96718	515	482303	4550792	47.05
30~	91922	104	0.001131	0.005639	96203	542	479668	4068489	42.29
35~	62290	92	0.001477	0.007358	95661	704	476545	3588821	37.52
40~	56806	134	0.002359	0.011726	94957	1113	472003	3112276	32.78
45~	65863	239	0.003629	0.017982	93844	1688	465000	2640273	28.13
50~	54243	346	0.006379	0.031394	92156	2893	453548	2175273	23.60
55~	43355	528	0.012179	0.059096	89263	5275	433128	1721725	19.29
60~	32004	763	0.023841	0.112500	83988	9449	396318	1288597	15.34
65~	24445	972	0.039763	0.180838	74539	13479	338998	892279	11.97
70~	12818	897	0.069980	0.297800	61060	18184	259840	553281	9.06
75~	5813	647	0.111302	0.435369	42876	18667	167713	293441	6.84
80~	2685	517	0.192551	1.000000	24209	24209	125728	125728	5.19

表 12-4 中第(2)栏平均人口数与第(3)栏实际死亡人数是编制寿命表的基础资料,它来自于死亡统计资料,其中婴儿死亡率对平均寿命的影响最大,必须经过严格核对后才能使用。

第(4)栏年龄组死亡率($_nm_x$),由各年龄组死亡人数($_nD_x$)除以相应年龄组平均人口数($_nP_x$)得到。

第(5)栏年龄组死亡概率($_nq_x$)按公式(12.32)求得。如

$$_4q_1 = \frac{2 \times 4 \times {_4m_1}}{2 + 4 \times {_4m_1}} = \frac{2 \times 4 \times 0.001104}{2 + 4 \times 0.001104} = 0.004406$$

$$_{10}q_5 = \frac{2 \times 5 \times {_5m_5}}{2 + 5 \times {_5m_5}} = \frac{2 \times 5 \times 0.000718}{2 + 5 \times 0.000718} = 0.003584$$

其余各年龄组$_nq_x$类推,第一组的死亡概率q_0可用婴儿死亡率代替,本例为0.013118,最后一组的死亡概率为$q_w = 1.000000$。

第(6)栏生存人数与第(7)栏死亡人数分别按公式(12.33)与公式(12.34)计算如下

$$_1d_0 = l_0 \cdot {_1q_0} = 100000 \times 0.013118 = 1312$$

$$l_1 = l_0 - {_1d_0} = 100000 - 1312 = 98688$$

$$_4d_1 = l_1 {_4q_1} = 98688 \times 0.004406 = 435$$

$$l_5 = l_1 - {_4d_1} = 98688 - 435 = 98253$$

依此类推。

第(8)栏生存人年数($_nL_x$)按公式(12.35)与公式(12.36)求得

$$_1L_0 = l_1 + a_0 \cdot d_0 = l_1 + 0.145 \cdot d_0$$
$$= 98688 + 0.145 \times 1312 = 98878$$

$$_4L_1 = \frac{n}{2}(l_x + l_{x+n}) = \frac{4}{2}(98688 + 98253) = 393882$$

依此类推。最后一个年龄组的生存人年数(L_{80})按公式(12.37)求得

$$L_{80} = \frac{l_{80}}{m_{80}} = \frac{24209}{0.192551} = 125728$$

第(9)栏生存总人年数(T_x)按公式(12.38)求得

$$T_{80} = L_{80} = 125728$$

$$T_{75} = T_{80} + {_5L_{75}} = 167713 + 125728 = 293441$$

依此类推。

第(10)栏期望寿命按公式(12.39)求得

$$e_0 = \frac{T_0}{l_0} = \frac{6994280}{100000} = 69.94$$

$$e_1 = \frac{T_1}{l_1} = \frac{6895402}{98688} = 69.87$$

依此类推。

三、寿命表的分析应用

寿命表指标l_x、$_nd_x$、$_nq_x$、e_x都可以用来评价居民健康状况,尤其是平均期望寿命(e_x)已

成为国内外评价不同地区或不同时期居民健康水平的重要指标之一。它不仅可以评价社会卫生状况，而且可用于研究生育、发育及人口再生产情况。根据它的基本原理拓展的其他统计方法，也广泛应用于医学科研的各个方面。

1. 寿命表生存人数

寿命表生存人数反映在一定年龄组死亡率基础上，一代人的生存过程。以年龄为横轴，以生存人数为纵轴绘制的生存曲线可以较好地反映这一生存过程。分析时要注意曲线的高度和曲度，尤其是曲线头部曲度的变化。年龄组死亡率较低，生存人数曲线较高；婴儿死亡率较低，曲线头部的曲度较小。不同地区或同一地区不同性别、不同年度的生存人数曲线的对比可对其生存现状及规律进行探讨。

2. 寿命表死亡概率

寿命表死亡概率取决于各年龄组死亡率。由于各年龄别死亡概率相差较大，故一般以年龄为横轴，以各年龄死亡概率的对数值为纵轴，绘制半对数线图。婴幼儿组及老年组死亡概率较高，10~14 岁组较低。健康水平较高的地区，死亡概率曲线较低。

3. 平均期望寿命

利用寿命表可以预测各年龄的平均寿命，它是评价居民健康状况的主要指标。刚满 X 岁的平均期望寿命(e_X)，受 X 岁以后各年龄组死亡率的综合影响。0 岁时的平均期望寿命(e_0)简称平均寿命，是各年龄组死亡率的综合反映，可概括地说明人群的健康水平。以年龄为横轴，平均期望寿命为纵轴，可以绘制平均期望寿命曲线图。分析不同地区或同一地区不同时期人群的平均期望寿命曲线时，要注意曲线的起点，曲线头部的曲度（反映婴幼儿死亡率的高低），以及整个曲线的高度和曲度变化。如果各年龄组死亡率下降，尤其是婴儿死亡率下降，则平均期望寿命曲线的起点上升，曲线头部的曲度变小，整个曲线位置上移。

平均寿命是以各年龄组死亡人数作为权数计算出来的平均生存年数，其大小取决于各年龄组死亡率的高低。如果低年龄组死亡率高，死亡人数的比重增大，则平均寿命就会降低；反之，低年龄组死亡率低，死亡人数的比重减少，高年龄组死亡的人数增多，平均寿命就会增加。任何一个年龄组的死亡水平发生变化都会影响平均寿命，但低年龄组的死亡率对平均寿命影响较大。根据寿命表计算出来的平均寿命不受人口年龄构成的影响，不同地区的寿命表可以直接进行比较。

第四节　其他反映人群健康状况的指标

传统的生命统计指标有其局限性和片面性，不能概括疾病影响健康的全面情况。如死亡率只反映死亡对健康的影响，期望寿命只反映人群生存的数量而不能反映生存的质量。同时，由于社会和经济的发展，医疗保健措施日趋完善，人群健康状况有了根本的改善和提高，死亡与寿命已达到比较稳定的水平，要反映目前人群健康状况变化，使用传统的生命统计指标显得不全面。为弥补传统评价指标的不足，反映不断变化的人群健康状况，一些新的评价指标应运而生，力求更为深层地反映人群健康状况问题。

1. 减寿年数(potential years of life lost，PYLL)

即潜在寿命损失年，亦称死亡损失健康生命年，是指某一人群在一定时间内（通常为一年），在目标生存年龄（通常定为 70 岁或出生期望寿命）内因死亡而使寿命损失的总人年数。

该指标主要用于比较特定人群中的不同死因导致早死的相对重性，反映某死因对一定年龄的某人群寿命损失和危害程度。它强调了过早死亡对健康的影响，定量地估计了疾病造成早死的程度。常用计算公式为

$$PYLL = \sum_{i=1}^{L} a_i d_i \qquad (12.40)$$

式中：i 代表年龄组（通常计算其年龄组中值）；L 为年龄域上限（一般定为 70 岁）；$a_i = L - (i + 0.5)$ 代表剩余年龄，其意义为：当死亡发生于某年龄组时，至活满 L 岁还剩余的年龄；d_i 为某年龄组的死亡人数。

2. 标准寿命表减寿年数（standard expected years of life lost，SEYLL）

是根据一个低死亡率人群的死亡情况制成的标准寿命表（目前采用的是女性平均寿命82.5 岁，男性平均寿命 80 岁）而计算的减寿年数。采用标准寿命表不仅可以统一标准，而且可以克服 *PYLL* 计算时高年龄组（>70 岁）人群死亡无寿命损失的缺点。

3. 无残疾期望寿命（life expectancy free of disability，LEFD）

以残疾作为观察终点。人的平均期望寿命由相对健康的无残疾寿命和病伤残所致的残疾寿命组成。LEFD 是人生命过程中质量较高的部分，能更好地反映一个国家、一个地区社会、经济发展和人民生活质量的综合水平。LEFD 的计算采用简略寿命表方法。其计算思路和过程类似于去死因寿命表。在 LEFD 计算中，年龄组残疾率若采用 ADL（actives of daily living，ADL）丧失率，则 LEFD 转化为 Sullivan 法的健康期望寿命。

4. 健康期望寿命

亦称活动期望寿命（active life expectancy，ALE）指人们能维持良好的日常生活活动（ADL）功能的年限，由 Katzs 等（1983）首次提出。生活自理能力指正常人生存所必须具备的日常生活所必须完成的活动，如吃饭、穿衣、上厕所、上下床、洗澡等活动。ALE 与普通的期望寿命的差别是：普通的期望寿命以死亡为终点，而健康期望寿命 ALE 以丧失日常生活能力为终点。该指标目前已得到广泛的应用。它不仅能客观地反映人群生存质量，亦有助于卫生政策与卫生规划制定。由于对健康的认识是多因素多层次的，没有一个统一的量化标准，故对它的计算和所用指标也不尽相同。计算 ALE 的常用方法是 Sullivan 法，即以生活自理能力（ADL）丧失率为基础而得。

5. 伤残调整健康生命年

又称调整伤残健康生命年（disability adjusted life years，DALY），是指从发病到死亡所损失的全部健康生命年，包括因早死所致的生命损失年（years of life lost，YLL）或死亡损失生命年和疾病所致伤残引起的健康生命损失年（years lived with disability，YLD）或伤残生命年两部分。与其他人群健康状况评价指标相比，DALY 指标不仅综合了发病和死亡两个方面对人群健康的危害，而且还考虑了年龄相对重要性、疾病严重程度及贴现率等多种因素，更具有科学性和合理性，可以更全面客观地评价人群健康水平和各种疾病的相对危害程度。DALY 是一个定量计算因各种疾病造成的早死与残疾对健康生命年损失的综合指标，是对疾病死亡和疾病伤残而损失的健康生命年的综合测量，可以科学地对发病、失能、残疾和死亡进行综合分析，是用于测算疾病负担的主要指标之一。

第十三章　SPSS for Windows 统计分析

统计软件给人们进行数据处理带来很大方便。目前，国内外统计软件种类很多。经验表明，精通每个统计软件既不可能，也无必要，通过对一种统计软件的学习可达到举一反三和触类旁通的效果。一般只要能对某些通用的统计软件较为熟练地掌握使用即可。

SPSS 是国际上流行的权威性统计分析软件之一，其英文名称原意为"Statistics Package for Social Science"，即社会科学统计软件包。随着产品服务领域的扩大和服务深度的增加，其英文全称已更改为"Statistics Product and Service Solutions"，即统计产品和服务解决方案。

SPSS for Windows 具有以下的基本特点：

1. 操作简便

SPSS 软件基本操作可通过点击鼠标来完成，有一定统计基础且熟悉 Windows 一般操作的应用者参考它的帮助系统基本上可以自学使用；除了数据录入及部分命令程序等少数输入工作需要使用键盘键入外，对于常见的统计分析方法完全可以通过对"菜单"、"对话框"的操作完成，无须编程。

2. 数据管理功能强大且操作直观

SPSS 软件在其基本界面上集成了数据录入、转换、检索、统计分析、作图、制表及编辑等功能；采用类似 Excel 表格的方式输入与管理数据，数据接口较为通用，能方便地从其他数据库中读入数据。

3. 统计分析方法比较全面

SPSS 软件的统计过程包括了常用的、较为成熟的统计分析方法，提供了从简单的描述统计到复杂的多因素统计分析方法。比如数据的探索性分析、一般统计描述、简单列联表分析、均数比较、一般线性模型、混合模型、相关回归、对数线性模型、聚类和判别、因子和对应分析、多维标度、信度分析、非参数检验、时间序列、生存分析及缺失值估计等。

4. 功能模块组合灵活

SPSS 软件由 Base、Advance Models、Tables、Trends、Categories、Regression Models、Conjoint、Exact Tests、Missing Value Analysis 和 Maps 等功能模块组成，其中 SPSS Base 为基本模块，其介为扩展模块，分别用于完成某一方面的统计分析功能。用户可根据自己的分析工作需要和计算机设备的实际配置情况选择和装配模块。

总之，SPSS for Windows 界面清晰、形象直观、易学易用。只要掌握一定的 Windows 操作技能，懂得统计分析基本原理和方法，就可使用该软件为特定的科研服务。

第一节　SPSS for Windows 的主要窗口及其功能

SPSS 主要有三大窗口：数据编辑窗（Data Editor）、结果输出窗（Viewer）和程序编辑窗（Syntax Editor）。

1. 数据编辑窗(Data Editor)

SPSS for Windows 启动后，在屏幕上显示的主画面即为数据编辑窗，见图 13 - 1。在数据编辑窗中，有标题栏、菜单栏、工具栏、状态栏和数据表视窗及变量表视窗。数据编辑窗主要有建立新的数据文件、编辑和显示已有数据文件等功能。数据编辑窗由 Data View(数据表视窗)和 Variable View(变量表视窗)两个视窗组成，两个视窗切换单独显示。数据表视窗用于显示和编辑变量值；变量表视窗用于定义、显示和编辑变量特征。

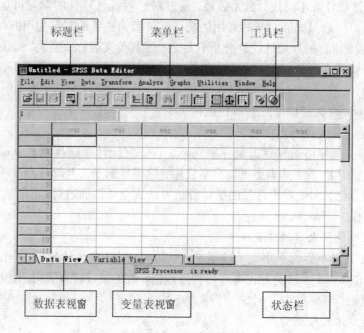

图 13 - 1　数据编辑窗

(1)标题栏：标题栏位于窗口顶部，左边为控制菜单图标和窗口名称，右边为窗口控制按钮。单击左边控制菜单图标或按 Alt + 空格 ，将弹出如图 13 - 2 所示的控制菜单窗口，通过控制菜单窗口可对数据编辑窗实现最小化或最大化或关闭等操作。窗口控制按钮有 3 个，从左至右分别为最小化按钮 ▬ 、最大化按钮 □ 和关闭按钮 ✕ ，亦可完成对数据编辑窗的最小化或最大化或关闭操作。

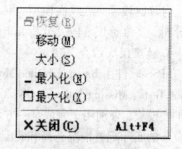

图 13 - 2　窗口控制菜单

(2)菜单条：标题栏下面是一行由 10 个菜单项组成的菜单条。每个菜单都包括一系列功能，用鼠标单击菜单名，将下拉展开相应的菜单。各菜单的主要功能见表 13 - 1。其中 Help 中的 Topics、Tutorial、Case Studies、Statistical Coach 对于初学者特别有用。

表 13 −1　各菜单的主要功能

菜单项	主要功能
File	文件操作
Edit	数据编辑
View	视图
Data	建立数据与数据整理
Transform	数据转换
Analyze	统计分析
Graphs	绘图
Utilities	实用程序
Windows	视窗控制
Help	帮助信息

（3）工具栏：为了方便用户，SPSS 把一些常用的命令以图标按钮的形式组成一个常用工具栏置于菜单条下面。若要了解某个图标按钮的功能，可将鼠标指针移动至该按钮处后暂停，然后阅读弹出的"按钮提示"，见图 13 −3。单击按钮将执行相应的功能和命令。根据需要，用户亦可通过 View/Toolbars/Customize 自定义工具条。

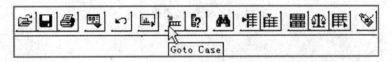

图 13 −3　弹出"按钮提示"

（4）状态栏：状态栏位于窗口的底部，显示 SPSS 工作的当前状态。当执行 Analyze 菜单项中过程时，状态栏中显示正在执行的相应过程名称。

（5）数据表视窗（Data Editor）数据表视窗用于数据输入、编辑、显示。如图 13 −4 所示。视窗中为一个可扩展的平面二维表格，表格的顶部为变量名，表格的左边是观察单位序号。一个变量名和一个观察单位序号就对应了二维表格中的一个单元格（Cell）。视窗的工具栏下面有一个条形栏，它的左边为窗口状态栏，显示输入数据的记录号和变量名，右边为输入数据栏，显示从键盘输入的变量值。当用户选定某个单元格位置，它就被圈为黑框，用户从数据输入栏输入数据，单击该单元格或回车后，数据就以隐含格式进入黑框。

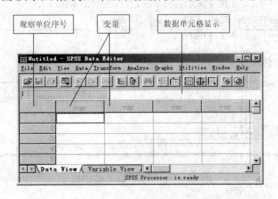

图 13 −4　SPSS 数据表视图

（6）变量表视窗（Variable View）：变量表视窗用于定义、显示变量和编辑变量特征，如图13－5所示。视窗中有一个平面二维表格，表格的顶部为变量特征，表格的左侧是变量序号，一行可定义一个变量。定义变量有如下内容：变量名（Name），变量类型（Type），变量宽度（Width），保留小数位（Decimals），变量标签（Label），变量值标签（Values），缺失值（Missing），变量显示（Columns），对齐方式（Align），变量类型（Measure）。

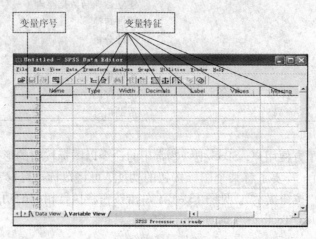

图 13－5　SPSS 变量表视窗

2. 结果输出窗（Viewer）

SPSS 软件包对数据进行分析后，把统计分析的结果自动地写到结果输出窗口中，如图13－6所示。该窗口由左右两框组成：左框主要显示输出的标题，为右框的内容提供了一大纲视图，右框主要显示统计图、表以及一些文字说明（输出统计分析结果）。移动该窗口的垂直与水平滚动条便可看到输出结果的全部内容，或可用鼠标单击左框中的标题直接转入相应的输出结果。左框和右框的宽窄可通过移动两框架间的纵线调节。双击左框架所选内容的标题图标可在右框架中显示或隐藏该内容，还可以通过移动左框中的选项来改变输出结果的顺序。

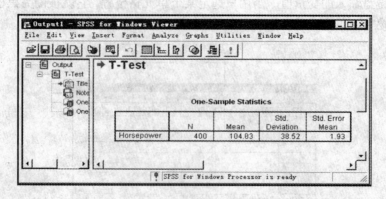

图 13－6　SPSS 结果输出窗

打开结果输出窗有以下几种方式：在第一次产生分析结果的 SPSS 过程后，结果输出窗被自动打开；打开新的结果输出窗，从菜单选择"File→New→Output"。

根据输出结果的 3 种形式，即文本、图形和表格，结果输出窗相应地设有 3 个编辑器，即文本编辑器、统计图编辑器和统计表编辑器，输出结果可通过激活这些编辑器进行编辑。

3. 程序编辑窗(Syntax Editor)

程序编辑窗口用于建立、编辑命令文件和其他文本文件，见图 13 – 7。命令文件由若干条 SPSS 命令组成。

可以采用粘贴方式、编辑方式或它们的混合方式建立命令文件。粘贴方式是对过程命令的对话框和子对话框操作完毕，按下对话框中 Paste 钮，就会自动打开"Syntax1"语句窗口，并且把 SPSS 过程的命令语句，以及各选择项对应的子命令语句按照 SPSS 语言的语法组成一个或若干个完整的程序粘贴进去。编辑方式是指直接在语句窗口中键入 SPSS 程序，熟悉 SPSS 命令语言的用户可以采取此法。混合方式是采用粘贴命令的部分信息与从键盘输入部分信息相结合的方法。例如在某个命令中要粘贴一些变量，只需选择该窗口主菜单项"Utilities"和子菜单"Variable"，便可调出选择变量的对话框，用户选择需要的变量后，按 Paste 钮，选择的这些变量就粘贴到语句窗口的某个命令中。

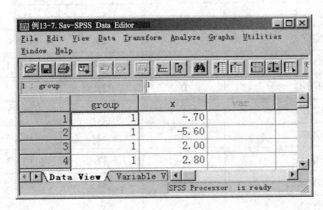

图 13 – 7　SPSS 程序编辑窗

建立命令文件的好处在于：①处理大型或较复杂的资料时，可将所有分析过程汇集在一个命令文件中，以避免因数据的小改动而大量重复分析过程。②对一些特殊的或专业性问题，又不能通过完全菜单运行管理方式实现的过程，可通过编辑命令语句实现。

需要注意的是，当命令文件建立好后，如果只是要执行部分命令，则应在提交运行前，先选中执行区域，通过 Run/Selection 运行选中区域中的命令。

第二节　数据文件的建立与导入

SPSS 所处理的数据文件有两种来源：一是在 SPSS 环境下新建数据文件；二是从 SPSS 外部调用已建立的数据文件。

在 SPSS 环境下新建数据文件，一般来说，包括 3 个步骤：①定义变量，②录入数据，③

保存数据。

一、定义变量

例 13-1 15 名观察对象的姓名、性别、年龄、身高、体重数据见表 13-2, 试定义 SPSS 数据文件变量。

表 13-2 15 名观察对象的姓名、性别、年龄、身高、体重数据

序号 ID	姓名 NAME	性别 SEX	年龄(岁) AGE	身高(cm) HEIGHT	体重(kg) WEIGHT
1	ZHANGLIN	0	47	156.3	47.1
2	MALIANG	1	26	180.3	74.3
3	ZHAOHUA	1	38	172.4	61.5
4	NIUHUA	1	31	178.2	80.2
5	WANGFEI	1	41	169.2	64.5
6	TANGNA	0	35	169.2	60.8
7	LIULI	0	52	158.2	53.6
8	CHENJIE	1	24	176.0	73.3
9	SHIDONG	0	39	160.1	48.0
10	SUNHONG	0	27	158.3	49.9
11	KONGLU	1	29	174.1	64.6
12	DONGLIN	0	33	162.4	51.6
13	LILING	0	37	152.3	42.2
14	TONGXIN	1	34	170.4	58.9
15	GUANFEN	1	32	166.2	60.2

定义变量步骤如下:

（一）启动 SPSS for Windows

首先启动 SPSS for Windows, 进入 SPSS 的主画面——数据编辑窗口, 见图 13-1。

（二）切换到变量定义界面

单击数据编辑窗口底部的"Variable View"标签切换到变量定义界面, 见图13-8。此时, 电子表格中的行为变量, 列依次为变量名、变量类型、变量长度、小数点位数、变量标签、变量值标签、缺失值、变量宽度、对齐方式和数据量度 10 个选项。

（三）定义变量名

在图 13-8 中的"Name"下面输入要定义的变量名。系统按变量定义顺序给出的变量名默认值为: VAR00001、VAR00002、VAR00003, 依此类推。

定义变量名应遵循如下原则:

（1）变量名最长不超过 8 个字符(4 个汉字, 一个汉字占 2 位)。

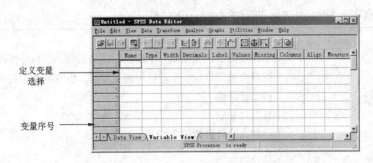

图 13 - 8   变量表视图

（2）首字符必须是英文字母或汉字，不能以下划线"—"或圆点"."结尾。

（3）变量名不能使用 SPSS 的保留字。所谓"保留字（Reserved Word）"就是在程序语言或操作系统内已经指定用途的字句。SPSS 的保留字有：ALL、AND、BY、OR、NOT、EQ、GE、GT、LE、LT、NE、TO、WITH 等。

（4）变量名中不能有空格或某些特殊符号，如"！"、"？"和"＊"等。

（5）系统中不区分变量名中的大小写字符。例如 WANG 与 wang、waNg 被认为是同一变量。

（6）变量名称最好以能够代表该数据意义的文字来命名，如此可提高变量的可读性。例如：可以使用 staffno 来代表职员代号的变量名称，比使用 no 来表示更清楚明了。

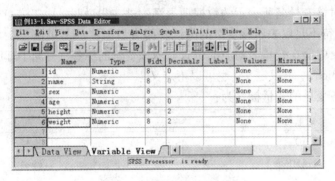

图 13 - 9   定义例 13 - 1 变量名示意图

（四）定义变量类型

在图 13 - 9 中"Type"下的单元格，单击定位后，单元格右方出现按钮█。单击该按钮，弹出定义变量类型（Define Variable Type）对话框，见图 13 - 10。系统默认为数值型 Numeric。

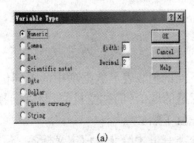
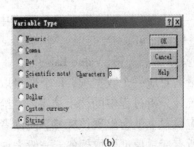

(a)   (b)

图 13 - 10   定义变量类型对话框

对话框中出现 8 种可供选择的变量类型，分别是：

"Numeric"	标准数值型变量，系统默认
"Comma"	带逗点的数值型变量：千进位用逗号分隔，小数与整数间用圆点分隔
"Dot"	圆点数值型变量：千进位用圆点分隔，小数与整数间用逗号分隔
"Scientific notation"	科学计数法
"Date"	日期型变量
"Dollar"	带美元符号的数值型变量
"Custom currency"	自定义变量
"String"	字符型变量

若选了"Numeric"，则用户可在图 13 – 10（a）中部的"Width"、"Decimals"文本框中键入相应的数值型的宽度（长度）及小数位数。其默认值为宽度：8，小数位数：2。应该注意，数值型的宽度应该大于该变量的数据的"整数位数 + 小数位数 + 1"。

若选了"String"，则用户可在图 13 – 10（b）"Characters"文本框中键入字符串的长度。

变量定义视图（图 13 – 9）上方的"Width"相当于 Type 对话框（图 13 – 10）中的"Width"和"Characters"；"Decimals"相当于 Type 对话框（图 13 – 10）中的"Decimals"。

（五）定义变量名的标签，简称变量标签（Variable Label）

定义标签是对该变量名所表示的数据项内涵的进一步说明。由于变量名最多只能由 8 个字符组成，8 个字符不足以表示该变量的内涵。而变量标签最多可由 256 个字符组成。在统计分析过程的输出中会在变量名对应的位置显示该变量的标签，有助于理解输出结果。变量标签为可选项（option），可以定义，也可以不定义。

例 13 – 1 中各变量的变量标签为：

变量名	变量标签
ID	序号
NAME	姓名
SEX	性别
AGE	年龄
HEIGHT	身高
WEIGHT	体重

在图 13 – 9 中的"Labels："下的单元格中，单击定位后，双击激活单元格，进入编辑状态，输入变量标签即可。

（六）定义变量值标签（Value Label）

每个变量名对应一个数据项，每个变量取不同的值，表示数据项中的不同信息。有时为了更好理解统计分析过程中的输出结果，要给变量的取值（简称变量值）赋以标签。那么在输出结果的相应位置上就会出现该标签，使读者一目了然。

并不是所有变量值都要取标签，一般来说分类变量才给变量值定义标签。

例如：将分类变量 SEX 定义为数值型，其变量值与变量值标签如下：

变量名	变量值	变量值标签
SEX	0	女
	1	男

在图 13 – 9 中的"Values："下的单元格中，单击定位后，单元格右方出现按钮▦。单击该按钮，弹出数值标签（Value Labels）对话框，见图 13 – 11。

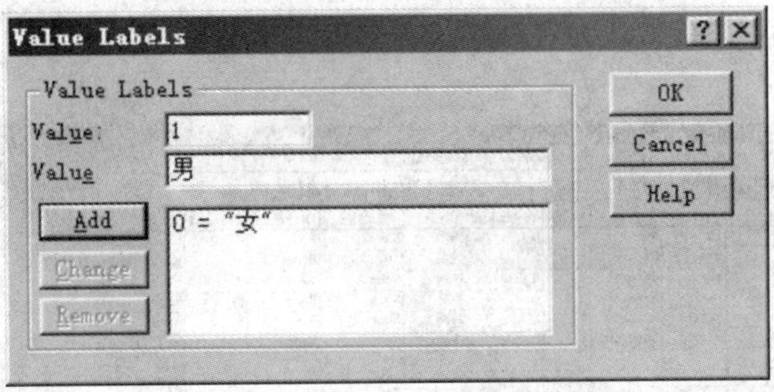

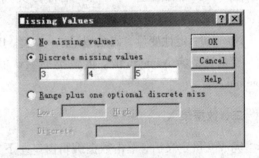

图 13 – 11　Value Labels 对话框

在例 13 – 1 中，应先在"Value："中键入 0，再在"Value"中键入"女"，然后击"Add"按钮。类似地，继续在"Value："中键入 1，在"Value"中键入"男"，然后再单击"Add"。至此，所有变量值都已赋以标签，按"OK"钮，返回到图 13 – 8 界面。

（七）定义变量缺失值

在 SPSS 中缺失值有两类，即系统缺失值和用户缺失值。前者不需定义，系统自动生成。只有用户缺失值才需定义。

在图 13 – 9 中的"Missing"下的单元格中，单击定位后，单元格右方出现按钮▦。单击该按钮，弹出缺失值定义（Missing Values）对话框，见图 13 – 12。

若无缺失值，可选图 13 – 12 中的" No missing values"。

若变量的观察值是离散值，可选图 13 – 12 中的"Discrete missing values"，此项选择最多可定义 3 个不同数值为缺失数据。例如

图 13 – 12　定义缺失值对话框

对于性别变量，值为 3、4、5 都被认为是非法的，在输入数据过程中很有可能输入了这几个数据。则可把这 3 个值输入到 3 个矩形框中。

若变量的观察值既可能是连续值，也可有部分离散值，可选图 13 – 12 中的"Range plus one optional discrete miss"。将连续型缺失值的最小值和最大值分别放入 Low [　　] 和 High

[　　] 数值栏，将一个离散型缺失值放入 Discrete [　　] 栏。

（八）定义变量的显示宽度

图 13 – 9 中的"Columns"表示列宽，用于调整数据表中各列的显示宽度。系统默认为 8

位。在图 13 - 9 中"Columns"下的单元格中，单击定位后，单元格右方出现按钮 ，点击可增加或减少位数，或直接在方格中填入数字。列宽位数要大于该变量中 Width 选项的位数，否则在数据表中，数据显示不完整。

（九）定义变量显示的对齐方式

在图 13 - 9"Align"下的单元格中，单击定位后，单元格右方出现按钮 ，点击该按钮，在如图 13 - 13 所示下拉列表框选择对齐方式。3 个选项"Left"、"Right"、"Center"分别为左对齐、右对齐、居中。系统默认为右对齐。

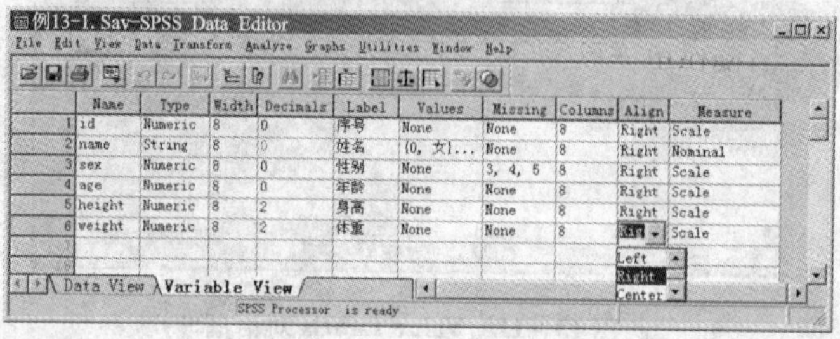

图 13 - 13　定义变量显示格式对话框

（十）定义变量的度量类型

在图 13 - 9"Measure"下的单元格中，单击定位后，单元格右方出现按钮 ，点击该按钮，在如图 13 - 14 所示下拉列表框中选择度量类型。

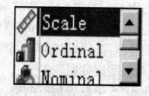

图 13 - 14　"Measure"下拉列表框

Scale：定量变量，如身高、体重、血压等测量值。

Ordinal：等级变量（半定量，有序分类），如疗效记录：治愈、显效、好转、无效。

Nominal：定性变量，如血型记录：A 型、B 型、AB 型、O 型。

变量类型为 Numeric 时，度量类型默认值为 Scale，变量类型为 String 时，其默认值为 Nominal。

二、数据录入

完成变量定义后，单击数据编辑窗口左下方的"Data View"标签，切换到数据表视图，此时，电子表格中的列为变量，行为个案。数据录入方法主要有以下 3 种：

（一）按变量输入数据

把光标移到要输入的该变量名对应的一列的顶部，即序号为 1 的单元格并单击之，使该单元格为当前操作的单元格，输入该变量的第一个值，回车。此时，序号为 1 的单元格接受该数值，并且当前操作单元格下移到序号为 2 的单元格。输入第二个值，回车。如此一直到把该变量的数值输完为止。

（二）按观察序号输入数据

按观察序号输入数据，就是把一个观察单位序号的所有变量的数据都输入后，再输入下一个观察单位序号的所有变量的数据……从数据二维表格来看，它是横向输入数据。

　　其方法是，先把光标移到第一个变量和第一个观察单位序号的交叉单元并单击之，使之成为当前操作单元格。输入第一个观察单位序号的第一个变量值，按"Tab"键，该单元格接受该数据，同时激活右边一个单元格（即成为当前操作单元格）。接着，输入第一个观察单位序号的第二个变量，按"Tab"键……直到输完第一个观察序号的最后一个变量值。

　　利用上、下、左、右移动键，或直接用光标移到第二个观察序号的第一个变量的交叉单元格并单击之，使之成为当前操作单元格。输入第二个观察序号的第一个变量值，按"Tab"键……如此反复，直到把最后一个观察序号的最后一个观察值输完为止。

（三）按全屏幕任意单元格输入数据

　　要想输入某个观察序号的某个变量值，可以移动光标到二维数据表格中的相应的单元格并单击之，使之成为当前操作单元格。键入变量值，回车即可。

　　此种方法经常用在修改某个数据或补漏某个数据。

三、数据文件的存储

（一）数据存储

SPSS for Windows 提供两种数据保存方式，一是保存为 SPSS for Windows 数据文件中，一是保存为其他格式的数据文件，以便其他软件使用。

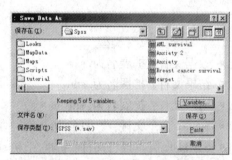

图 13 - 15　保存文件对话框

　　选主菜单"File"中的"Save"或"Save As..."。如果数据库已命名，要以原名及原文件格式保存，使用"Save"命令；如果要将已命名的数据库换名或以其他文件格式保存，使用"Save As..."命令。这两个命令都会弹出保存文件（Save Data As）对话框，见图 13 - 15。在"保存在（I）"后的下拉列表框选择选择保存路径，在"文件名（N）"后文本框中键入文件名，在保存类型（I）后的下拉列表框中选择数据类型，单击保存按钮。

　　SPSS 能够保存的数据文件格式有：

SPSS（∗.sav）	SPSS for Windows 建立的数据文件
SPSS7.0（∗.sav）	SPSS7.0 数据文件
SPSS/PC +（∗.sys）	SPSS for DOS 建立的数据文件
SPSS Portable（∗.por）	其他软件生成的 ASCⅡ 文件
Tab' delimited（∗.dat）	ASII（Tab 分隔符）文件
Systat（∗.syd），（∗.sys）	Systat 数据文件
Fixed ASCII（∗.dat）	文本文件
EXCEL（∗.xls）	EXCEL 建立的数据文件
1 - 2 - 3 Rel 3.0（∗.wk3）	用 Lotus 1 - 2 - 3 3.X 产生的数据文件
1 - 2 - 3 Rel 2.0（∗.wk1）	用 Lotus 1 - 2 - 3 2.X 产生的数据文件
1 - 2 - 3 Rel 1.0（∗.wk3）	用 Lotus 1 - 2 - 3 1.X 产生的数据文件
SYLK（∗.slk）	SYLK（符号链接）格式数据文件
DbaseⅣ（∗.dbf）	DBASE 格式数据文件
DbaseⅢ（∗.dbf）	DBASE 格式数据文件
DbaseⅡ（∗.dbf）	DBASE 格式数据文件

在图 13 – 15 的中部有一句话"Keeping 5 of 5 variables",意思是:该文件有 5 个变量,保存了 5 个变量。单击 Variables... 按钮可在弹出的"Save Data As:Variables"对话框(图 13 – 16)中修改保存的变量个数。例如不想保存变量 rscore,在该变量前的 Keep 区域单击,使方框里的"×"被取消,单击 Continue 按钮回到"Save Data As"对话框。

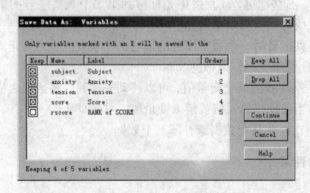

图 13 – 16 "Save Data As:Variables:"对话框

(二)SPSS 的文件类型

- 数据文件:扩展名为.sav
- 结果文件:扩展名为.spo
- 图形文件:扩展名为.cht
- Syntax 命令文件:扩展名为.sps
- SaxBasic 脚本语言文件:扩展名为.sbs

注意:如果你准备将数据存为 SPSS 以外的其他类型,要注意有些设置可能会丢失,如标签和缺失值等。

四、调用已建立的数据文件

(一)直接打开数据文件

SPSS 不但可以直接打开 SPSS 数据文件,而且可以直接打开 Excel 所有系列的数据文件。调入已建立的数据文件的步骤是:

(1)选择"File→Open",弹出打开文件(Open File)对话框,见图 13 – 17。

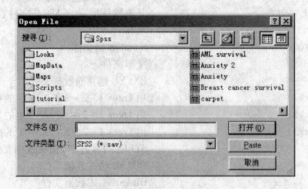

图 13 – 17 打开文件对话框

（2）在图 13 – 17 的"文件类型"下拉列表框中选择相应的文件类型。

SPSS（ ∗ . sav）	SPSS for Windows 建立的数据文件
SPSS/PC +（ ∗ . sys）	SPSS for DOS 建立的数据文件
Systat（ ∗ . syd），（ ∗ . sys）	Systat 数据文件
SPSS Portable（ ∗ . por）	其他软件生成的 ASC Ⅱ 文件
EXCEL（ ∗ . xls）	EXCEL 建立的数据文件
Lotus（ ∗ . w ∗ ）	用 Lotus 1 – 2 – 3 产生的数据文件
SYLK（ ∗ . slk）	SYLK(符号链接)格式数据文件
DBASE（ ∗ . dbf）	dBASE、FOXBASE、FOXPRO 产生的数据文件
SAS Long File Name(∗ . sas7bdat)	SAS 长文件名数据文件
SAS Short File Name(∗ . sd7)	SAS 短文件名数据文件
SAS v6 for Windows(∗ . sd2)	SAS6. 12 版数据文件
SAS v6 for Unix(∗ . ssd01)	SAS v6 for Unix 数据文件
SAS Transport(∗ . xpt)	SAS Transport 数据文件
Text(∗ . txt)	纯文本格式的数据文件
data(∗ . dat)	纯文本格式的数据文件

（3）在图 13 – 17 的"搜寻"下拉列表框中选择文件所在的路径。

（4）在图 13 – 17 的文件框内用光标点击所选文件，则选中的文件名会出现在"文件名"后的文本框中。

（5）单击打开(O)按钮，选定的文件就被读入。

（二）使用 ODBC(Open Database Capture)打开数据文件

SPSS 可以直接打开许多类型的数据文件，但这并不是说它可以打开所有类型的数据文件。为此，SPSS 还提供了另一个适用范围更广但使用上较为专业的数据接口——ODBC 接口。ODBC 数据引擎是独立于各种应用软件，直接安装到 Windows 系统中的，因此所用的系统中 ODBC 所支持的数据类型取决于所安装的 ODBC 引擎的情况。选择菜单"File→Open Database→New Query"，系统会弹出数据库向导的第一个窗口，其中会列出你使用的机器上已安装的所有数据库驱动程序，选中所需的数据源，然后单击下一步，向导会一步一步地提示你如何做，直至将数据读入 SPSS。因为情况较复杂，本书不再介绍。

第三节　SPSS 统计描述

SPSS for Windows 中，用作统计描述的基本模块是"Descriptive Statistics"。它包括频数分布过程(Frequencies)、描述统计过程(Descriptive)、探索分析过程(Explore)、列联表过程(Crosstabs)，如图 13 – 18 所示。本节介绍常用的 Frequencies、Descriptive 和 Explore 以及连续变量值分组段的频数表。

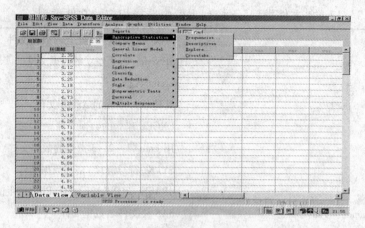

图 13-18　统计分析模块中的基本统计分析菜单

一、频数分布过程(Frequencies)

频数分布表是统计描述中最常用的方法之一,它可以对数据的分布趋势进行初步的分析。调用频数分布过程(Frequencies)可对所要分析的数据产生频数分布表和频数分布图以及其他统计描述指标来描述数据的分布特征。

例 13-2　对从某单位 1999 年的职工体检资料中获得 101 名正常成年女子的血清总胆固醇(mmol/L)的测量结果进行频数分析。

2.35	4.21	3.32	5.35	4.17	4.13	2.78	4.26	3.58	4.34	4.84	4.41
4.78	3.95	3.92	3.58	3.66	4.28	3.26	3.50	2.70	4.61	4.75	2.91
3.91	4.59	4.19	2.68	4.52	4.91	3.18	3.68	4.83	3.87	3.95	3.91
4.15	4.55	4.80	3.41	4.12	3.95	5.08	4.53	3.92	3.58	5.35	3.84
3.60	3.51	4.06	3.07	3.55	4.23	3.57	4.83	3.52	3.84	4.50	3.96
4.50	3.27	4.52	3.19	4.59	3.75	3.98	4.13	4.26	3.63	3.87	5.71
3.30	4.73	4.17	5.13	3.78	4.57	3.80	3.93	3.78	3.99	4.48	4.28
4.06	5.26	5.25	3.98	5.03	3.51	3.86	3.02	3.70	4.33	3.29	3.25
4.15	4.36	4.95	3.00	3.26							

(一) Frequencies 过程操作命令

(1)建立数据文件"胆固醇. sav",将 101 例胆固醇值输成 101 行 1 列的数值变量,如图 13-18 所示。

(2)从菜单中选择:通过"Analyze→Descriptive Statistics→Frequencies",弹出频数分布分析"Frequencies"对话框,如图 13-19 所示。

Display frequency tables 显示频数分布表。

Δ Statistics:基本统计量

单击"Statistics"按钮,弹出基本统计量"Statistics"对话框,如图 13-20 所示。

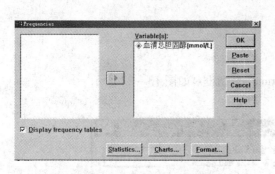
图 13 - 19　频数分布分析对话框

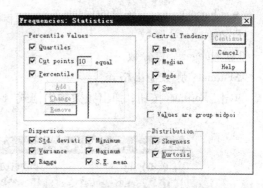
图 13 - 20　频数分布分析基本统计量对话框

- Percentile Values　百分位数

Quartile　四分位数间距

Cut point for $\boxed{10}$ equal　将数据平分为所设定的相等等分，并出现各等分上的值，系统默认值为 10，即输出 P_{10}，P_{20}，…，P_{90} 的值。

Percentile　由用户自选各种百分位点的值。键入数值后单击 Add 按钮。

- Central Tendency　集中趋势指标

Mean　算术平均数

Median　中位数

Mode　众数

Sum　算术和

- Dispersion　离散趋势指标

Std. deviation　标准差

Variance　方差

Minimum　最小值

Maximum　最大值

S. E. Mean　均数的标准误

- Distribution　分布特征参数

Skewness　偏度

Kurtosis　峰度

ΔCharts：统计图

单击"Charts"按钮，弹出统计图"Charts"对话框，如图 13 - 21 所示。

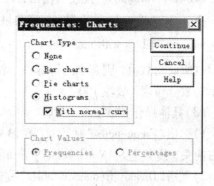
图 13 - 21　统计图对话框

- Chart type　图形类型

None　不输出图形，系统默认状态

Bar charts　条图

Pie charts　圆图

Histograms　直方图

如果选择了直方图，还可以选择"With normal curve"选择项表示带有正态曲线。

• Charts Values　图形的尺度

Frequencies　频数

Percentages　百分数

ΔFormat：频数输出格式

单击"Format"按钮，弹出频数输出格式"Format"对话框，如图13-22所示。

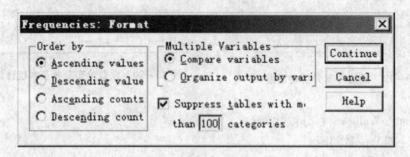

图13-22　频数输出格式对话框

• Order by　排列顺序

Ascending values　按变量值由小到大升序排列

Descending values　按变量值由大到小降序排列

Ascending counts　按频数由小到大升序排列

Descending counts　按频数由大到小降序排列

• Multiple Variables　多变量

Compare variables　按过程输出，每一过程出现所有变量

Organize output by variables　按变量输出，每一变量包含全部过程

Suppress tables with more than 100 categories　设定控制频数表输出的分类数，如果分类数超过所设的数值，则多余的部分不予输出，以避免出现巨型表，系统默认值为10。本例为显示频数分布表，故填100。

(3)具体操作步骤。

1)弹出"Frequencies"对话框(图13-19)，在左侧的源变量框中，选择胆固醇变量，单击向右箭头，使其进入"Variable(s)"下面的矩形框中。

2)激活"Display frequency tables"按钮。

3)单击"Statistics"按钮，弹出"Statistics"对话框(图13-20)，激活要分析的统计量。

4)单击"Continue"按钮，返回到图13-19对话框。

5)单击"Charts"按钮，弹出"Charts"对话框(图13-21)，激活"Histograms"和"With normal curve"按钮。

6)单击"Continue"按钮，返回到图13-19对话框。

7)单击"OK"按钮。

(二)输出结果

主要输出结果有：统计量，如表13-3所示；频数表，如表13-4所示；直方图，如图

13 - 23所示。

表 13 - 3　例 13 - 2 资料输出的统计量

Statistics

N	Valid	101
	Missing	0
Mean		4.0295
Std. Error of Mean	6.559E - 02	
Std. Deviation	.6592	
Variance	.4346	
Skewness	.041	
Std. Error of Skewness	.240	
Kurtosis	- .150	
Std. Error of Kurtosis	.476	
Range	3.36	
Minimum	2.35	
Maximum	5.71	
Percentiles	10	3.2020
	20	3.5100
	25	3.5800
	30	3.6720
	40	3.8700
	50	3.9800
	60	4.1700
	70	4.3480
	75	4.5100

表 13 - 4　例 13 - 2 资料输出的频数表

血清总胆固醇(mmol/L)

		Frequency	Percent	Valid Percent	Cumulative Percent
Valid	2.35	1	1.0	1.0	1.0
	2.68	1	1.0	1.0	2.0
	2.70	1	1.0	1.0	3.0
	2.78	1	1.0	1.0	4.0
	2.91	1	1.0	1.0	5.0
	3.00	1	1.0	1.0	5.9
	3.02	1	1.0	1.0	6.9
	3.07	1	1.0	1.0	7.9
	3.18	1	1.0	1.0	8.9
	3.19	1	1.0	1.0	9.9
	3.25	1	1.0	1.0	10.9
	3.26	2	2.0	2.0	12.9
	3.27	1	1.0	1.0	13.9
	3.29	1	1.0	1.0	14.9
	3.30	1	1.0	1.0	15.8
	3.32	1	1.0	1.0	16.8
	3.41	1	1.0	1.0	17.8
	3.50	1	1.0	1.0	18.8

二、描述性统计过程

SPSS 描述统计分析过程（Descriptives）对变量值提供平均数，求和，标准差，最大值，最小值，方差等用以描述集中趋势和离散趋势的各种统计量，并可对变量进行标准化处理。

例 13 - 3　对例题 13 - 2 中的资料，求集中趋势和离散趋势的统计量。

（一）Descriptives 操作命令

（1）打开数据文件"胆固醇. sav"。

（2）从菜单中选择。

通过"Analyze →Descriptives Statistics→ Descriptives"，弹出描述性统计分析"Descriptives"对话框，如图 13 -24 所示。

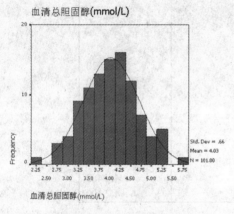

图 13 -23　例 13 -2 资料的频数分布
直方图及正态曲线

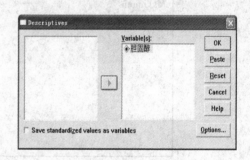

图 13 -24　描述性统计分析对话框

Save standardized values as variables　对分析变量进行标准化处理，可产生一个标准化值（z 分），并将 z 分在数据文件中存为新变量。

＊Options：选择单击"Options"按钮，弹出"Options"对话框，如图 13 -25 所示。

图 13 -25 中出现的各项供选择的统计量，分为 4 个部分，即均值和求和，离散趋势，正态分布的偏度和峰度，输出顺序。此处不再详细解释。

（3）具体操作步骤。

1）弹出"Descriptives"对话框（图13 -24）。

2）选择胆固醇变量进入"Variable(s)"下面的矩形框。

3）单击"Options"按钮，进入"Options"对话框（图 13 -25）。

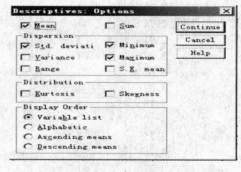

图 13 -25　描述性分析选择对话框

4）选择要分析的统计量后，按"Continue"按钮，返回到图 13 -24 对话框。

5）单击"OK"按钮。

（二）输出结果

如表 13 – 5 所示。

表 13 – 5　例 13 – 3 资料输出的统计量

Statistics

血清总胆固醇（mmol/L）

N	Valid	101
	Missing	0
Mean		4.0295
Std. Error of Mean		6.559E – 02
Std. Deviation		.6592
Variance		.4346
Skewness		.041
Std. Error of Skewness		.240
Kurtosis		– .150
Std. Error of Kurtosis		.476
Range		3.36
Minimum		2.35
Maximum		5.71
Percentiles	10	3.2020
	20	3.5100
	25	3.5800
	30	3.6720
	40	3.8700
	50	3.9800
	60	4.1700
	70	4.3480
	75	4.5100

三、探索性分析

探索性分析（Explore）过程对数据进行初步检查，判断有无奇异值（Outliers）和（或）极端值（Extreme values），对样本的分布特征作初步考察或探索，以确定进一步统计分析的方法。

例 13 – 4　对例 13 – 2 中的资料，进行初步的探索性分析。

（一）Explore 操作命令

（1）打开数据文件"胆固醇. sav"。

（2）从菜单中选择。

通过"Analyze→Descriptives statistics→ Explore"，弹出探索性分析"Explore"对话框，如图 13 – 26 所示。

Dependent List　因变量，即进行探索性分析的变量。

Factor List　分组变量

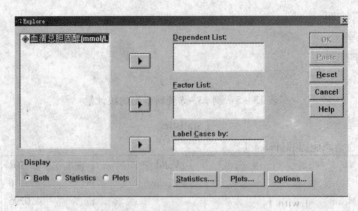

图 13 – 26　探索性分析对话框

Label Cases by　对观察单位进行标记的分（组）类变量

Display　输出内容

Both　统计量与统计图形都输出

Statistics　只输出统计量

Plots　只输出统计图形

ΔStatistics：统计量

单击"statistics"按钮，弹出"statistics"对话框，如图 13 – 27 所示。

Descriptives　描述性统计量

Confidence Interval for mean 95 %　总体均
数可信区间。系统默认值为 95% 。

M – estimator　最大稳健估计量

Percentiles　百分位数，显示第 5、10、25、
50、75、90、95 位点的百分位数

ΔPlots　统计图

单击"Plots"按钮，弹出"Plots"对话框，如
图 13 – 28 所示。

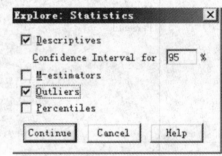

图 13 – 27　探索性分析的统计量对话框

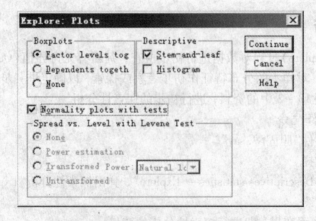

图 13 – 28　探索性分析的统计图对话框

- Boxplots　箱式图

Factor levels together　对每一分类变量,每图只显示 1 个因变量

Dependents together　对每一分类变量,每图显示所有因变量

None　不显示箱式图

- Descriptive　描述性统计图

Stem – and – leaf　茎叶图,由频数演变而来,将频数表的组段用实际值取代,数值用"茎"(Stem)和"叶"(Leaf)表示组成。

Histogram　直方图

- Normality plots with tests　正态性检验,并绘制正态概率图
- Spread VS. Level with Levene Test Levene　方差齐性检验

(3)具体操作步骤。

1)弹出"Explore"对话框(图 13 – 26),在左侧的源变量框中,选"胆固醇. sav"变量,单击向右箭头,使其进入"Dependent"下面的矩形框中。

2)单击"Statistics"按钮,弹出"Statistics"对话框(图 13 – 27),激活要分析的统计量。

3)单击"Continue"按钮,返回到图 13 – 26 对话框。

4)单击"Plots"按钮,弹出"Plots"对话框(图 13 – 28),激活要分析的统计量。

5)单击"Continue"按钮,返回到 图 13 – 26 对话框。

6)单击"OK"按钮。

(二)输出结果

主要输出结果有:描述性统计量,如表 13 – 6 所示;极端值,如表 13 – 7 所示;正态性检验结果,如表 13 – 8 所示和图 13 – 29 所示;茎叶图,如图 13 – 30 所示;箱图,如图 13 – 31 所示。

表 13 – 6　描述性统计量输出表

Descriptives

			Statistic	Std. Error
血清总胆固醇(mmol/L)	Mean		4.0295	6.559E – 02
	95% Confidence	Lower Bound	3.8994	
	Interval for Mean	Upper Bound	4.1596	
	5% Trimmed Mean		4.0290	
	Median		3.9800	
	Variance		.435	
	Std. Deviation		.6592	
	Minimum		2.35	
	Maximum		5.71	
	Range		3.36	
	Interquartile Range		.9300	
	Skewness		.041	.240
	Kurtosis		– .150	.476

表 13 – 7　极端值输出表

Extreme Values

			Case Number	Value
血清总胆固醇(mmol/L)	Highest	1	13	5.71
		2	49	5.35
		3	26	5.35
		4	21	5.26
		5	5	5.25
	Lowest	1	1	2.35
		2	75	2.68
		3	28	2.70
		4	82	2.78
		5	7	2.91

表 13 – 8　正态性检验表

Tests of Normality

	Kolmogorov-Smirnov[a]		
	Statistic	df	Sig.
血清总胆固醇(mmol/L)	.049	101	.200 *

* . This is a lower bound of the true significance.

a. Liliefors Significance Correction

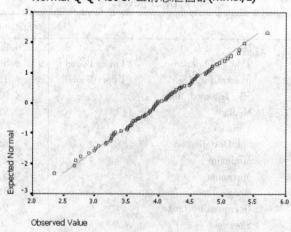

Normal Q-Q Plot of 血清总胆固醇(mmol/L)

图 13 – 29　正态性检验的 Q – Q 图

　　说明：Sig. (significant level)即 P 值，本例 $P = 0.200$，说明 101 名正常成年女子的血清总胆固醇呈正态分布。一般来说，P 值越大，越支持资料服从正态分布。

说明：如资料服从正态分布，则散点的分布接近于一条直线，本例支持正态分布。

```
血清总胆固醇(mmol/L) Stem-and-Leaf Plot

Frequency    Stem &  Leaf

    1.00       2 .  3
     .00       2 .
    3.00       2 .  677
    1.00       2 .  9
    5.00       3 .  00011
    7.00       3 .  2222233
   10.00       3 .  4555555555
    8.00       3 .  66667777
   18.00       3 .  888888999999999999
   10.00       4 .  0011111111
    9.00       4 .  222222333
   11.00       4 .  44555555555
    4.00       4 .  6777
    6.00       4 .  888899
    3.00       5 .  001
    4.00       5 .  2233
     .00       5 .
    1.00       5 .  7

Stem width:     1.00
```

图 13 – 30　101 名正常成年女子的胆固醇频数分布的茎叶图

说明：图中"3.00　2.677"表示胆固醇值 2.6 mmol/L 的 1 例，胆固醇值 2.7 mmol/L 的 2 例，共 3 例。

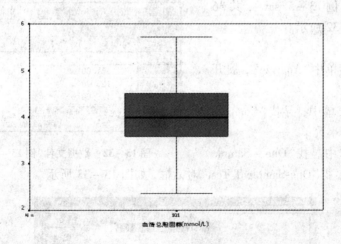

图 13 – 31　101 名正常成年女子的血清总胆固醇值的箱图

说明：
（1）矩形框，是箱图的主体，上、中、下 3 条线分别表示变量值的第 75、50、25 百分位数。
（2）触须线，是中间的纵向直线。上截止横线是变量值本体最大值；下截止线是变量值本体最小值。本体值是除奇异值以外的变量值。

（3）奇异值，使用"O"标记，分大小两种。箱体上方的用"O"标记的点，其变量值超过了第75百分位数与第25百分位数上的变量差值的1.5倍。箱体下方的用"O"标记的点，其变量值小于第75百分位数与第25百分位数上的变量差值的1.5倍。

（4）极值，使用"＊"标记。上极值点上的变量值超过了第75百分位数与第25百分位数上的变量差值的3倍；下极值点上的变量值超过了第75百分位数与第25百分位数上的变量差值的3倍。

第四节　t检验

SPSS提供了3种条件的t检验过程：单样本t检验（one sample T‑test）过程，配对t检验（paired T‑test），成组t检验（Independent‑Samples T test）

一、单样本t检验（one sample/group T test）过程

one sample T‑test指的是样本均数$\overline{X}$（代表未知总体均数μ）与已知总体均数μ_0（一般为理论值、标准值或经过大量观察所得稳定值等）的比较。

例13－5　某医生测量了36名从事铅作业男性工人的血红蛋白含量，算得其均数为130.83 g/L，标准差为25.74 g/L。问：从事铅作业工人的血红蛋白是否不同于正常成年男性平均值140 g/L？

（一）one sample T‑test 操作过程

1.建立数据文件

设置1个反应变量hb（血红蛋白含量），得数据文件"例13‑5.sav"，共36行1列，见图13‑32所示。

2.统计分析

（1）单击主菜单中"Analyze"，展开下拉菜单。

（2）在下拉菜单中，寻找"Compare Means"，自动弹出小菜单。

（3）在小菜单中寻找"One‑Sample

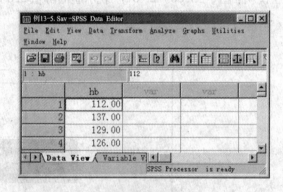

图13－32　数据文件"例13－5.sav"

T Test..."单击之，得"One-Sample T Test"对话框，如图13－33所示。

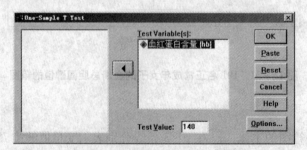

图13－33　单样本t检验对话框

（4）将图 13 –33 左边的源变量中的"hb"调入"Test Variable(s)："下的矩形框中。

（5）在图 13 –33 中下部的"Test Value："文本框中输入已知总体均数"140"。

（6）单击"OK"钮，得输出结果，如表 13 –9 所示。

（二）输出结果解释

表 13 –9　单样本 t 检验结果

One-Sample Statistics

	N	Mean	Std. Deviation	Std. Error Mean
血红蛋白含量	36	130.8333	25.7410	4.2902

One-Sample Test

	\multicolumn{6}{c}{Test Value = 140}

	t	df	Sig. (2 – tailed)	Mean Difference	95% Confidence Interval of the Difference Lower	Upper
血红蛋白含量	– 2.137	35	.040	– 9.1667	– 17.8762	– .4572

表 13 –9 的第一行表示本例所用检验方法为单样本 t 检验。

表 13 –9 的上部表示单样本 t 检验基本统计量 $n(N) = 36, \overline{X}(Mean) = 130.8333, S = 25.7410, S_{\overline{X}} = 4.2902$；表 13 –9 的下部表示单样本 t 检验结果，$t = – 2.137$，自由度为 35，双侧检验 $P = 0.040$，单侧检验 $P = 0.020$，可认为从事铅作业的男性工人平均血红蛋白含量低于正常成年男性。

二、配对 t 检验

配对 t 检验又称成对 t 检验（paired/matched t – test），适用于配对设计的两个相关样本是否来自具有相同总体均数的比较。

例 13 –6　为比较两种方法对乳酸饮料中脂肪含量测定结果是否不同，某人随机抽取了 10 份乳酸饮料制品，分别用脂肪酸水解法和哥特里 – 罗紫法测定，其结果如表 13 –10 第（1）~（3）栏。问：两法测定结果是否不同？

表 13 –10　两种方法对乳酸饮料中脂肪含量的测定结果（%）

编号 (1)	哥特里 – 罗紫法 (2)	脂肪酸水解法 (3)
1	0.840	0.580
2	0.591	0.509
3	0.674	0.500
4	0.632	0.316
5	0.687	0.337
6	0.978	0.517
7	0.750	0.454
8	0.730	0.512
9	1.200	0.997
10	0.870	0.506

（一）paired t – test 操作过程

1. 建立数据文件

设置 2 个反应变量 X_1（哥特里 – 罗紫法）X_2（脂肪酸水解法），得数据文件"例 13 – 6. sav"，共 10 行 2 列，见图 13 – 34 所示。

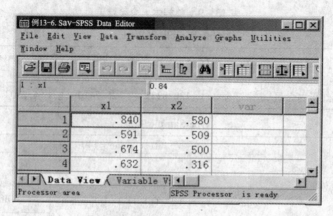

图 13 – 34　数据文件"例 13 – 6. sav"

2. 统计分析

（1）单击主菜单中"Analyze"，展开下拉菜单。

（2）在下拉菜单中，寻找"Compare Means"，自动弹出小菜单。

（3）在小菜单中寻找"Paired – Samples T Test…"单击之，得"Paired – Sample T Test"对话框，如图 13 – 35 所示。

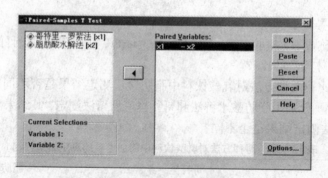

图 13 – 35　配对 t 检验对话框

（4）将图 13 – 35 左边的源配对变量"X1、X2"成对调入"Paired Variables："下的矩形框中。

（5）单击"OK"钮，得输出结果，如表 13 – 11 所示。

（二）结果解释

表 13 – 11　配对 t 检验结果

Paired Samples Statistics

		Mean	N	Std. Deviation	Std. Error Mean
Pair 1	哥特里—罗紫法	.79520	10	.18436	5.8300E – 02
	脂肪酸水解法	.52280	10	.18598	5.8812E – 02

Paired Samples Correlations

		N	Correlation	Sig.
Pair 1	哥特里—罗紫法 & 脂肪酸水解法	10	.828	.003

Paired Samples Test

		Paired Differences					t	df	Sig. (2 – tailed)
		Mean	Std. Deviation	Std. Error Mean	95% Confidence Interval of the Difference				
					Lower	Upper			
Pair 1	哥特里—罗紫法 脂肪酸水解法	.27240	.10868	4368E – 02	.19465	.35015	7.926	9	.000

表 13 – 11 的上部表示配对 t 检验基本统计量 $n_1(N) = 10$，$\overline{X}_1(\text{Mean}) = 0.79520$，$S_1 = 0.18436$，$S_{\overline{Y}1} = 0.058300$。$n_2(N) = 10$，$\overline{X}_2(\text{Mean}) = 0.52280$，$S_2 = 0.18598$，$S_{\overline{Y}2} = 0.058812$。

表 13 – 11 的中部表示配对样本的相关分析。表 13 – 11 的下部表示配对 t 检验结果，$t = 7.926$，自由度 $= 9$，双侧检验 $P = 0.000$，可认为两种方法对脂肪含量的测定结果不同，哥特里—罗紫法测定结果较高。

三、两样本 t 检验

（一）基本概念

两样本 t 检验又称成组 t 检验（two-sample/group t – test），适用于完全随机设计两样本均数的比较，此时人们关心的是两样本均数所代表的两总体均数是否不等。当两样本含量较小（如 $n_1 < 60$ 或 $n_2 < 60$），且均来自正态总体时，要根据两总体方差是否不同而采用不同检验方法。

例 13 – 7　为研究国产 4 类新药阿卡波糖胶囊的降血糖效果，某医院用 40 名 2 型糖尿病患者进行同期随机对照试验。试验者将这些患者随机等分到试验组（用阿卡波糖胶囊）和对照组（用拜唐平胶囊），分别测得试验开始前和 8 周后的空腹血糖，算得空腹血糖下降值见下表，能否认为该国产 4 类新药阿卡波糖胶囊与拜唐平胶囊对空腹血糖的降糖效果不同？

表 13 - 12　试验组和对照组空腹血糖下降值(mmol/L)

试验组 X_1	-0.70	-5.60	2.00	2.80	0.70	3.50	4.00	5.80	7.10	-0.50
($n_1 = 20$)	2.50	-1.60	1.70	3.00	0.40	4.50	4.60	2.50	6.00	-1.40
对照组 X_2	3.70	6.50	5.00	5.20	0.80	0.20	0.60	3.40	6.60	-1.10
($n_2 = 20$)	6.00	3.80	2.00	1.60	2.00	2.20	1.20	3.10	1.70	-2.00

1. two - sample t - test 操作步骤

(1)建立数据文件。

设置 2 个变量：1 个反应变量，变量名为"X"(代表空腹血糖下降值)；1 个分组变量，变量名为"group"，其值为"1"时表示试验组(用阿卡波糖胶囊)，其值为"2"时表示对照组(用拜唐平胶囊)。得数据文件"例 13 - 7. sav"，共 40 行 2 列，见图 13 - 36 所示。

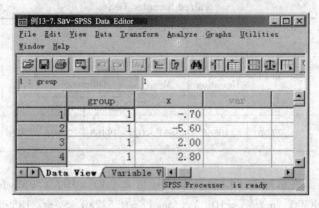

图 13 - 36　数据文件"例 13 - 7. sav"

(2) 统计分析。

① 单击主菜单中"Analyze"，展开下拉菜单。

② 在下拉菜单中，寻找"Compare Means"，自动弹出小菜单。

③ 在小菜单中寻找"Independent - Samples T Test…"单击之，得"Independent - Samples T Test"对话框，如图 13 - 37 所示。

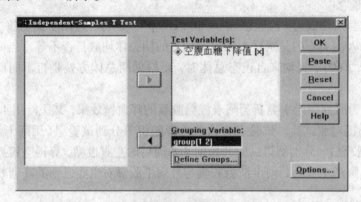

图 13 - 37　两样本 t 检验对话框

④ 将图 13 – 37 左边的源变量中的"X"(空腹血糖下降值)调入"Test Variable(s)"下的矩形框中。

⑤ 将图 13 – 37 左边的源变量中的"group"调入"Grouping Variable："下的矩形框，点击"Define Groups…"按钮，弹出对话框(图 13 – 38)，并给出组的范围"1"，"2"。

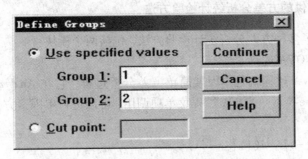

图 13 – 38　两样本 t 检验 Define Groups…对话框

⑥ 单击"OK"钮，得输出结果，如表 13 – 13 所示。

2. 结果解释

表 13 – 13　两样本 t 检验结果

Group Statistics

	分组	N	Mean	Std. Deviation	Std. Error Mean
空腹血糖下降值	阿卡波糖胶囊	20	2.0650	3.0601	.6843
	拜唐平胶囊	20	2.6250	2.4205	.5412

Independent Samples Test

		Levene's Test for Equality of Variances		t – test for Equality of Means						
		F	Sig.	t	df	Sig. (2 – tailed)	Mean Difference	Std. Error Difference	95% Confidence Interval of the Difference	
									Lower	Upper
空腹血糖下降值	Equal variances assumed	.578	.452	– .642	38	.525	– .5600	.8724	– 2.3262	1.2062
	Equal variances not assumed			– .642	36.086	.525	– .5600	.8724	– 2.3293	1.2093

表 13 – 13 的上部表示两样本 t 检验基本统计量 $n_1(N) = 20$，$\overline{X}_1(\text{Mean}) = 2.0650$，$S_1 = 3.0601$，$S_{\overline{Y}1} = 0.6843$。$n_2(N) = 20$，$\overline{X}_2(\text{Mean}) = 0.6250$，$S_2 = 2.4205$，$S_{\overline{Y}2} = 0.5412$。

表 13 – 13 的下部表示：

Levene's Test for Equality Variances　方差齐性检验，本例 $F = 0.578$，$P = 0.452$，故可认为两样本方差齐。

Equal variances assumed　方差齐性的条件下的 t 检验。本例 $t = -0.642$，$P = 0.525$，按 $\alpha = 0.05$ 水准，不拒绝 H_0，无统计学意义。还不能认为阿卡波糖胶囊与拜唐平胶囊对空腹血糖的降糖效果不同。

Equal variances not assumed　方差不齐条件下的 t 检验。本例方差齐性，不考虑此方法。

第五节　方差分析

一、SPSS 系统提供的方差分析统计检验方法

SPSS 系统提供了多种方差分析统计检验方法，包括两个模块：

1. One – Way ANOVA 过程

One – Way ANOVA 过程就是单因素简单方差分析过程，它在 Analyze 菜单中的 Compare Means 过程中，用 One-Way ANOVA 过程菜单项调用，可以进行单因素方差分析、均值多重比较和相对比较等。

2. General Linear – Model(简称 GLM) 过程

GLM 过程由 Analyze 菜单直接调用，该过程可以完成多因素方差分析和协方差分析，并且不但可以分析各因素的主效应，还可以分析各因素间的交互效应。

GLM 过程属于专业统计和高级统计分析过程，该过程有 4 项命令，分别完成不同任务。

(1)Univariate 过程：Univariate 过程是最常用的一个统计过程，可完成一般的单因变量多因素方差分析。如果指定了协变量，则可进行协方差分析。

(2)Multivariate 过程：Multivariate 过程进行多因变量的多因素方差分析。当研究的问题具有两个或两个以上相关的因变量，并且要研究一个或几个因素变量与多个因变量之间的关系时，可以调用 Multivariate 过程。

(3)Repeated Measure 过程：Repeated Measure 命令调用 GLM 过程进行重复测量方差分析。

(4)Variance Component 命令：Variance Component 命令调用 GLM 过程进行方差估计分析。

本节介绍 One – Way ANOVA 过程和 Univariate 过程。

二、One-Way ANOVA 过程的完全随机设计资料的方差分析

完全随机设计(completely random design)是采用完全随机化的分组方法，将全部试验对象分配到 g 个处理组(水平组)，各组分别接受不同的处理，试验结束后比较各组均数之间的差别有无统计学意义，以推断处理因素的效应。

例 13 – 8　某医生为了研究一种降血脂新药的临床疗效，以低密度脂蛋白作为试验指标，选择安慰剂作为对照组，根据专业知识将该降血脂新药分为 3 个不同剂量组，2.4 g 组，4.8 g 组，7.2 g 组。按统一病例入选标准选择 120 名患者，采用完全随机的方法将患者等分为 4 组进行双盲试验。6 周后测得各组试验结果见表 13 – 14。问：4 个处理组患者的低密度脂蛋白含量总体均数有无差别？

表 13－14　4 个处理组低密度脂蛋白测量值(mmol/L)

分组	测量结果												
安慰剂组	3.53	4.59	4.34	2.66	3.59	3.13	2.64	2.56	3.50	3.25	3.30	4.04	3.53
	3.56	3.85	4.07	3.52	3.93	4.19	2.96	1.37	3.93	2.33	2.98	4.00	3.55
	2.96	4.30	4.16	2.59									
2.4g 组	2.42	3.36	4.32	2.34	2.68	2.95	1.56	3.11	1.81	1.77	1.98	2.63	2.86
	2.93	2.17	2.72	2.65	2.22	2.90	2.97	2.36	2.56	2.52	2.27	2.98	3.72
	2.80	3.57	4.02	2.31									
4.8g 组	2.86	2.28	2.39	2.28	2.48	2.28	3.21	2.23	2.32	2.68	2.66	2.32	2.61
	3.64	2.58	3.65	2.66	3.68	2.65	3.02	3.48	2.42	2.41	2.66	3.29	2.70
	3.04	2.81	1.97	1.68									
7.2g 组	0.89	1.06	1.08	1.27	1.63	1.89	1.19	2.17	2.28	1.72	1.98	1.74	2.16
	3.37	2.97	1.69	0.94	2.11	2.81	2.52	1.31	2.51	1.88	1.41	3.19	1.92
	2.47	1.02	2.10	3.71									

(一)One－Way ANOVA 过程操作步骤

1. 建立数据文件

本例需建立两个变量，分组变量 group 和结果变量 ldl_c[低密度脂蛋白测量值(mmol/L)]。group：变量类型为数值型，变量值定义(安慰剂组 =1；2.4g 组 =2；4.8g组 =3；7.2g 组 =4)；ldl_c：变量类型为数值型，直接输入测量数值即可。建立数据文件“例 13 － 8. sav”，见图13－39。

	group	ldl_c	var
1	1.00	3.53	
2	1.00	4.59	
3	.	.	
4	.	.	
5	.	.	
6	2.00	2.42	
7	2.00	3.36	
8	.	.	
9	.	.	
10	.	.	
11	3.00	2.86	
12	3.00	2.28	
13	.	.	
14	.	.	
15	.	.	
16	4.00	.89	
17	4.00	1.06	
18			

图 13－39　数据文件“例 13－8. sav”

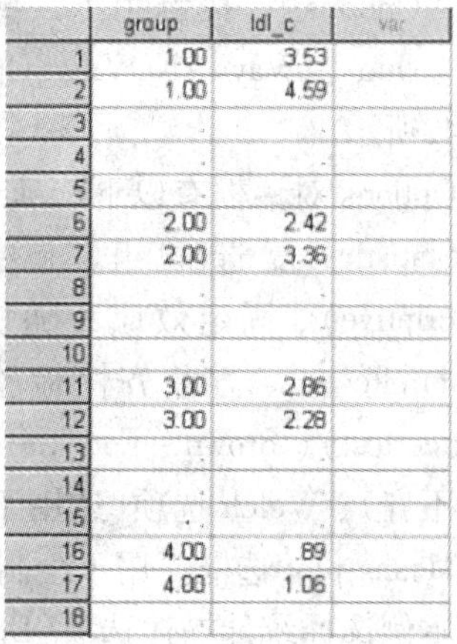

2. 统计分析

(1)单击主菜单“Analyze”，出现下拉菜单；

(2)在下拉菜单中点击“Compare Means”，弹出小菜单；

(3)在小菜单中寻找“One－Way ANOVA…”并单击之，进入“One－Way ANOVA”对话框，如图 13－40 所示。

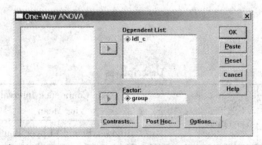

图 13－40　“One-Way ANOVA”对话框

(4)将变量 ldl_c 调入 Dependent list 框中，变量 group 调入 Factor 框中，如图 13－40 所示。

“Post Hoc…”按键用于选择处理组间均数多重比较的方法，点击之可出现“One－Way ANOVA：Post Hoc Multiple Comparisons”对话框，如图 13－41 所示。

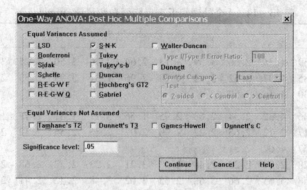

图 13 - 41　"Post Hoc…"对话框

Equal Variances Assumed 复选框组。当各组方差齐性条件得到满足时可选用的方法,共有 14 种方法,常用的方法有 LSD 法、Duncan 法和 S-N-K 法。

本例选择 S - N - K 法,检验水准为 0.05,点击"Continue"键,回到上一级对话框。

"Options…"按键用于一些辅助选项,点击之可出现"One - Way ANOVA：Options"对话框,如图 13 -42所示。

Options 对话框有以下选项：

Statistics 复选框组。包括有统计描述选项(Descriptive)、固定效应和随机效应选项(Fixed and random effects)、方差齐性检验选项(Homogeneity of variance test)、Brown - Forsythe 选项(适用于各处理组方差不齐)、Welch 选项(适用于各处理组方差不齐)。

图 13 - 42　"Options"对话框

Means plot 选框。用于绘制各组均数图。

本例选择统计描述选项(Descriptive)、方差齐性检验选项(Homogeneity of variance test)、Means plot 选项,点击"Continue"键,回到上一级对话框。

(5)点击"OK"键,即可输出结果。

(二)结果及解释

(1)统计分析结果。

1)结果 1。

Descriptives

	N	Mean	Std. Deviation	Std. Error	95% Confidence Interval for Mean		Minimum	Maximum
					Lower Bound	Upper Bound		
placebo	30	3.4303	.7151	.1306	3.1633	3.6974	1.37	4.59
2.4g	30	2.7153	6.382	.1165	2.4770	2.9536	1.56	4.32
4.8g	30	2.6980	.4972	$9.077E - 02$	2.5124	2.8836	1.68	3.68
7.2g	30	1.9663	.7464	.1363	1.6876	2.2451	.89	3.71
Total	120	2.7025	.8307	$7.583E - 02$	2.5523	2.8527	.89	4.59

2）结果 2。

Test of Homogeneity of Variances

LDL_C

Levene Statistic	df1	df2	Sig.
1. 622	3	116	. 188

3）结果 3。

ANOVA

LDL_C

	Sum of Squares	df	Mean Square	F	Sig.
Between Groups	32. 156	3	10. 719	24. 884	. 000
Within Groups	49. 967	116	. 431		
Total	82. 123	119			

4）结果 4。

Homogeneous Subsets

LDL_C

	GROUP	N	Subset for alpha = . 05		
			1	2	3
Student-Newman-Keuls[a]	7. 2g	30	1. 9663		
	4. 8g	30		2. 6980	
	2. 4g	30		2. 7153	
	placebo	30			3. 4303
	Sig.		1. 00	. 919	1. 000

Means for groups in homogeneous subsets are displayed.

a. Uses Harmonic Mean Sample Size = 30. 000.

5）结果 5。

Means Plots

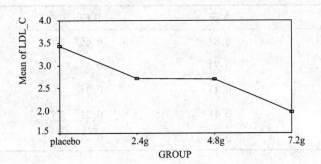

（2）解释。

1）结果 1。

给出了 4 个处理组的统计描述结果，包含样本例数（N）、标准差（Std Deviation）、标准误（Std Error）、总体均数的 95% 置信区间（95% Confidence Interval of Mean）、最小值（Minimum）、最大值（Maximum）。

2）结果 2。

给出了 Levene 法方差齐性检验结果，本例 $P = 0.188 > 0.10$，认为 4 个处理组低密度脂蛋白指标的总体方差齐同。（请注意：正态性检验及方差齐性检验的检验水准一般比较保守，常取 0.10 或者 0.20）

3）结果 3（方差分析的主要结果），其中

Between Groups——组间变异，With Groups——组内变异，Total——总变异

Sum of Squares——离均差平方和，Mean Square——方差，F——检验统计量

Sig——H_0 成立时出现样本数据以及更极端情况的概率 P，即 P 值。

本例 $F = 24.884$，$P < 0.05$，按 $\alpha = 0.05$ 水准，不接受 H_0，认为 4 个处理组低密度脂蛋白指标的总体均数间差异具有统计学意义，即药物剂量对血脂中低密度脂蛋白降低有影响。

4）结果 4。

多重比较结果显示，按 $\alpha = 0.05$ 水准，除了 2.4g 组、4.8g 组之间总体均数差异没有统计学意义外，其余任两组间总体均数差异均具有统计学意义。可认为安慰剂组的低密度脂蛋白含量总体均数最低，2.4g 组与 4.8g 组次之，7.2g 组最高。

5）结果 5。

显示了 4 个处理组的低密度脂蛋白含量均数的直观区别。

三、Univariate 过程的随机区组设计资料的方差分析

随机区组设计（randomized block design）又称为配伍组设计，是配对设计的扩展。在进行统计分析时，将区组变异离均差平方和从完全随机设计的组内离均差平方和中分离出来，从而减小组内平方和（误差平方和），提高了统计检验效率。

例 13-9 某研究者采用随机区组设计进行实验，比较 3 种抗癌药物对小白鼠肉瘤抑瘤效果，先将 15 只染有肉瘤小白鼠按体重大小匹配为 5 个区组，每个区组内 3 只小白鼠随机接受 3 种抗癌药物 A 药、B 药、C 药，以肉瘤重量作为评价指标，试验结果见下表。问：3 种药物的抑瘤效果有无差别？

表 13-15 不同药物作用后小白鼠肉瘤重量（g）

区组	A 药	B 药	C 药
1	0.82	0.65	0.51
2	0.73	0.54	0.23
3	0.43	0.34	0.28
4	0.41	0.21	0.31
5	0.68	0.43	0.24

（一）Univariate 过程分析步骤

1. 建立数据文件

本例需建立 3 个变量：

分组变量 drug，数值型，变量值定义：A 药组 =1；B 药组 =2；C 药组 =3。

配伍组变量 block，数值型，变量值定义：分别用 1、2、3、4、5 代替 5 个区组。

结果变量 weight；数值型，直接输入测量数值即可。

建立数据文件"例 13 – 9. sav"如图 13 – 43 所示。

2. 统计分析

（1）单击主菜单"Analyze"，出现下拉菜单；

（2）在下拉菜单中点击"General linear Model"，弹出小菜单；

（3）在小菜单中寻找"Univariate…"并单击之，进入"Univariate"对话框，如图 13 – 44 所示。

block	drug	weight	var
1	A药	.82	
2	A药	.73	
3	A药	.43	
4	A药	.41	
5	A药	.68	
1	B药	.65	
2	B药	.54	
3	B药	.34	
4	B药	.21	
5	B药	.43	
1	C药	.51	
2	C药	.23	
3	C药	.28	
4	C药	.31	
5	C药	.24	

图 13 – 43　数据文件"例 13 – 9. sav"

（4）将结果变量 weight 调入 Dependent Variable 框中，变量 drug、block 调入 Fixed Factor 框中，如图 13 – 44 所示。"Univariate"对话框比较复杂，下面简要作一介绍。

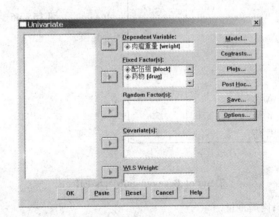

图 13 – 44　"Univariate"对话框

Model 按键：单击后出现如图 13 – 45 所示的对话框，用于构建不同的统计模型，可分析多个因素的主效应以及和交互作用，默认情况为全因素模型，分析所有因素的主效应和各级交互作用。用户也可选择 Custom 选项，根据实际设计情况设置此窗口内容。Sum of squares 复选框用于如何选择方差分析模型类别，共有 4 种类型，一般采用默认的 III 型。Include intercept in model 复选框，用于选择是否在统计模型中包括截距项，不用改动，默认即可。本例采用 Custom 选项，drug、block 的主效应，如图 13 – 45 所示。

Post Hoc 按键：与完全随机设计方差分析中的相同，不再重复。

Options 按键：常用的有方差齐性检验、统计描述。其余选项涉及较深专业知识，此处省

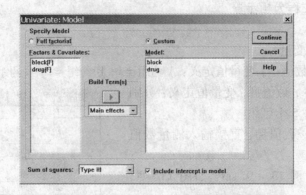

图 13 - 45   Univariate：Model 对话框

略。本例选择显示按变量 drug 分组的结果变量的
均数，如图 13 - 46 所示。

(5)点击"OK"键，即可输出结果。

(二)结果及解释

(1)统计分析结果。

1)结果 1。

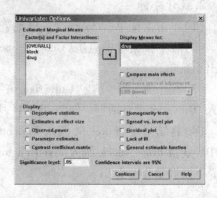

图 13 - 46   Options 对话框

Between - Subjects Factors

		Value Label	N	
配伍	1			3
组	2			3
	3			3
	4			3
	5			3
药物	1	A 药		5
	2	B 药		5
	3	C 药		5

2)结果 2：

Tests of Between-Subjects Effects

Dependent Variable：肉瘤重量

Source	Type III Sum of Squares	df	Mean Square	F	Sig.
Corrected Model	.456[a]	6	7.606E - 02	7.964	.005
Intercept	3.092	1	3.092	323.742	.000
BLOCK	.228	4	5.709e - 02	5.978	.016
DRUG	.228	2	.114	11.937	.004
Error	7.640E - 02	8	9.550E - 03		
Total	3.624	15			
Corrected Total	.533	14			

a. R Squared = .857(Adjusted R Squared = 0.749)

3)结果3。

Estimated Marginal Means
药物

Dependent Variable:肉瘤重量

药物	Mean	Std. Error	95% Confidence Interval	
			Lower Bound	Upper Bound
A 药	.614	.044	.513	.715
B 药	.434	.044	.333	.535
C 药	.314	.044	.213	.415

(2)解释。

1)结果1。

给出了本例数据设计的介绍,共有两个影响因素。区组因素和处理因素,其中区组因素有5个水平,每个区组有3个观察对象;处理因素分3个水平,分别表示A药、B药、C药。

2)结果2(随机区组设计方差分析的主要结果)。

①药物因素对小白鼠肉瘤重量有影响,F 值 = 11.937,$P = 0.004 < 0.05$;

②区组因素对小白鼠肉瘤重量有影响,F 值 = 5.978,$P = 0.016 < 0.05$;如果要进一步了解3种药物组间的差别以及区组间的差别,可进行多重比较,操作步骤同上。

③给出了3个药物组的统计描述内容,包括均数、标准误和95%的置信区间。

第六节　独立性卡方检验

一个行变量和一个列变量可形成一个二维列联表,再增加一个控制变量就形成一个三维列联表。如果有多个行、列和控制变量就可形成一个复杂的多维列联表。

调用列联表分析过程(Crosstabs 过程)可进行计数资料和等级资料的列联表分析。列联表过程可对二维(2×2 四格表,$R \times C$ 表)进行统计描述和卡方检验,以及进行计算百分数,四格表确切概率等统计分析。

一、四格表(2×2 表)χ^2 检验

两分类两变量,其结果排列构成四格表,亦称 2×2 表。四格表资料 χ^2 检验可推断两个总体率之间有无差别。

例 13 - 10　某院欲比较异梨醇口服液(试验组)和氢氯噻嗪 + 地塞米松(对照组)降低颅内压的疗效。将200例颅内压增高症患者随机分为两组,结果见表13 - 16。问:两组降低颅内压的总体有效率有无差别?

表 13 – 16　两组降低颅内压有效率的比较

组别	有效	无效	合计	有效率(%)
试验组	99	5	104	95.20
对照组	75	21	96	78.18
合　计	174	26	200	87.00

（一）Crosstabs 过程分析步骤

数据文件的格式有两种：原始数据和计数数据。采用计数数据作为输入数据格式，在进行卡方检验前要对频数变量进行加权处理。

1. 建立数据文件"例 13 – 10. sav"

如图 13 – 47。其中：处理组别 treat 指示变量中，1 代表试验组，2 代表对照组；疗效指示变量 effect 中，1 代表有效，2 代表无效；freq 为频数变量。

2. 统计分析

（1）打开数据文件"例 13 – 10. sav"。

（2）通过"DATA→Weight Cases"打开"Weight cases"对话框，激活"Weight Case by"选项；从左边源变量名称框中选择频数变量" freq"作为权变量，将其选入

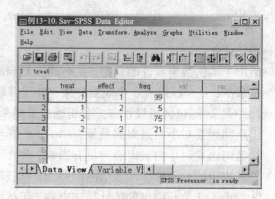

图 13 – 47　例 13 – 10 数据文件编辑窗

"Frequency Variable"框中；单击"OK"图标按钮，执行加权命令。参见图 13 – 48。

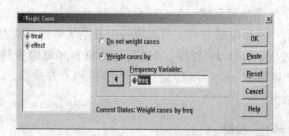

图 13 – 48　例 13 – 10 加权命令对话框

（3）通过"Analyze→ Descriptive Statistics→Crosstabs"打开"Crosstabs"对话框，将左边源变量名称框中"treat"作为行变量调入"Row(s)"下的矩形框，"effect"作为列变量调入"Column(s)"下的矩形框。参见图 13 – 49。

（4）选择"Crosstabs"对话框中的"Statistics"选项，在"Crosstabs：Statistics"对话框中(图 13 – 50)，激活"Chi-square"，再单击"Continue"图标按钮，回到"Crosstabs"对话框。

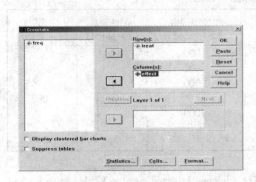

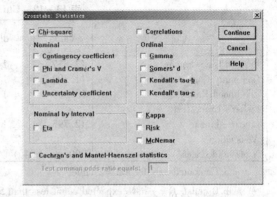

图 13 – 49　例 13 – 10 Crosstabs 对话框　　　　　图 13 – 50　例 13 – 10 Crosstabs：Statistics 对话框

（5）选择"Crosstabs"对话框中的"Cells"选项，在"Crosstabs：Cell Display"对话框中（图 13 – 51），激活"Expected"，再单击"Continue"图标按钮，回到"Crosstabs"对话框。

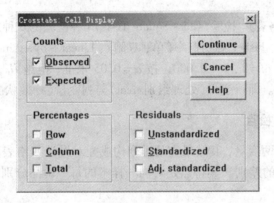

图 13 – 51　例 13 – 10 Crosstabs：Cell Display 对话框

（6）在"Crosstabs"对话框中，单击"OK"图标按钮，即可得输出结果如表 13 – 17、表 13 – 18 所示。

表 13 – 17　TREAT ＊ EFFECT Crosstabulation

			EFFECT		Total
			有效	无效	
TREAT	试验组	Count	99	5	104
		Expected Count	90.5	13.5	104.0
	对照组	Count	75	21	96
		Expected Count	83.5	12.5	96.0
Total		Count	174	26	200
		Expected Count	174.0	26.0	200.0

表 13 – 18　Chi – Square Tests

	Value	df	Asymp. Sig. (2 – sided)	Exact Sig. (2 – sided)	Exact Sig. (1 – sided)
Pearson Chi – Square	12.857[b]	1	.000		
Continuity Correction[a]	11.392	1	.001		
Likelihood Ratio	13.588	1	.000		
Fisher's Exact Test				.001	.000
Linear – Linear Association	12.793	1	.000		
N of Valid Cases	200				

a. Computed only for a 2 × 2 table.

b. 0 cells(.0%) have expected count less than 5. The minimum expected count is 12.48.

（二）结果解释

表 13 – 16 给出了处理组别 treat（行变量）与疗效状况 effect（列变量）的交叉数据分析表，表中输出四格表中各格的实际频数与理论频数。本例中最小理论频数为 12.5，总例数为 200。

表 13 – 17 输出四格表 χ^2 检验（Chi – Square Tests）5 种检验的 6 种结果，即 Pearson χ^2、连续性校正 χ^2、似然比 χ^2、Fisher 确切概率（单、双侧）、Linear – by – Linear Association χ^2。本例选 Pearson χ^2 = 12.857，df = 1，P = 0.000。按 α = 0.05 水准，拒绝 H_0，接受 H_1，可认为两组疗效差别有统计学意义。即行变量（处理组别 treat）与列变量（疗效状况 effect）相关。

二、配对四格表 χ^2 检验

对于相关的二分类两变量，其结果交叉排列构成配对设计四格表，常用于比较两种检验方法、两种培养方法等的差别。其特点是对同一样本的每一检品分别用两种方法处理，观察其阳性或阴性结果。

例 13 – 11　某实验室分别用乳胶凝集法和免疫荧光法对 58 名可疑系统红斑狼疮患者血清中抗核抗体进行测定，结果见表 13 – 19。问：两种方法的检测结果有无差别？

表 13 – 19　两种方法的检测结果

免疫荧光法	乳胶凝集法		合计
	+	–	
+	11	12	23
–	2	33	35
合　计	13	45	58

（一）Crosstabs 过程分析步骤

1. 建立数据文件"例 13 – 11. sav"

如图 13 – 52。其中：免疫荧光指示变量中，1 代表"＋"，2 代表"－"；乳胶凝集指示变量中，1 代表"＋"，2 代表"－"；freq 为频数变量。

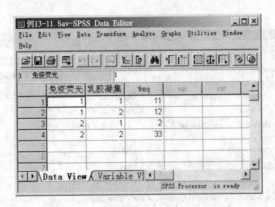

图 13 – 52　例 13 – 11 数据文件编辑窗

2. 统计分析

(1)打开数据文件"例 13 – 11. sav"。

(2)通过"DATA→Weight Cases"打开"Weight Cases"对话框,激活"Weight Case by"选项;从左边源变量名称框中选择频数变量 freq 作为权变量,将其选入"Frequency Variable"框中;单击"OK"图标按钮,执行加权命令。参见图 13 – 53。

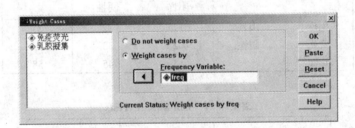

图 13 – 53　例 13 – 11 加权命令对话框

(3) 通 过 " Analyze → Descriptive Statistics→Crosstabs"打开"Crosstabs"对话框,将左边源变量名称框中"免疫荧光"作为行变量调入"Row(s)"下的矩形框,"乳胶凝集"作为列变量调入"Column(s)"下的矩形框。参见图 13 – 54。

(4) 选择" Crosstabs " 对话框中的"Statistics"选项,在" Crosstabs：Statistics"对话框中,激活" McNemar ",再单击"Continue"图标按钮,回到"Crosstabs"对话框。参见图 13 – 55。

(5) 在" Crosstabs " 对话框中,单击"OK"图标按钮,即可得输出结果如表 13 – 20、表 13 – 21 所示。

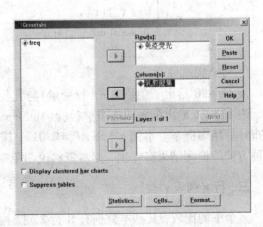

图 13 – 54　例 13 – 11 Crosstabs 命令对话框

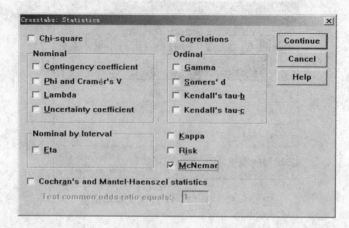

图 13 - 55　例 13 - 11 Crosstabs：Statistics 命令对话框

表 13 - 20　免疫荧光 * 乳胶凝集 Crosstabulation

Count

		乳胶凝集		Total
		阳性	阴性	
免疫	阳性	11	12	23
荧光	阴性	2	33	35
Total		13	45	58

表 13 - 21　Chi-Square Tests

	Value	Exact Sig. (2 - sided)
McNemar Test		.013ᵃ
N of Valid Cases	58	

a. Binomial distribution used.

(二)结果解释

表 13 - 20 给出了免疫荧光(行变量)与乳胶凝集(列变量)的交叉数据分析表。

表 13 - 21 输出配对四格表 χ^2 检验(McNemar Test)结果。SPSS 中 McNemar Test 采用二项分布计算精确概率。本例 $n = 58$，$P = 0.013$，按 $\alpha = 0.05$ 水准，拒绝 H_0，接受 H_1，故可认为两种方法的检测结果有差别，据本资料说明免疫荧光的阳性检测率较高。

三、行 × 列表 χ^2 检验

多个率的比较，其基本数据有 R 行 2 列，构成 R × 2 表；多个构成比的比较，其基本数据有 2 行 C 列，构成 2 × C 表；R 个各分为 C 类的构成比，其基本数据有 R 行 C 列，构成 R × C 表。2 × 2 表，R × 2 表，2 × C 表亦统称 R × C 表或行 × 列表，用以表述 R 个率或构成比的基本数据。R × C 表的 χ^2 检验用于 R 个率或构成比的比较。

（一）Crosstabs 过程分析步骤

例 13 - 12　某医师研究物理疗法、药物治疗和外用膏药 3 种疗法治疗周围性面神经麻痹的疗效，资料见表 13 - 22。问：3 种疗法的有效率有无差别？

表 13 - 22　3 种疗法有效率的比较

疗法	有效	无效	合计	有效率(%)
物理疗法组	199	7	206	96.60
药物治疗组	164	18	182	90.11
外用膏药组	118	26	144	81.94
合　计	481	51	532	90.41

1. 建立数据文件"例 13 - 12. sav"

如图 13 - 56。其中疗法指示变量中：1 代表物理疗法组，2 代表药物治疗组，3 代表外用膏药组；疗效指示变量中：1 代表有效，2 代表无效；f 为频数变量。

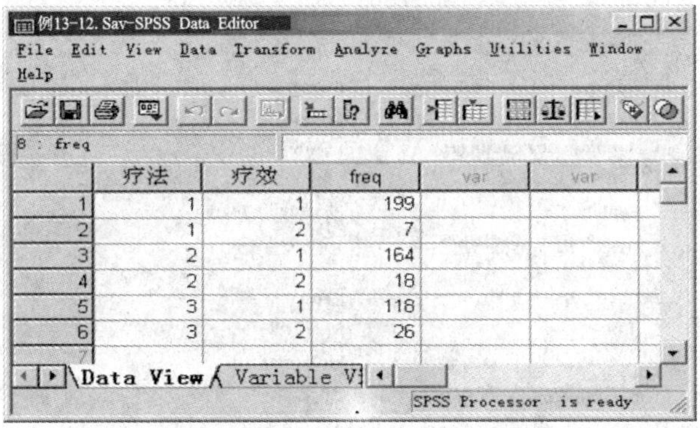

图 13 - 56　例 13 - 12 数据文件编辑窗

2. 统计分析

（1）打开数据文件"例 13 - 12. sav"。

（2）通过"DATA→Weight Cases"打开"Weight cases"对话框，激活"Weight Case by"选项；从左边源变量名称框中选择频数变量 freq 作为权变量，将其选入"Frequency Variable"框中；单击"OK"图标按钮，执行加权命令。参见图 13 - 57。

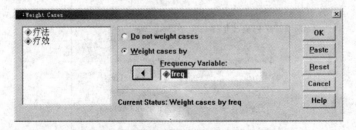

图 13 - 57　例 13 - 12 加权命令对话框

（3）通过"Analyze→Descriptive Statistics→Crosstabs"打开"Crosstabs"对话框，将左边源变量名称框中"疗法"作为行变量调入"Row(s)"下的矩形框，"疗效"作为列变量调入"Column(s)"下的矩形框，参见图13-58。

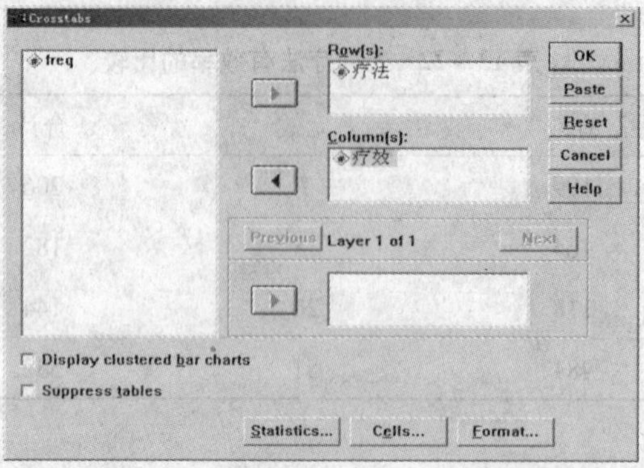

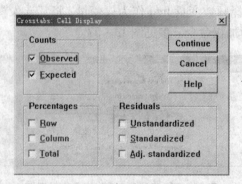

图13-58　例13-12 Crosstabs 对话框

（4）选择"Crosstabs"对话框中的"Statistics"选项，在"Crosstabs: Statistics"对话框中，激活"Chi-square"，再单击"Continue"图标按钮，回到"Crosstabs"对话框。参见图13-59。

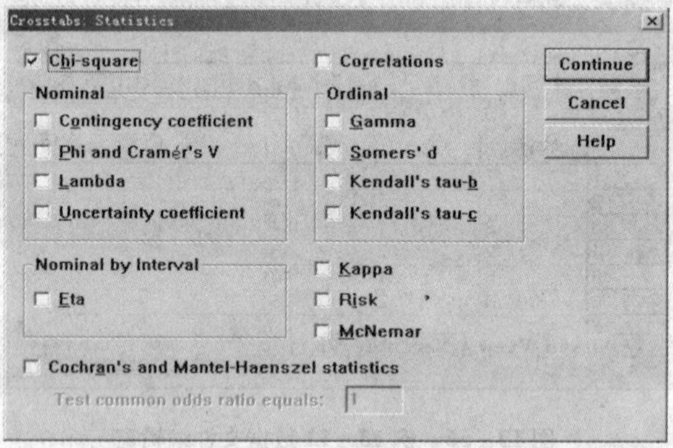

图13-59　例13-12 Crosstabs: Statistics 对话框

（5）选择"Crosstabs"对话框中的"Cells"选项，在"Crosstabs: Cell Display"对话框中，激活"Expected"，再单击"Continue"图标按钮，回到"Crosstabs"对话框，参见图13-60。

图13-60　例13-12 Crosstabs: Cell Di…对话框

（6）在"Crosstabs"对话框中，单击"OK"图标按钮，即可得输出结果如表 13 – 23、表 13 – 24 所示。

表 13 – 23　疗法 * 疗效 Crosstabulation

			疗效		Total
			有效	无效	
疗法	理疗	Count	199	7	206
		Expected Count	186.3	19.7	206.0
	药物	Count	164	18	182
		Expected Count	164.6	17.4	182.0
	膏药	Count	118	26	144
		Expected Count	130.2	13.8	144.0
Total		Count	481	51	532
		Expected Count	481.0	51.0	532.0

表 13 – 24　Chi-Square Tests

	Value	df	Asymp. Sig. (2 – sided)
Pearson Chi – square	21.038[a]	2	.000
Likelihood Ratio	21.559	2	.000
Linear – by – Linear Association	20.903	1	.000
N of Valid Cases	532		

a. 0 cells (.0%) have expected count less than 5. The minimum expected count is 13.80.

（二）结果解释

表 13 – 23 给出了疗法（行变量）与疗效（列变量）的交叉数据分析表，表中输出 3 × 2 表中各格的实际频数与理论频数。本例中最小理论频数为 13.8。

表 13 – 24 输出 3 × 2 表 χ^2 检验（Chi – Square Tests）结果，本例 Pearson $\chi^2 = 21.038$，$df = 2$，$P < 0.001$。按 $\alpha = 0.05$ 水准，拒绝 H_0，接受 H_1，故可认为 3 种疗法的有效率有差别。

第七节　非参数检验

随着研究领域的拓广，数据的分布类型越来越复杂，不满足现有参数检验条件的数据日趋增多。非参数统计方法对数据分布没有特别要求，无论样本资料的总体分布形式如何，如一端无界、甚至是未知的，都能适用。对以等级作记录的资料，尤其适用。多数非参数统计方法简便，易于理解和掌握。

一、配对样本比较的 Wilcoxon 符号秩检验

Wilcoxon 符号秩检验（Wilcoxon signed – rank test），亦称符号秩和检验，用于配对样本差值的中位数和 0 比较；还可用于单个样本中位数和总体中位数比较。SPSS 系统在 Nonparametric Tests 非参数检验过程的两个相关样本的检验（Two Related Samples Tests）中提

供了 Wilcoxon 符号秩检验。

例 13 - 13　对 12 份血清分别用原方法(检测时间 20 分钟)和新方法(检测时间 10 分钟)测谷—丙转氨酶,结果见表 13 - 25 的(2)、(3)栏。问:两法所得结果有无差别?

表 13 - 25　12 份血清用原法和新法测血清谷 - 丙转氨酶(nmol · S^{-1}/L)的比较

编号 (1)	原法 (2)	新法 (3)	编号 (1)	原法 (2)	新法 (3)
1	60	80	7	190	205
2	142	152	8	25	38
3	195	243	9	212	243
4	80	82	10	38	44
5	242	240	11	236	200
6	220	220	12	95	100

(一) Wilcoxon 符号秩检验分析步骤

1. 建立数据文件

分别定义 2 个数值型变量原法,新法。录入数据,存为数据文件"例 13 - 13.sav",如图 13 - 61 所示。

2. 统计分析

(1)单击主菜单中"Analyze",展开下拉菜单。

(2)在下拉菜单中,寻找"Nonparametric Tests",自动弹出小菜单。

(3)在小菜单中寻找"2 Related Samples..."

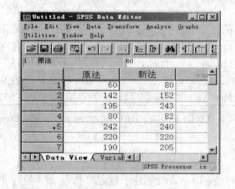

图 13 - 61　数据文件例 13 - 13.sav

单击之,得"Two - Related - Samples Tests"对话框(图 13 - 62)。

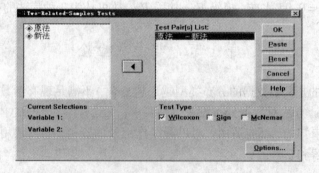

图 13 - 62　两配对样本比较的 Wilcoxon 符号秩检验

(4)将图 13 - 62 左边的源变量"原法"及"新法"按配对方式,调入右边"Test Pair(s) List"下的矩形框。在"Test Type"中选择"Wilcoxon"。

(5)单击"OK"钮,得输出结果(表 13 - 26)。

（二）结果及解释

表 13-26　两种方法测血清谷-丙转氨酶(nmol · S^{-1}/L)结果分析

NPar Tests

Wilcoxon Signed Ranks Test

Ranks

		N	Mean Rank	Sum of Ranks
新法-原法	Negative Ranks	2[a]	5.75	11.50
	Positive Ranks	9[b]	6.06	54.50
	Ties	1[c]		
	Total	12		

a. 新法 < 原法

b. 新法 > 原法

c. 原法 = 新法

Test Statistics[b]

	新法-原法
Z	−1.913[a]
Asymp. Sig. (2-tailed)	.056

a. Based on negative ranks.

b. Wilcoxon Signed Ranks Test

表 13-26 第一行表示 Wilcoxon 配对符号秩检验。

表 13-26 的中部表示新法小于原法的有 2 例，平均秩次为 5.75，即负值的秩次之和 T_ 为 11.50；新法大于原法的有 9 例，平均秩次为 6.06，即正值的秩次之和 T₊ 为 54.50；两者相等的 1 例。

表 13-26 的下部，Z 为检验统计量，双侧的概率为 $P = 0.056$，尚不能认为两法测谷—丙转氨酶结果有差别。

二、两个独立样本比较的 Mann-Whitney U 秩和检验

对于两个独立样本的检验方法，SPSS 系统提供了 4 种检验方法：Mann-Whitney U，Kolmogorov-Smirnov Z，Moses extreme reactions，Wald-Wolfowitz runs。其中 Mann-Whitney U 秩和检验与 Wilcoxon 秩和检验等价，可用于两个独立样本所属的总体是否有相同的分布。

例 13-14　对 10 例肺癌患者和 12 例矽肺 0 期工人用 X 光片测量肺门横径右侧距 RD 值 (cm)，结果见表 13-26。问：肺癌患者的 RD 值是否高于矽肺 0 期工人的 RD 值？

表 13 – 27　肺癌患者和矽肺 0 期工人的 RD 值(cm)比较

肺癌患者 RD 值	矽肺 0 期工人 RD 值
2.78	3.23
3.23	3.50
4.20	4.04
4.87	4.15
5.12	4.28
6.21	4.34
7.18	4.47
8.05	4.64
8.56	4.75
9.60	4.82
	4.95
	5.10

（一）Mann – Whitney U 秩和检验分析步骤

1. 建立数据文件

建立数据文件时，取 2 个变量，1 个分组变量"group"，其值为"1"时表示"肺癌患者"，为"2"时表示"矽肺工人"。1 个反应变量"rd 值"。得数据文件"例 13 – 14. sav"，如图 13 –63所示。

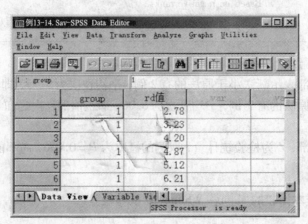

图 13 –63　两个独立样本比较的 Wilcoxon 秩和检验数据文件例 13 –14. sav

2. 统计分析

（1）单击主菜单中"Analyze"，展开下拉菜单。

（2）在下拉菜单中，寻找"Nonparametric Test"，自动弹出小菜单。

（3）在小菜单中寻找"2 Independent Samples..."单击之，得"Two – Independent – Samples Tests"对话框，如图 13 –64 所示。

（4）将图 13 –64 左边的源变量中的"rd 值"调入"Test Variable List:"下的矩形框中。

（5）将图 13 –64 左边的源变量中的"group"调入"Grouping Variable："下的矩形框并给出

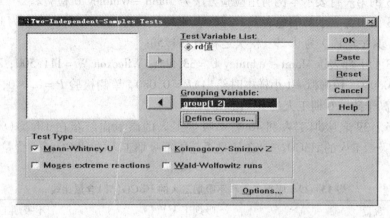

图 13 – 64　两个独立样本比较的 Wilcoxon 秩和检验对话框

组的范围"1"，"2"。在"Test Type"中选择"Mann – Whitney U"。

（6）单击"OK"钮，得输出结果，如表 13 – 28 所示。

（二）结果及解释

表 13 – 28　两个独立样本比较的 Wilcoxon 秩和检验

NPar Tests
Mann-Whitney Test

Ranks

	GROUP	N	Mean Rank	Sum of Ranks
RD 值	肺癌患者	10	14. 15	141. 50
	矽肺工人	12	9. 29	111. 50
	Total	22		

Test Statistics[b]

	RD 值
Mann-Whitney U	33. 500
Wilcoxon W	111. 500
Z	– 1. 748
Asymp. Sig. （2 – tailed）	. 080
Exact Sig. $[2 * (1 - \text{tailed Sig.})]$	. 080[a]

a. Not corrected for ties.

b. Grouping Variable：GROUP.

表 13 – 28 的第一行表示本例所用检验方法为 Mann – Whitney U 检验。

表 13 – 28 的中部表示肺癌患者共 10 例, 其平均秩次为 14.15, 秩次之和为 141.50; 矽肺工人共 12 例, 其平均秩次为 9.29, 秩次之和为 111.50。

表 13 – 28 的下部表示 Mann – Whitney U = 33.500; Wilcoxon W = 111.500; Z = – 1.748, 双侧检验 $P = 0.080$, 精确概率(小样本时给出) $P = 0.080$, 单侧检验 $P = 0.040$, 可认为肺癌患者的 RD 值高于矽肺 0 期工人的 RD 值。

例 13 – 15 39 名吸烟工人和 40 名不吸烟工人的碳氧血红蛋白 HbCO(%)含量见表 13 – 29。问: 吸烟工人的 HbCO(%)含量是否高于不吸烟工人的 HbCO(%)含量?

表 13 – 29 吸烟工人和不吸烟工人的 HbCO(%)含量比较

含量 (1)	吸烟工人 (2)	不吸烟工人 (3)
很低	1	2
低	8	23
中	16	11
偏高	10	4
高	4	0
合 计	$39(n_1)$	$40(n_2)$

该例题为等级资料。

(一)Mann – Whitney U 秩和检验分析步骤

1. 建立数据文件

建立数据文件时, 取 3 个变量。

频数变量:本例变量名为"freq", 即人数。

反应变量:本例反应变量名为"含量", 赋值 1 = 很低; 2 = 低; 3 = 中; 4 = 偏高; 5 = 高。

分组变量:本例分组变量名为"group", 赋值 1 = 吸烟; 2 = 不吸烟。

得数据文件"例 13 – 15. sav", 如图 13 – 65 所示。

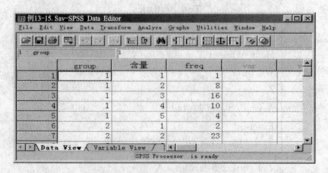

图 13 – 65 数据文件例 13 – 15. sav

2. 统计分析

(1) 单击主菜单"Data", 展开下拉菜单。

（2）在下拉菜单中寻找"Weight Cases"，单击之，弹出"Weight Cases"对话框，如图 13－66所示。

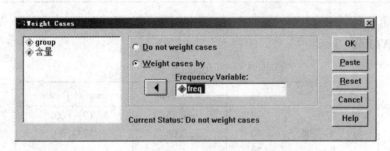

图 13－66　Weight Cases 对话框

（3）选择"weight cases by"框，将图 13－66 左边的频数变量"freq"调入右边"Frequency Variable"下框内，单击"OK"钮，返回主菜单。

（4）单击主菜单中"Analyze"，展开下拉菜单。

（5）在下拉菜单中，寻找"Nonparametric Test"，自动弹出小菜单。

（6）在小菜单中寻找"2 Independent Samples..."单击之，得"Two－Independent－Samples Tests"对话框，如图 13－67 所示。

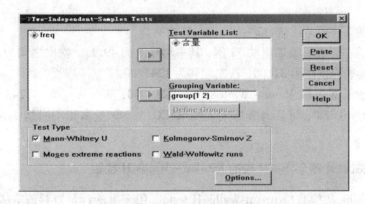

图 13－67　两个独立样本比较的 Wilcoxon 秩和检验对话框

（7）将图 13－67 左边的源变量中的"含量"调入"Test Variable List："下的矩形框。

（8）将图 13－67 左边的源变量中的"group"调入"Grouping Variable："下的矩形框并给出组的范围"1"，"2"。在"Test Type"中选择"Mann-Whitney U"。

（9）单击"OK"钮，得输出结果，如表 13－30 所示。

(二)结果及解释

表 13 – 30　频数表资料和等级资料两样本比较秩和检验

NPar Tests

Mann – Whitney Test

Ranks

	GROUP	N	Mean Rank	Sum of Ranks
含量	吸烟	39	49.15	1917.00
	不吸烟	40	31.08	1243.00
	Total	79		

Test Statistics[a]

	含量
Mann-Whitney U	423.000
Wilcoxon W	1243.000
Z	− 3.702
Asymp. Sig. （2 – tailed）	.000

a. Grouping Variable：GROUP

表 13 – 30 的第一行表示 Mann – Whitney U 检验。

表 13 – 30 的中部表示吸烟组共 39 例,其平均秩次为 49.15,秩次之和为 1917.00;不吸烟组共 40 例,其平均秩次为 31.08,秩次之和为 1243.00。

表 13 – 30 的下部表示 Mann – Whitney U = 423.000;Wilcoxon W = 1243.000;Z = − 3.702,双侧检验 $P = 0.000$,可认为吸烟工人的 HbCO(%)含量高于不吸烟工人的 HbCO(%)含量。

三、完全随机设计多个样本比较的 Kruskal – Wallis H 检验

Kruskal – Wallis H 检验(Kruskal-Wallis H test),用于推断计量资料或等级资料的多个独立样本所来自的多个总体分布是否有差别。

例 13 – 16　用 3 种药物杀灭钉螺,每批用 200 只活钉螺,用药后清点每批钉螺的死亡数、再计算死亡率(%),结果见表 13 – 31。问:3 种药物杀灭钉螺的效果有无差别?

表 13 – 31　3 种药物杀灭钉螺的死亡率(%)比较

甲药死亡率(%)	乙药死亡率(%)	丙药死亡率(%)
32.5	16.0	6.5
35.5	20.5	9.0
40.5	22.5	12.5
46.0	29.0	18.0
49.0	36.0	24.0

（一）Kruskal-Wallis H 分析步骤

1. 建立数据文件

建立数据文件时，取 2 个变量，1 个分组变量"药物"，取值"1"表示甲药；"2"表示乙药；"3"表示丙药。1 个反应变量"死亡率"。得数据文件例 13 – 16. sav，见图 13 – 68。

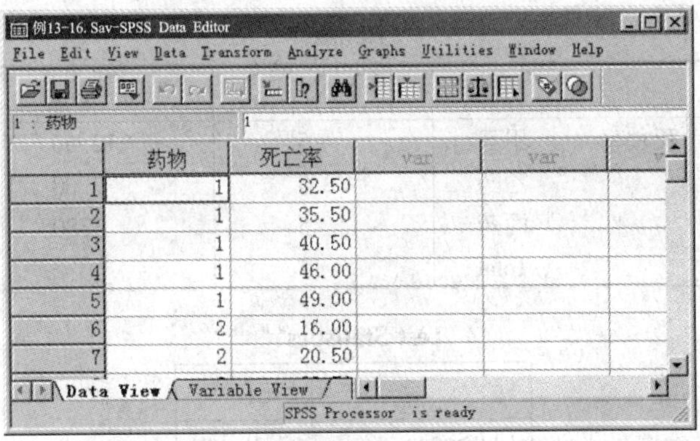

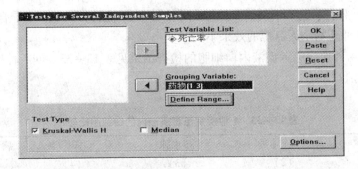

图 13 – 68　数据文件例 13 – 16. sav

2. 统计分析

（1）单击主菜单中"Analyze"，展开下拉菜单。

（2）在下拉菜单中，寻找"Nonparametric Test"，自动弹出小菜单。

（3）在小菜单中寻找"K Independent Samples…"单击之，得"Tests for Several Independent-Samples"对话框，如图 13 – 69 所示。

图 13 – 69　完全随机设计多个样本比较的 Kruskal-Wallis H 检验对话框

（4）将图 13 – 69 左边的源变量中的"死亡率"调入"Test Variable List"下的矩形框。

（5）将图 13 – 69 左边的源变量中的"药物"调入"Grouping Variable："下的矩形框并给出组的范围"1"，"3"。

（6）单击"OK"钮，得输出结果，如表 13 – 32 所示。

（二）结果及解释

表 13 – 32　完全随机设计多个样本比较的 Kruskal-Wallis H 检验结果

NPar Tests
Kruskal-Wallis Test

Ranks

	药物	N	Mean Rank
死亡率	甲药	5	12.60
	乙药	5	7.60
	丙药	5	3.80
	Total	15	

Test Statistics[a,b]

	死亡率
Chi-Square	9.740
df	2
Asymp. Sig.	0.008

a. Kruskal Wallis Test
b. Grouping Variable：药物

表 13 – 32 上部表示 Kruskal-Wallis H 检验。

表 13 – 32 中部表示甲药共 5 例，平均秩次为 12.60；乙药共 5 例，平均秩次为 7.60；丙药共 5 例，平均秩次为 3.80。

表 13 – 32 下部表示经 Chi-Square 检验（同教材中 H 检验）$H = 9.740$，自由度 = 2，$P = 0.008$，可认为 3 种药物杀灭钉螺的效果不同。

例 13 – 17　4 种疾病患者痰液内白细胞的检查结果见表 13 – 33。问 4 种疾病患者痰液内的白细胞有无差别？

表 13 – 33　4 种疾病患者痰液内的白细胞比较

白细胞 (1)	支气管扩张 (2)	肺水肿 (3)	肺癌 (4)	病毒性呼吸道感染 (5)
–	0	3	5	3
+	2	5	7	5
+ +	9	5	3	3
+ + +	6	2	2	0

该例题为等级资料。

（一）Kruskal-Wallis H 分析步骤

1. 建立数据文件时，取 3 个变量

分组变量：本例分组变量名为"疾病"，赋值 1 = 支气管扩张；2 = 肺水肿；3 = 肺癌；4 =

病毒性呼吸道感染。

反应变量：本例反应变量名为"白细胞"，赋值 $1 = -$ ；$2 = +$ ；$3 = + +$ ；$4 = + + +$ 。

频数变量：本例变量名为"freq"，即患者人数。

得数据文件例 13 - 17. sav，见图 13 - 70。

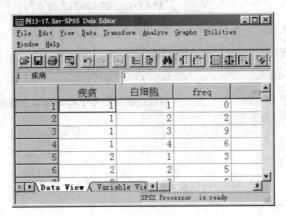

图 13 - 70　数据文件例 13 - 17. sav

2. 统计分析

(1) 单击主菜单"data"，展开下拉菜单。

(2) 在下拉菜单中寻找"Weight Cases"，单击之，弹出 Weight Cases 对话框，如图13 - 71 所示。

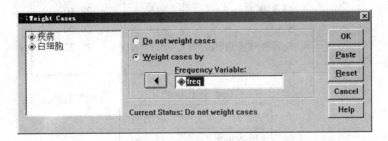

图 13 - 71　Weight Cases 对话框

(3) 选择"Weight cases by"框，将图 13 - 71 左边的频数变量"freq"调入右边 "Frequency Variable"下框内，单击"OK"钮，返回主菜单。

(4) 单击主菜单中"Analyze"，展开下拉菜单。

(5) 在下拉菜单中，寻找"Nonparametric Test"，自动弹出小菜单。

(6) 在小菜单中寻找"K Independent Samples..."单击之，得"Tests for Several Independent - Samples "对话框，如图 13 - 72 所示。

(7) 将图 13 - 72 左边的源变量中的"白细胞"调入"Test Variable List"下的矩形框。

(8) 将图 13 - 72 左边的源变量中的"疾病"调入"Grouping Variable："下的矩形框并给出组的范围"1"，"4"。

(9) 点击"OK"钮，得输出结果，如表 13 - 34 所示。

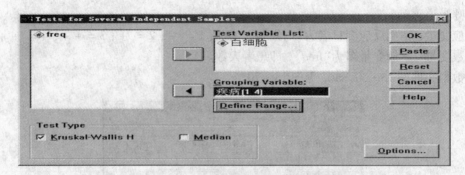

图 13 – 72　频数表资料和等级资料的多个样本比较对话框

(二)结果及解释

表 13 – 34　频数表资料和等级资料的多个样本比较

NPar Tests

Kruskal-Wallis Test

Ranks

	疾病	N	Mean Rank
白细胞	支气管扩张	17	43.50
	肺水肿	15	29.10
	肺癌	17	24.09
	病毒性呼吸道感染	11	22.23
	Total	60	

Test Statistics[a,b]

	白细胞
Chi-Square	15.506
df	3
Asymp. Sig.	0.001

a. Kruskal Wallis Test

b. Grouping Variable:疾病

表 13 – 34 上部表示 Kruskal – Wallis H 检验。

表 13 – 34 中部表示支气管扩张共 17 例,平均秩次为 43.50;肺水肿共 15 例,平均秩次为 29.10;肺癌共 17 例,平均秩次为 24.09;病毒性呼吸道感染共 11 例,平均秩次为 22.23。

表 13 – 34 下部表示经 Chi – square 检验(同教材中 H 检验)$H_c = 15.506$,自由度 = 3,$P = 0.001$,可认为 4 种疾病患者痰液内的白细胞有差别。

四、随机区组设计多个样本比较的 Friedman *M* 检验

Friedman *M* 检验(Friedman's M test),用于推断随机区组设计的多个相关样本所来自的多个总体分布是否有差别。

例 13 – 18　8 名受试对象在相同实验条件下分别接受 4 种不同频率声音的刺激,他们的反应率(%)资料见表 13 – 35。问 4 种频率声音刺激的反应率是否有差别?

表 13 – 35　8 名受试对象对 4 种不同频率声音刺激的反应率(%)比较

受试号	频率 a 反应率(%)	频率 b 反应率(%)	频率 c 反应率(%)	频率 d 反应率(%)
1	8.4	9.6	9.8	11.7
2	11.6	12.7	11.8	12.0
3	9.4	9.1	10.4	9.8
4	9.8	8.7	9.9	12.0
5	8.3	8.0	8.6	8.6
6	8.6	9.8	9.6	10.6
7	8.9	9.0	10.6	11.4
8	7.8	8.2	8.5	10.8

(一)Friedman *M* 分析步骤

1. 建立数据文件时,取 4 个反应变量

4 个反应变量分别为"频率 a","频率 b","频率 c"和"频率 d"。得数据文件例 13 – 18. sav,见图 13 – 73。

2. 统计分析

(1)单击主菜单中"Analyze",展开下拉菜单。

(2)在下拉菜单中,寻找"Nonparametric Test",自动弹出小菜单。

(3)在小菜单中寻找"K Related Samples..."单击之,得"Tests for Several Related – Samples"对话框,如图 13 – 74 所示。

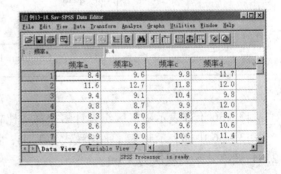

图 13 – 73　数据文件例 13 – 18. sav

(4)将图 13 – 74 左边的源变量中的"频率 a,频率 b,频率 c,频率 d"调入"Test Variable :"下的矩形框。

(5)在"Test Type"中选择"Friedman

(6)单击"OK"钮,得输出结果,如表 13 – 36 所示。

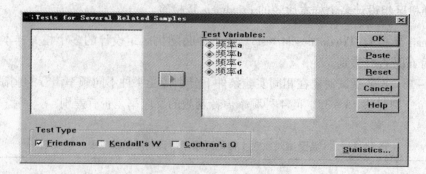

图 13 - 74　随机区组设计多个样本比较的 Friedman M 检验

3. 结果及解释

表 13 - 36　随机区组设计多个样本比较的 Friedman H 检验结果

NPar Tests
Friedman Test

Ranks

	Mean Rank
频率 a	1. 38
频率 b	2. 00
频率 c	2. 94
频率 d	3. 69

Test Statistics[a]

N		8
Chi-Square		15. 152
df		3
Asymp. Sig		. 002

a. Friedman Test

表 13 - 36 上部表示随机区组设计多个样本比较的 Friedman M 检验。

表 13 - 36 中部表示频率 a 平均秩次为 1. 38；频率 b 平均秩次为 2. 00；频率 c 平均秩次为 2. 94；频率 d 平均秩次为 3. 69。

表 13 - 36 下部表示经 Chi-Square 检验 $\chi^2 = 15.152$，自由度 = 3，$P = 0.002$，可认为 4 种频率声音刺激的反应率有差别。

第八节　回归与相关

SPSS 系统的回归分析部分提供了丰富的内容，包括以下几种：①Linear：线性回归分析；

②Curve Estimation：曲线回归分析；③Multinomial Logistic：多维 logistic 回归分析；④Ordinal：Ordinal 回归分析；⑤Probit：概率单位回归分析；⑥Nonline：非线性回归分析；⑦Weight Estimation：加权分析；⑧2 – stage least Squares：两阶段最小二乘法分析。

对两个变量之间的相关关系进行统计分析，SPSS 系统提供了以下几种统计分析过程：Pearson Correlation 皮尔逊积差相关，Spearman Correlation 斯皮尔曼等级相关，Kendall tau – b correlation 肯德尔 τ – b 相关，Partial Correlation 偏相关。

本节主要介绍 Linear Regression 线性回归分析过程，它包括一元线性回归分析和多元线性回归分析，以及 Pearson Correlation 和 Spearman Correlation。

一、直线回归

例 13 – 19　某地方病研究所调查了 8 名正常儿童的尿肌酐含量 Y（mmol/24h）如表 13 – 37，估计尿肌酐含量（Y）对其年龄（X）的回归方程。

表 13 – 37　8 名正常儿童的年龄 X（岁）与尿肌酐含量 Y（mmol/24h）

编号	年龄 X	尿肌酐含量 Y	编号	年龄 X	尿肌酐含量 Y
1	13	3.54	5	8	2.56
2	11	3.01	6	10	3.36
3	9	3.09	7	12	3.18
4	6	2.48	8	7	2.65

（一）Linear Regression 分析步骤

1. 建立数据文件

把表 13 –37 数据录入计算机，建立数据文件，取名为"例 13 – 19. sav"，如图 13 – 75 所示。

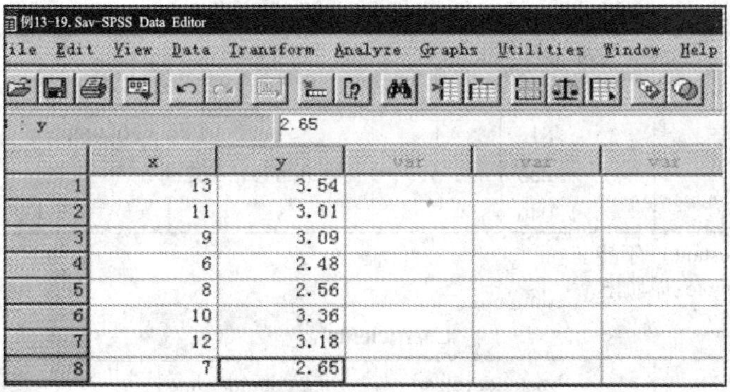

图 13 –75　8 名正常儿童的年龄与尿肌酐含量数据库（例 13 – 19. sav）

2. 统计分析

选用程序：Analyze→Regression→Linear。

（1）打开数据文件"例 13 – 19. sav"。

（2）单击菜单"Analyze"，展开下拉菜单。

（3） 在下拉菜单中寻找 "Regression"，弹出小菜单，在其上寻找 "Linear"，单击之，则弹出 "Linear Regression"对话框。

（4） 将应变量"尿肌酐含量"调入 "Dependent"下的矩形框；将"年龄"调入"Independent"下的矩形框，如图13 - 76 所示。

（5） 单击"OK"钮，即可得出统计分析结果，如表13 - 38 所示。

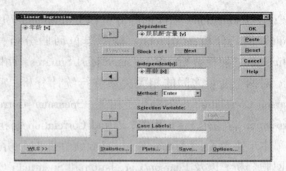

图 13 - 76　线性回归分析对话框

表 13 - 38　直线回归分析结果

Regression

Variables Entered/Removed[b]

Model	Variables Entered	Variables Removed	Method
1	年龄[a]		Enter

a. All requested variables entered.
b. Dependent Variable：尿肌酐

Model Summary

Model	R	R Square	Adjusted R Square	Std. Error of the Estimate
1	.882[a]	.778	.740	.1970

a. Predictors：(Constant)，年龄

	Model	Sum of Squares	df	Mean Square	f	Sig.
1	Regression	.813	1	.813	20.968	.004[a]
	Residual	.233	6	3.879E - 02		
	Total	1.046	7			

a. Predictors：(Constant)，年龄
b. Dependent Variable：尿肌酐

Coefficients[a]

	Model	Unstandardized Coefficients		Standardized Coefficients	t	Sig.
		B	Std. Error	Beta		
1	(Constant)	1.662	.297		5.595	.001
	年龄	.139	.030	.882	4.579	.004

a. Dependent Variable：尿肌酐

（二）结果及解释

（1）回归系数 $b = 0.139$，截距 $a = 1.662$。即尿肌酐含量对其年龄的回归方程为：

$$Y = 1.664 + 0.139X$$

（2）经方差分析 F 检验，得 $F = 20.968$，$P = 0.004$，即认为建立的尿肌酐含量与年龄之间有直线关系；经 t 检验，得 $t = 4.579$，$P = 0.004$，实际上直线回归中对回归系数的 t 检验与 F 检验等价。本例 $\sqrt{F} = \sqrt{20.968} = 4.579 = t$。

二、直线相关

双变量正态分布资料，计算 Pearson 相关系数；对于不符合双变量正态分布资料，可用非参数统计方法，即计算 Spearman 相关系数。

例 13 - 20　对例 13 - 19 数据，计算 8 名儿童的尿肌酐含量与其年龄的相关系数。

（一）Bivariate Correletion 分析步骤

1. 建立数据文件

数据文件直接用例 13 - 19.sav。如图 13 - 75 所示。

2. 分析步骤

选用程序：Analyze→Correlate→Bivariate。

（1）打开数据文件例 13 - 19.sav。

（2）单击菜单"Analyze"，展开下拉菜单。

（3）在下拉菜单中找"Correlate"弹出小菜单，在下拉菜单中寻找"Bivariate"单击之，得对话框，如图 13 - 77 所示。

（4）双变量相关分析（Bivariate Correlation）的变量是：年龄和尿肌酐含量，把两变量调入"Variables"矩形框内。

（5）相关系数（Correlation Coeffients）。

①Pearson，皮尔逊相关系数。系统默认方式。

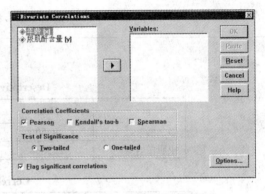

图 13 - 77　线性相关对话框

②Kendall's tau - b，肯德尔等级相关系数。

③Spearman，斯皮尔曼等级相关系数。

（6）显著性检验方法（Test of Significance）。

①Two - tailed 双尾显著性检验。系统默认方式。

②One - tailed 单尾显著性检验。

（7）Flag significant correlations 显著性标记。

若 $0.01 < P \leqslant 0.05$ 时，在相关系数右上角标记符号" * "；若 $P \leqslant 0.01$ 时，在相关系数右上角标记符号" * * "。

（8）双变量相关分析的选择项（Options），单击"Options"按钮，得对话框，如图 13 - 78 所示。

1）统计量（Statistics），对 Pearson 相关系数而言，可选用：

① Means and standard deviations，均数与标准差。本例选择此项。

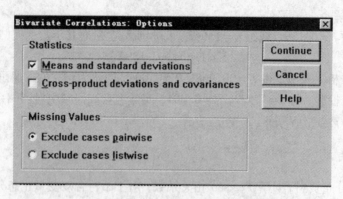

图 13 - 78　线性相关的选项对话框

② Cross - product deviations and covariances，离均差交叉积与协方差。

2）缺省值（Missing Values）的处理方法，可以选择：

① Exclude cases pairwise，剔除各对变量中含有缺省值的观察单位。

② Exclude cases listwise，剔除含有缺省值的所有观察单位。

（9）单击"Continue"，再单击"OK"，即可得输出结果，如表 13 - 39 所示。

表 13 - 39　相关分析结果

Correlations

Descriptive Statistics

	Mean	Std. Deviation	N
年　龄	9.50	2.45	8
尿肌酐含量	2.9838	.3866	8

Correlations

		年龄	尿肌酐含量
年　龄	Pearson Correlation	1.000	.882 *
	Sig. (2 - tailed)	.	.004
	N	8	8
尿肌酐含量	Pearson Correlation	.882 **	1.00
	Sig. (2 - ailed)	.004	.
	N	8	8

＊＊. Correlation is significant at the 0.01 level
　　（2 - tailed）.

（二）结果及解释

经相关分析，儿童的尿肌酐含量与年龄的 Pearson 相关系数为 0.882，$P = 0.004$（双侧）。即可认为儿童的尿肌酐含量与年龄之间有直线相关关系。

第九节　统计图

SPSS 能绘制多种统计图形，由其生成方式大致可分为普通统计图和交互式统计图两类。交互式统计图(Interactive)是 SPSS9.0 版后新增的内容，提供了非常强大的图形生成和编辑功能，但操作比较特殊；普通统计图可以通过两条途径产生：第一，从 Graphs 图形菜单所包含的各子菜单产生；第二，由一些统计分析过程产生。本章主要介绍从 Graphs 图形菜单进行医学统计学中常用的直条图、圆图、线图、直方图、散点图和误差条图等普通统计图形绘制和编辑的方法。

一、直条图

直条图(bar chart)用相同宽度的直条长短表示相互独立的某统计指标值的大小，常用的有单式和复式两种。

（一）例题

例 13 - 21　我国部分县 1957 年及 1988 年 3 种疾病死亡率如下表，试将该资料绘制成统计图。

表 13 - 40　我国部分县 1957 年及 1988 年 3 种疾病死亡率(1/10 万)

疾　　病	1957 年	1988 年
恶性肿瘤	38	98
急性传染病	57	18
脑血管病	38	108

（二）制图步骤

1. 建立数据文件

打开数据窗，录入有关数据，建立数据文件如图 13 - 79。

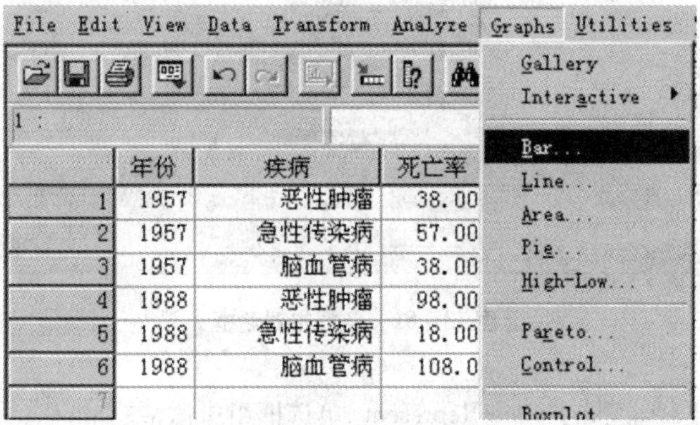

图 13 - 79　我国部分县 1957 年及 1988 年三种疾病死亡率数据文件结构

2. 作图

（1）单击主菜单中的"Graphs"，展开下拉菜单，再单击其中的"Bar"选项，打开"Bar Charts"条图预定义对话框，如图 13 - 80 所示。

（2）图 13 - 80 对话框上半部分用于选择条图类型，下半部分的"Data in Chart Are"单选框组用于定义图中的数据特征。

SPSS 提供 3 种可选的条图类型。

Simple：单式条图（用于表现单个指标的大小）。

Clustered：复式条图（用于表现两个或多个指标的大小）。

Stacked：分段条图（用于表现每个直条中某个因素各水平的构成情况）。

本例选择"Clustered"，被选中的图形类型外框加黑。

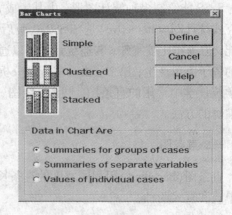

图 13 - 80　条图预定义对话框

"Data in Chart Are" 单选框组也有 3 种类型。

Summaries of groups of cases：按同一变量取值不同作分组汇总，对应分类变量中的每一种类观测量生成一个直条。

Summaries of separate variables：按不同变量的汇总，对应每个变量生成一个直条。

Values of individual cases：按独立个体（如：病例）的数值作条图，对应每一观测值生成一个直条。

本例选择"Summaries of groups of cases"。

（3）单击图 13 - 80 右上角的"Define"，开启正式的条图主对话框，如图 13 - 81 所示。

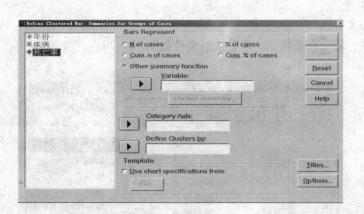

图 13 - 81　条图主对话框

（4）在图 13 - 81 中上部的"Bars Represent"单选框组中激活"Other summary function"选择项，然后在左面的变量矩形框中指定某个变量，移入"Variable"矩形框内，本例选择"死亡率"变量（条图的长短代表死亡率的大小）。若需选择其他统计函数，则单击"Change

Summary..."按钮，展开"Summary Function"汇总函数选择对话框。

（5）"Category Axis"框确定分类轴，也就是条图的横轴上的变量，用于选择所需的分类变量，此处将"疾病"选入。

（6）"Define Clusters by"确定分组变量，将"年份"选入。

（7）单击图 13 – 81 右下角的"Titles"，弹出 Titles 子对话框，如图 13 – 82 所示。该对话框用于输入统计图的标题和脚注，最多可输入两行主标题（title），一行副标题（subtitle），两行脚注（footnote）。SPSS 默认将标题置于统计图的上方，这不符合统计图的制作原则。因此本例在脚注栏键入"我国部分县 1957 年及 1988 年 3 种疾病的死亡率"，标题栏和副标题栏本例省略。单击右上角"Continue"，回到图 13 – 81。

（8）单击"OK"按钮，系统绘出统计图如图 13 – 83。

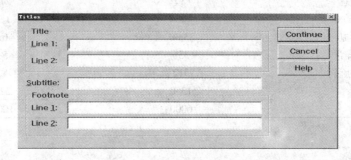

图 13 – 82　Titles 子对话框

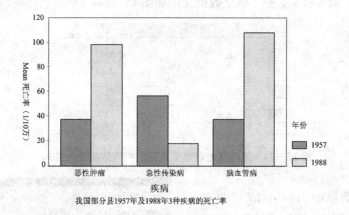

我国部分县1957年及1988年3种疾病的死亡率

图 13 – 83　SPSS 条图输出结果

（9）编辑图形，详见第六节。

（10）储存图形。单击主菜单"File"，在下拉菜单中选择"Save as"，并单击之，取文件名为"Bar. spo"，单击"OK"钮，或单击工具栏上的 钮，即可将生成的图形储存起来。

二、圆图

圆图(pie chart)是以圆形面积作为100%,将其分割成若干个扇面表示事物内部各构成部分所占的比例。

(一)例题

例 13 – 22 某年某地进行城市婴儿死亡原因的调查,资料如表 13 – 41,绘制城市婴儿死因构成比圆图。

表 13 – 41   某年某地城市婴儿死因构成

死　因	人　数	构成比(%)
早产	1230	20.5
出生窒息	1302	21.7
肺炎	1086	18.1
颅内出血	384	6.4
先天性异常	336	5.6
先天性心脏病	312	5.2
其他	1350	22.5
合计	6000	100.0

(二)制图步骤

1. 建立数据文件

打开数据窗,录入有关数据,建立数据文件如图 13 – 84。

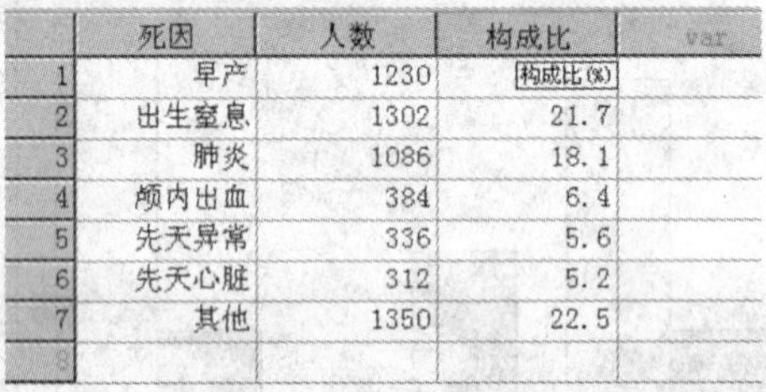

	死因	人数	构成比	var
1	早产	1230	构成比(%)	
2	出生窒息	1302	21.7	
3	肺炎	1086	18.1	
4	颅内出血	384	6.4	
5	先天异常	336	5.6	
6	先天心脏	312	5.2	
7	其他	1350	22.5	

图 13 – 84   某年某地城市婴儿死因构成数据文件结构

2. 作图

(1)单击主菜单中的"Graphs",展开下拉菜单,再单击其中的"Pie"选项,打开"Pie Charts"圆图预定义对话框,如图 13 – 85所示。

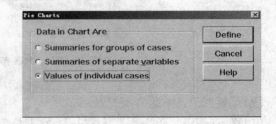

图 13 – 85   圆图预定义对话框

(2)选择圆图类型,"Pie Charts"圆图预定义对话框用于定义图中的数据特征,有 3 种类型:

Summaries of groups of cases   绘制观测群分类的圆图

Summaries of separate variables   绘制变量分类的圆图

Values of individual cases   绘制观测量分类的圆图

本例激活"Values of individual cases"。

（3）单击"Pie Charts"对话框右上角的"Define"，开启正式的圆图主对话框，如图 13 – 86 所示。

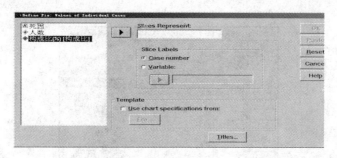

图 13 – 86　圆图主对话框

（4）在图 13 – 86 上部的"Slices Represent"（扇面表达统计量）框中键入"构成比"，"Slice Labesl"（扇面分类变量）激活"Variable"，选择变量"死因"作为分类变量。

（5）单击"OK"按钮，系统绘出圆图如图 13 – 87所示。

（6）编辑图形，详见第六节。

（7）储存图形，单击工具栏上的 钮或单击主菜单"File"，在下拉菜单中选择"Save as"，取文件名为"Pie. spo"，单击"OK"钮。

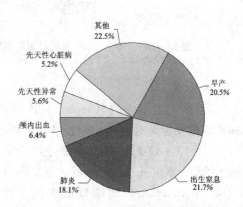

图 13 – 87　某年某地城市婴儿死因构成

三、线图

线图（line graph）是用线段的升降来表示数值的变化，适合于描述某统计量随另一连续性数值变量变化而变化的趋势，最常用于描述统计量随时间变化而变化的趋势。常用的线图有普通线图和半对数线图。

（一）例题

例 13 – 23　1990—2000 年某沿海城市甲状腺功能亢进（甲亢）发病率资料见表 13 – 42，绘制普通线图。

表 13 – 42　1990—2000 年某沿海城市甲状腺功能亢进（甲亢）发病率

年份	发病率(1/10 万)	年份	发病率(1/10 万)
1990	23.9	1996	33.7
1991	24.1	1997	44.1
1992	32.2	1998	54.3
1993	24.1	1999	44.3
1994	31.5	2000	36.2
1995	30.6		

（二）制图步骤

1. 建立数据文件

打开数据窗，录入有关数据，建立数据文件如图 13 - 88。

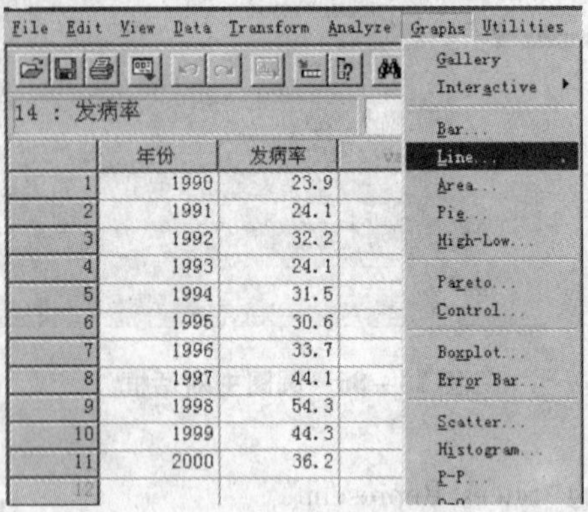

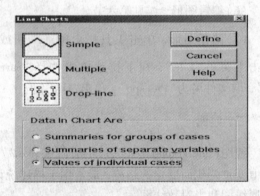

图 13 - 88　1990—2000 年某沿海城市甲状腺功能亢进（甲亢）发病率数据文件结构

2. 作图

（1）单击主菜单中的"Graphs"，展开下拉菜单，再单击其中的"Line"选项，打开"Line Charts"线图预定义对话框，如图 13 - 89 所示。

（2）图 13 - 89 对话框上半部分用于选择线图类型，本例选择"Simple"，下半部分的"Data in Chart Are"单选框组本例选择"Values of individual cases"。

（3）单击图 13 - 89 右上角的"Define"，开启线图主对话框，如图 13 - 90 所示。

（4）在图 13 - 90 中，将变量"发病率"调入"Line Represents"下的矩形框。在"Category Labels"中激活"Variable"，选择"年份"作为横轴。

图 13 - 89　线图预定义对话框

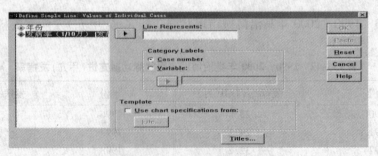

图 13 - 90　线图主对话框

（5）单击"OK"按钮，绘出线图如图 13 – 91。

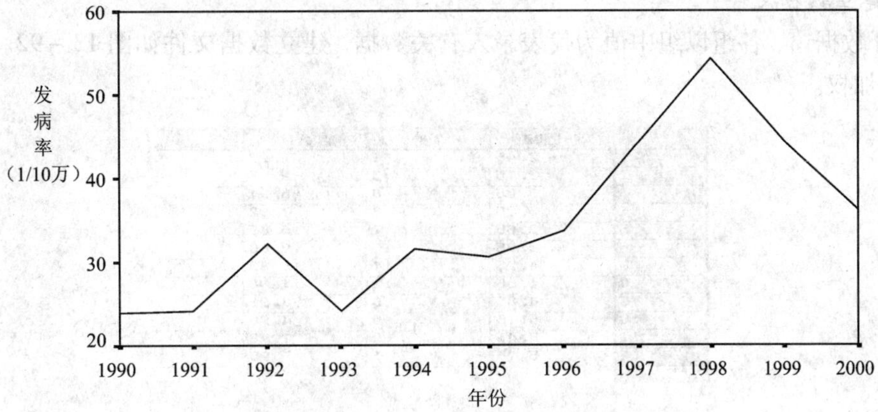

图 13 – 91　1990—2000 年某沿海城市甲状腺功能亢进（甲亢）发病率变化趋势

（6）编辑图形。

（7）储存图形，单击工具栏上的 ⊟ 钮或单击主菜单"File"，在下拉菜单中选择"Save as"，取文件名为"Line. spo"，单击"OK"钮。

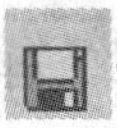

四、直方图

直方图（histogram）是以直方面积描述各组频数的多少，面积的总和相当于各组频数之和，适合表示数值变量的频数分布。

（一）例题

例 13 – 24　101 名正常成年女子的血清总胆固醇含量（mmol/L）频数资料见表 13 – 43，以此绘制直方图。

表 13 – 43　101 名正常成年女子的血清总胆固醇含量（mmol/L）频数分布

组　段	频数 f	百分比（%）
2.30 ~	1	0.99
2.60 ~	3	2.97
2.90 ~	6	5.94
3.20 ~	8	7.92
3.50 ~	17	16.83
3.80 ~	20	19.80
4.10 ~	17	16.83
4.40 ~	12	11.88
4.70 ~	9	8.91
5.00 ~	5	4.95
5.30 ~	2	1.98
5.60 ~ 5.90	1	0.99
合　计	101	100.00

（二）制图步骤

1. 建立数据文件

打开数据窗，各组以组中值为代表录入有关数据，建立数据文件如图 13 - 92。并以"频数"进行加权。

	胆固醇	频数	百分比	var
1	2.45	1	.99	
2	2.75	3	2.97	
3	3.05	6	5.94	
4	3.35	8	7.92	
5	3.65	17	16.83	
6	3.95	20	19.80	
7	4.25	17	16.83	
8	4.55	12	11.88	
9	4.85	9	8.91	
10	5.15	5	4.95	
11	5.45	2	1.98	
12	5.75	1	.99	

图 13 - 92　101 名正常成年女子的血清总胆固醇含量（mmol/L）频数分布数据文件结构

2. 作图

（1）单击主菜单中的"Graphs"，展开下拉菜单，再单击其中的"Hostogram"选项，打开"Hostogram"直方图主对话框，如图 13 - 93 所示。

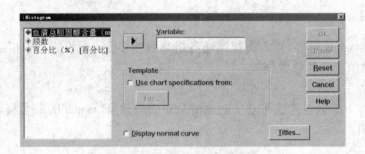

图 13 - 93　直方图主对话框

（2）图 13 - 93 中，"Variable"选择描述变量，将"血清总胆固醇含量"键入。

（3）单击"OK"按钮，生成直方图，如图 13 - 94 所示。

（4）编辑图形。

（5）储存图形，单击工具栏上的 ▢ 钮或单击主菜单"File"，在下拉菜单中选择"Save as"，取文件名为"Hostogram. spo"，单击"OK"钮。

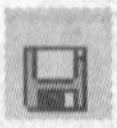

五、散点图

散点图（scatter charts）又称散布图或相关图，它是以点的分布反映变量之间相关情况的统计图形，根据图中的各点分布走向和密集程度，大致可判断变量之间协变关系的类型。

（一）例题

例 13 - 25　某地方病研究所调查了 8 名正常儿童的尿肌酐含量（mmol/24 h）如表 13 - 44，试绘制散点图。

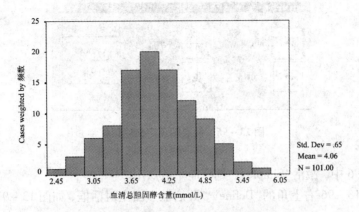

图 13-94　101 名正常成年女子的血清总胆固醇含量(mmol/L)频数分布直方图

表 13-44　8 名正常儿童的年龄与尿肌酐含量

编号	1	2	3	4	5	6	7	8
年龄 X(岁)	13	11	9	6	8	10	12	7
尿肌酐含量 Y (mmol/24h)	3.54	3.01	3.09	2.48	2.56	3.36	3.18	2.65

(二)制图步骤

1. 建立数据文件

打开数据窗,录入有关数据,建立数据文件如图 13-95。

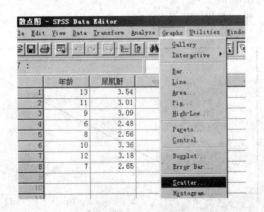

图 13-95　8 名正常儿童的尿肌酐含量数据文件结构

2. 作图

(1)单击主菜单中的"Graphs",展开下拉菜单,再单击其中的"Scatter Plot"选项,打开散点图预定义对话框,如图 13-96 所示。

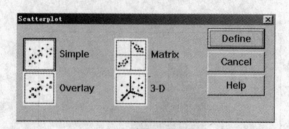

图 13 – 96　散点图预定义对话框

（2）图 13 – 96 中，激活"Simple"，选择简单散点图。

（3）单击图 13 – 96 右上角的"Define"，开启散点图主对话框，如图 13 – 97 所示。

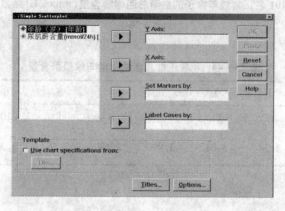

图 13 – 97　散点图主对话框

（4）在图 13 – 97 中，将变量"尿肌酐含量"调入"Y Axis"下的矩形框，选择"年龄"调入"X Axis"下的矩形框作为横轴。

（5）单击"OK"按钮，生成散点图，如图 13 – 98 所示。

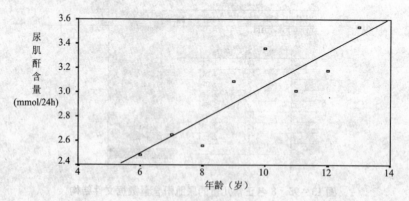

图 13 – 98　8 名正常儿童的年龄与尿肌酐含量关系散点图

（6）编辑图形。

（7）储存图形，单击工具栏上的 钮或单击主菜单"File"，在下拉菜单中选择"Save as"，取文件名为"Scatter. spo"，单击"OK"钮。

六、统计图形编辑方法

实际工作中，常常要根据实际需要对按默认选项直接生成的统计图形作美化和修饰，也就是编辑。

在结果窗口中使图形进入编辑状态，即 SPSS Chart Editor（SPSS 图形编辑器）有两种方式：第一，鼠标双击该图形；第二，选中相应图形，在菜单中选择 Edit → SPSS Chart Object→ Open，都会开启 SPSS 的图形编辑窗口，如图 13 – 99 所示。

进入 SPSS 图形编辑窗口后，统计图形就被有机地分成了若干个基本单位，如：标题、图例、横坐标、坐标刻度值等，单击可以选中这些基本单位，再从菜单栏或工具栏中选择相应的选项进行编辑；或直接双击各基本单位，弹出相应的设置窗口。SPSS 十类菜单中最为常用的为 Chart 和 Format 两个。

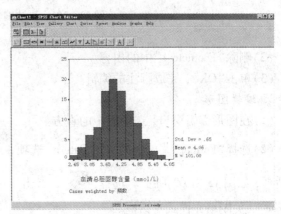

图 13 – 99　SPSS 的图形编辑窗口

（一）例题

例 13 – 26　对例 13 – 24 生成的直方图进行如下编辑：①将纵坐标数据显示范围改为：0 ~ 24，主要刻度由原来的"5"，更改为"3"，纵坐标加上标题"频数（人）"；②删除原有脚注"Cases weighted by 频数"；③改填充模式为"▨"，填充颜色为灰色，并且使直条显示数据标签。

（二）编辑步骤

1. 编辑坐标轴

（1）双击需编辑的图形，使其进入图形编辑窗口，如图 13 – 99。

（2）单击选中纵坐标，选择"Chart"菜单中的"Axis"选项，打开刻度轴对话框，如图13 – 100所示。

（3）在"Axis Title"（坐标轴标题）框中输入"频数（人）"，"Range"框用于对图中显示的数据范围进行重新设定，本例在"Minimum"框中输入"0"，在

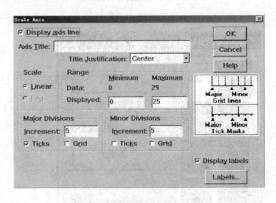

图 13 – 100　刻度轴对话框

"Maximum"框中输入"24"。"Major Divisions"和"Minor Divisions"框组规定主要刻度和次要刻度的大小，本例均输入"5"。

（4）单击"OK"，完成纵坐标的编辑。

2. 编辑脚注

（1）在图形编辑窗口，选择"Chart"菜单中的"Footnotes"选项，或直接双击脚注，打开脚注编辑对话框，如图 13 – 101 所示。

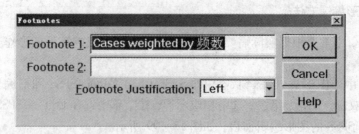

图 13 – 101　脚注编辑对话框

（2）删除"Footnote 1"中的内容。

（3）单击"OK"，完成脚注的编辑。

3．编辑图形

（1）在图形编辑窗口，选中图中的直方。

（2）选择"Format"菜单中的"Fill Patern"选项，或单击工具栏中的▨钮，打开填充模式对话框，如图 13 – 102 所示。选择"▨"，点击"Apply"按钮，图形填充模式被更改。点击"Close"，关闭填充模式对话框。

（3）选择"Format"菜单中的"Colors"选项，或单击工具栏中的▣钮，打开填充颜色对话框，如图 13 – 103 所示。选择"Fill"和所需颜色"▢"，点击"Apply"按钮，图形颜色更改。点击"Close"，关闭填充颜色对话框。

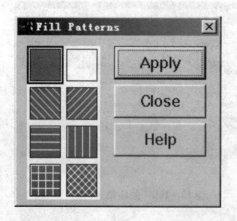

图 13 – 102　填充模式对话框

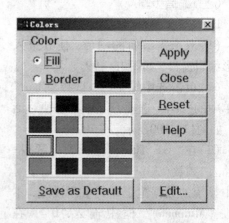

图 13 – 103　填充颜色对话框

（4）选择"Format"菜单中的"Bar Lable Styles"选项，或单击工具栏中的▥钮，打开直条标签模式对话框，如图 13 – 104 所示。选择"Standard"，点击"Apply All"按钮，直条上方出现数据标签。点击"Close"，关闭对话框。

（5）图形编辑完毕，如图 13 – 105 所示。

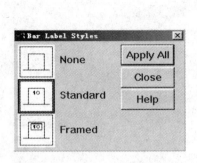

图 13 - 104　　直条标签模式对话框

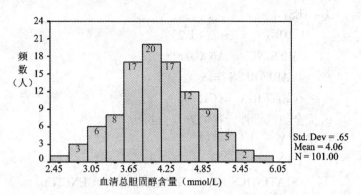

图 13 - 105　　编辑后直方图

附：SPSS 计算程序

1. 频数表绘制

FREQUENCIES

VARIABLES = y　　　　　　　　　　　　　　定义结果变量 y

/PERCENTILES = 2.5 25 50 75 97.5　　　　　第 2.5、25、50、75、97.5 百分位数

/STATISTICS = STDDEV SEMEAN MEAN SKEWNESS SESKEW KURTOSIS

SEKURT　　　　　　　　　　　　　　　　统计描述结果

/HISTOGRAM NORMAL　　　　　　　　　　画直方图并拟合正态曲线

/ORDER = ANALYSIS .

2. 集中趋势与离散趋势

DESCRIPTIVES

VARIABLES = lgx /SAVE

/STATISTICS = MEAN STDDEV MIN MAX KURTOSIS SKEWNESS .

3. 单样本 t 检验

T - TEST

　　/TESTVAL = μ_0

　　/MISSING = ANALYSIS

　　/VARIABLES = y

　　　　/CRITERIA = CI(.95) .

4. 配对设计 t 检验

T - TEST

　　PAIRS = x1 WITH x2 (PAIRED)

　　/CRITERIA = CI(.95)

　　/MISSING = ANALYSIS.

5. 两样本均数比较的 t 检验

T – TEST

    GROUPS = group(1 2)

    /MISSING = ANALYSIS

    /VARIABLES = x

    /CRITERIA = CI(.95).

6. 完全随机设计资料的方差分析

ONEWAY

    Y BY g

    /STATISTICS DESCRIPTIVES HOMOGENEITY

    /PLOT MEANS

    /MISSING ANALYSIS

    /POSTHOC = SNK ALPHA(.05).

7. 随机区组设计资料的方差分析

UNIANOVA

    y BY treat block

    /METHOD = SSTYPE(3)

    /INTERCEPT = INCLUDE

    /POSTHOC = treat (SNK TUKEY)

    /EMMEANS = TABLES(treat)

    /PRINT = DESCRIPTIVE

    /CRITERIA = ALPHA(.05)

    /DESIGN = group treat .

8. 两样本率的比较

WEIGHT

BY f .

CROSSTABS

    /TABLES = 组别 BY 疗效

    /FORMAT = AVALUE TABLES

    /STATISTIC = CHISQ

    /CELLS = COUNT ROW

/COUNT ROUND CELL.

9. 配对计数资料比较(McNemar 检验)

WEIGHT

BY f.

CROSSTABS

    /TABLES = a 法 BY b 法

    /FORMAT = AVALUE TABLES

    /STATISTIC = MCNEMAR

    /CELLS = COUNT

/COUNT ROUND CELL.

10. 多个样本率比较的 χ^2 检验

WEIGHT

BY f .

CROSSTABS

　　　/TABLES = 疗法 BY 疗效

　　　/FORMAT = AVALUE TABLES

　　　/STATISTIC = CHISQ

　　　/CELLS = COUNT ROW

/COUNT ROUND CELL .

11. 配对计量资料比较的秩和检验

NPAR TEST

　　　/WILCOXON = 原法 WITH 新法（PAIRED）

　　　/MISSING ANALYSIS.

12. 两独立样本比较的秩和检验

NPAR TESTS

　　　/M－W = r1 值　　　BY group(1 2)

　　　/MISSING ANALYSIS.

　　　两组等级资料比较的秩和检验

WEIGHT

BY freq .

NPAR TESTS

/M－W = 含量 BY group(1 2)

/MISSING ANALYSIS.

13. 多个独立样本比较的秩和检验

NPAR TESTS

/K－W = 死亡率 BY 药物(1 3)

/MISSING ANALYSIS.

14. 多组等级资料比较的秩和检验

WEIGHT

BY freq.

NPAR TESTS

/K－W = 白细胞 BY 疾病(1 4)

/MISSING ANALYSIS.

15. 随机区组设计资料的秩和检验

NPAR TESTS

　　　/FRIEDMAN = 频率 a 频率 b 频率 c 频率 d

/MISSING LISTWISE.

16. 直线相关回归分析

REGRESSION

/MISSING LISTWISE

/STATISTICS COEFF OUTS CI R ANOVA

/CRITERIA = PIN(.05) POUT(.10)

/NOORIGIN

/DEPENDENT y

/METHOD = ENTER x.

GRAPH

/SCATTERPLOT(BIVAR) = x WITH y

/MISSING = LISTWISE.

17. 多元回归分析

REGRESSION

/DESCRIPTIVES MEAN STDDEV CORR SIG N

/MISSING LISTWISE

/STATISTICS COEFF OUTS CI R ANOVA CHANGE

/CRITERIA = PIN(.05) POUT(.10)

/NOORIGIN

/DEPENDENT y

/METHOD = ENTER x1 x2 x3 x4.

REGRESSION

/DESCRIPTIVES MEAN STDDEV CORR SIG N

/MISSING LISTWISE

/STATISTICS COEFF OUTS CI R ANOVA CHANGE

/CRITERIA = PIN(.05) POUT(.10)

/NOORIGIN

/DEPENDENT y

/METHOD = STEPWISE x1 x2 x3 x4.

附录一　　统计用表

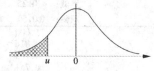

附表1　标准正态分布曲线下的面积，$\Phi(u)$ 值 $(u \leqslant 0)$

u	0.00	0.01	0.02	0.03	0.04	0.05	0.06	0.07	0.08	0.09
−3.0	0.0013	0.0013	0.0013	0.0012	0.0012	0.0011	0.0011	0.0011	0.0010	0.0010
−2.9	0.0019	0.0018	0.0018	0.0017	0.0016	0.0016	0.0015	0.0015	0.0014	0.0014
−2.8	0.0026	0.0025	0.0024	0.0023	0.0023	0.0022	0.0021	0.0021	0.0020	0.0019
−2.7	0.0035	0.0034	0.0033	0.0032	0.0031	0.0030	0.0029	0.0028	0.0027	0.0026
−2.6	0.0047	0.0045	0.0044	0.0043	0.0041	0.0040	0.0039	0.0038	0.0037	0.0036
−2.5	0.0062	0.0060	0.0059	0.0057	0.0055	0.0054	0.0052	0.0051	0.0049	0.0048
−2.4	0.0082	0.0080	0.0078	0.0075	0.0073	0.0071	0.0069	0.0068	0.0066	0.0064
−2.3	0.0107	0.0104	0.0102	0.0099	0.0096	0.0094	0.0091	0.0089	0.0087	0.0084
−2.2	0.0139	0.0136	0.0132	0.0129	0.0125	0.0122	0.0119	0.0116	0.0113	0.0110
−2.1	0.0179	0.0174	0.0170	0.0166	0.0162	0.0158	0.0154	0.0150	0.0146	0.0143
−2.0	0.0228	0.0222	0.0217	0.0212	0.0207	0.0202	0.0197	0.0192	0.0188	0.183
−1.9	0.0287	0.0281	0.0274	0.0268	0.0262	0.0256	0.0250	0.0244	0.0239	0.0233
−1.8	0.0359	0.0351	0.0344	0.0336	0.0329	0.0322	0.0314	0.0307	0.0301	0.0294
−1.7	0.0446	0.0436	0.0427	0.0418	0.0409	0.0401	0.0392	0.0384	0.0375	0.0367
−1.6	0.0548	0.0537	0.0526	0.0516	0.0505	0.0495	0.0485	0.0475	0.0465	0.0455
−1.5	0.0668	0.0655	0.0643	0.0630	0.0618	0.0606	0.0594	0.0582	0.0571	0.0559
−1.4	0.0808	0.0793	0.0778	0.0764	0.0749	0.0735	0.0721	0.0708	0.0694	0.0681
−1.3	0.0968	0.0951	0.0934	0.0918	0.0901	0.0885	0.0869	0.0853	0.0838	0.0823
−1.2	0.1151	0.1131	0.1112	0.1093	0.1075	0.1056	0.1038	0.1020	0.1003	0.0985
−1.1	0.1357	0.1335	0.1314	0.1292	0.1271	0.1251	0.1230	0.1210	0.1190	0.1170
−1.0	0.1587	0.1562	0.1539	0.1515	0.1492	0.1469	0.1446	0.1423	0.1401	0.1379
−0.9	0.1841	0.1814	0.1788	0.1762	0.1736	0.1711	0.1685	0.1660	0.1635	0.1611
−0.8	0.2119	0.2090	0.2061	0.2033	0.2005	0.1977	0.1949	0.1922	0.1894	0.1867
−0.7	0.2420	0.2389	0.2358	0.2327	0.2296	0.2266	0.2236	0.2206	0.2177	0.2148
−0.6	0.2743	0.2709	0.2676	0.2643	0.2611	0.2578	0.2546	0.2514	0.2483	0.2451
−0.5	0.3085	0.3050	0.3015	0.2981	0.2946	0.2912	0.2877	0.2843	0.2810	0.2776
−0.4	0.3446	0.3409	0.3372	0.3336	0.3300	0.3264	0.3228	0.3192	0.3156	0.3121
−0.3	0.3821	0.3783	0.3745	0.3707	0.3669	0.3632	0.3594	0.3557	0.3520	0.3483
−0.2	0.4207	0.4168	0.4129	0.4090	0.4052	0.4013	0.3974	0.3936	0.3807	0.3859
−0.1	0.4602	0.4562	0.4522	0.4483	0.4443	0.4404	0.4364	0.4325	0.4286	0.4247
−0.0	0.5000	0.4960	0.4920	0.4880	0.4840	0.4801	0.4761	0.4721	0.4681	0.4641

注：$\Phi(u) = 1 - \Phi(-u)$ $(u > 0)$

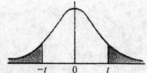

附表2　t界值表

自由度	概　率，P									
	单侧：0.25	0.20	0.10	0.05	0.025	0.01	0.005	0.0025	0.001	0.0005
ν	双侧：0.50	0.40	0.20	0.10	0.05	0.02	0.01	0.005	0.002	0.001
1	1.000	1.376	3.078	6.314	12.706	31.821	63.657	127.321	318.309	636.619
2	0.816	1.061	1.886	2.920	4.303	6.965	9.925	14.089	22.327	31.599
3	0.765	0.978	1.638	2.353	3.182	4.541	5.841	7.453	10.215	12.924
4	0.741	0.941	1.533	2.132	2.776	3.747	4.604	5.598	7.173	8.610
5	0.727	0.920	1.476	2.015	2.571	3.365	4.032	4.773	5.893	6.869
6	0.718	0.906	1.440	1.943	2.447	3.143	3.707	4.317	5.208	5.959
7	0.711	0.896	1.415	1.895	2.365	2.998	3.499	4.029	4.785	5.408
8	0.706	0.889	1.397	1.860	2.306	2.896	3.355	3.833	4.501	5.041
9	0.703	0.883	1.383	1.833	2.262	2.821	3.250	3.690	4.297	4.781
10	0.700	0.879	1.372	1.812	2.228	2.764	3.169	3.581	4.144	4.587
11	0.697	0.876	1.363	1.796	2.201	2.718	3.106	3.497	4.025	4.437
12	0.695	0.873	1.356	1.782	2.179	2.681	3.055	3.428	3.930	4.318
13	0.694	0.870	1.350	1.771	2.160	2.650	3.012	3.372	3.852	4.221
14	0.692	0.868	1.345	1.761	2.145	2.624	2.977	3.326	3.787	4.140
15	0.691	0.866	1.341	1.753	2.131	2.602	2.947	3.286	3.733	4.073
16	0.690	0.865	1.337	1.746	2.120	2.583	2.921	3.252	3.686	4.015
17	0.689	0.863	1.333	1.740	2.110	2.567	2.898	3.222	3.646	3.965
18	0.688	0.862	1.330	1.734	2.101	2.552	2.878	3.197	3.610	3.922
19	0.688	0.861	1.328	1.729	2.093	2.539	2.861	3.174	3.579	3.883
20	0.687	0.860	1.325	1.725	2.086	2.528	2.845	3.153	3.552	3.850
21	0.686	0.859	1.323	1.721	2.080	2.518	2.831	3.135	3.527	3.819
22	0.686	0.858	1.321	1.717	2.074	2.508	2.819	3.119	3.505	3.792
23	0.685	0.858	1.319	1.714	2.069	2.500	2.807	3.104	3.485	3.768
24	0.685	0.857	1.318	1.711	2.064	2.492	2.797	3.091	3.467	3.745
25	0.684	0.856	1.316	1.708	2.060	2.485	2.787	3.078	3.450	3.725
26	0.684	0.856	1.315	1.706	2.056	2.479	2.779	3.067	3.435	3.707
27	0.684	0.855	1.314	1.703	2.052	2.473	2.771	3.057	3.421	3.690
28	0.683	0.855	1.313	1.701	2.048	2.467	2.763	3.047	3.408	3.674
29	0.683	0.854	1.311	1.699	2.045	2.462	2.756	3.038	3.396	3.659
30	0.683	0.854	1.310	1.697	2.042	2.457	2.750	3.030	3.385	3.646
31	0.682	0.853	1.309	1.696	2.040	2.453	2.744	3.022	3.375	3.633
32	0.682	0.853	1.309	1.694	2.037	2.449	2.738	3.015	3.365	3.622
33	0.682	0.853	1.308	1.692	2.035	2.445	2.733	3.008	3.356	3.611
34	0.682	0.852	1.307	1.691	2.032	2.441	2.728	3.002	3.348	3.601
35	0.682	0.852	1.306	1.690	2.030	2.438	2.724	3.996	3.340	3.591
36	0.681	0.852	1.306	1.688	2.028	2.434	2.719	2.990	3.333	3.582
37	0.681	0.851	1.305	1.687	2.026	2.431	2.715	2.985	3.326	3.574
38	0.681	0.851	1.304	1.686	2.024	2.429	2.712	2.980	3.319	3.566
39	0.681	0.851	1.304	1.685	2.023	2.426	2.708	2.976	3.313	3.558
40	0.681	0.851	1.303	1.684	2.021	2.423	2.704	2.971	3.307	3.551
50	0.679	0.849	1.299	1.676	2.009	2.403	2.678	2.937	3.261	3.496
60	0.679	0.848	1.296	1.671	2.000	2.390	2.660	2.915	3.232	3.460
70	0.678	0.847	1.294	1.667	1.994	2.381	2.648	2.899	3.211	3.435
80	0.678	0.846	1.292	1.664	1.990	2.374	2.639	2.887	3.195	3.416
90	0.677	0.846	1.291	1.662	1.987	2.368	2.632	2.878	3.183	3.402
100	0.677	0.845	1.290	1.660	1.984	2.364	2.626	2.871	3.174	3.390
200	0.676	0.843	1.286	1.653	1.972	2.345	2.601	2.839	3.131	3.340
500	0.675	0.842	1.283	1.648	1.965	2.334	2.586	2.820	3.107	3.310
1000	0.675	0.842	1.282	1.646	1.962	2.330	2.581	2.813	3.098	3.300
∞	0.6745	0.8416	1.2816	1.6449	1.9600	2.3263	2.5758	2.8070	3.0902	3.2905

注：表上右上角图中的阴影部分表示概率P，以后附表同此

附表3.1 F界值表

方差分析用(单尾):上行概率 0.05,下行概率 0.01

两样本方差齐性检验用(双尾):上行概率 0.10

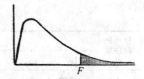

分母的自由度 ν_2	分子的自由度,ν_1											
	1	2	3	4	5	6	7	8	9	10	11	12
1	161	200	216	225	230	234	237	239	241	242	243	224
	4052	4999	5403	5625	5764	5859	5928	5981	6022	6056	6082	6106
2	18.51	19.00	19.16	19.25	19.30	19.33	19.36	19.37	19.38	19.39	19.40	19.41
	98.49	99.00	99.17	99.25	99.30	99.33	99.34	99.36	99.38	99.40	99.41	99.42
3	10.13	9.55	9.28	9.12	9.01	8.94	8.88	8.84	8.81	8.78	8.76	8.74
	34.12	30.82	29.46	28.71	28.24	27.91	27.67	27.49	27.34	27.23	27.13	27.05
4	7.71	6.94	6.59	6.39	6.26	6.16	6.09	6.04	6.00	5.96	5.93	5.91
	21.20	18.00	16.69	15.98	15.52	15.21	14.98	14.80	14.66	14.54	14.45	14.37
5	6.61	5.79	5.41	5.19	5.05	4.95	4.88	4.82	4.78	4.74	4.70	4.68
	16.26	13.27	12.06	11.39	10.97	10.67	10.45	10.27	10.15	10.05	9.96	9.89
6	5.99	5.14	4.76	4.53	4.39	4.28	4.21	4.15	4.10	4.06	4.03	4.00
	13.74	10.92	9.78	9.15	8.75	8.47	8.26	8.10	7.98	7.87	7.79	7.72
7	5.59	4.74	4.35	4.12	3.97	3.87	3.79	3.73	3.68	3.63	3.60	3.57
	12.25	9.55	8.45	7.85	7.46	7.19	7.00	6.84	6.71	6.62	6.54	6.47
8	5.32	4.46	4.07	3.84	3.69	3.58	3.50	3.44	3.39	3.34	3.31	3.28
	11.26	8.65	7.59	7.01	6.63	6.37	6.19	6.03	5.91	5.82	5.74	5.67
9	5.12	4.26	3.86	3.63	3.48	3.37	3.29	3.23	3.18	3.13	3.10	3.07
	10.56	8.02	6.99	6.42	6.06	5.80	5.62	5.47	5.35	5.26	5.18	5.11
10	4.96	4.10	3.71	3.48	3.33	3.22	3.14	3.07	3.02	2.97	2.94	2.91
	10.04	7.56	6.55	5.99	5.64	5.39	5.21	5.06	4.95	4.85	4.78	4.71
11	4.84	3.98	3.59	3.36	3.20	3.09	3.01	2.95	2.90	2.86	2.82	2.76
	9.65	7.20	6.22	5.67	5.32	5.07	4.88·	4.74	4.63	4.54	4.46	4.40
12	4.75	3.88	3.49	3.26	3.11	3.00	2.92	2.85	2.80	2.76	2.72	2.69
	9.33	6.93	5.95	5.41	5.06	4.82	4.65	4.50	4.39	4.30	4.22	4.16
13	4.67	3.80	3.41	3.18	3.02	2.92	2.84	2.77	2.72	2.67	2.63	2.60
	9.07	6.70	5.74	5.20	4.86	4.62	4.44	4.30	4.19	4.10	4.02	3.96
14	4.60	3.74	3.34	3.11	2.96	2.85	2.77	2.70	2.65	2.60	2.56	2.53
	8.86	6.51	5.56	5.03	4.69	4.46	4.28	4.14	4.03	3.94	3.86	3.80
15	4.54	3.68	3.29	3.06	2.90	2.79	2.70	2.64	2.59	2.55	2.51	2.48
	8.68	6.36	5.42	4.89	4.56	4.32	4.14·	4.00	3.89	3.80	3.73	3.67
16	4.49	3.63	3.24	3.01	2.85	2.74	2.66	2.59	2.54	2.49	2.45	2.42
	8.53	6.23	5.29	4.77	4.44	4.20	4.03	3.89	3.78	3.69	3.61	3.55
17	4.45	3.59	3.20	2.96	2.81	2.70	2.62	2.55	2.50	2.45	2.41	2.38
	8.40	6.11	5.18	4.67	4.34	4.10	3.93	3.79	3.68	3.59	3.52	3.45
18	4.41	3.55	3.16	2.93	2.77	2.66	2.58	2.51	2.46	2.41	2.37	2.34
	8.28	6.01	5.09	4.58	4.25	4.01	3.85	3.71	3.60	3.51	3.44	3.37
19	4.38	3.52	3.13	2.90	2.74	2.63	2.55	2.48	2.43	2.38	2.34	2.31
	8.18	5.93	5.01	4.50	4.17	3.94	3.77	3.63	3.52	3.43	3.36	3.30
20	4.35	3.49	3.10	2.87	2.71	2.60	2.52	2.45	2.40	2.35	2.31	2.28
	8.10	5.85	4.94	4.43	4.10	3.87	3.71	3.56	3.45	3.37	3.30	3.23
21	4.32	3.47	3.07	2.84	2.68	2.57	2.49	2.42	2.37	2.32	2.28	2.25
	8.02	5.78	4.87	4.37	4.04	3.81	3.65	3.51	3.40	3.31	3.24	3.17
22	4.30	3.44	3.05	2.82	2.66	2.55	2.47	2.40	2.35	2.30	2.26	2.23
	7.94	5.72	4.82	4.31	3.99	3.76	3.59	3.45	3.35	3.26	3.18	3.12
23	4.28	3.42	3.03	2.80	2.64	2.53	2.45	2.38	2.32	2.28	2.24	2.20
	7.88	5.66	4.76	4.26	3.94	3.71	3.54	3.41	3.30	3.21	3.14	3.07
24	4.26	3.40	3.01	2.78	2.62	2.51	2.43	2.36	2.30	2.26	2.22	2.18
	7.82	5.61	4.72	4.22	3.90	3.67	3.50	3.36	3.25	3.17	3.09	3.03
25	4.24	3.38	2.99	2.76	2.60	2.49	2.41	2.34	2.28	2.24	2.20	2.16
	7.77	5.57	4.68	4.18	3.86	3.63	3.46	3.32	3.21	3.13	3.05	2.99

附表3.2 F界值表

分母的自由度 ν_2	分子的自由度,ν_1											
	14	16	20	24	30	40	50	75	100	200	500	∞
1	245	246	248	249	250	251	252	253	253	254	254	254
	6142	6169	6208	6234	6258	6286	6302	6323	6334	6352	6361	6366
2	19.42	19.43	19.44	19.45	19.46	19.47	19.47	19.48	19.49	19.49	19.50	19.50
	99.43	99.44	99.45	99.46	99.47	99.48	99.48	99.49	99.49	99.49	99.50	99.50
3	8.71	8.69	8.66	8.64	8.62	8.60	8.58	8.57	8.56	8.54	8.54	8.53
	26.92	26.83	26.69	26.60	26.50	26.41	26.35	26.27	26.23	26.18	26.14	26.12
4	5.87	5.84	5.80	5.77	5.74	5.71	5.70	5.68	5.66	5.65	5.64	5.63
	14.24	14.15	14.02	13.93	13.83	13.74	13.69	13.61	13.57	13.52	13.48	13.46
5	4.64	4.60	4.56	4.53	4.50	4.46	4.44	4.42	4.40	4.38	4.37	4.36
	9.77	9.68	9.55	9.47	9.38	9.29	9.24	9.17	9.13	9.07	9.04	9.02
6	3.96	3.92	3.87	3.84	3.81	3.77	3.75	3.72	3.71	3.69	3.68	3.67
	7.60	7.52	7.39	7.31	7.23	7.14	7.09	7.02	6.99	6.94	6.90	6.88
7	3.52	3.49	3.44	3.41	3.38	3.34	3.32	3.29	3.28	3.25	3.24	3.23
	6.35	6.27	6.15	6.07	5.98	5.90	5.85	5.78	5.75	5.70	5.67	5.65
8	3.23	3.20	3.15	3.12	3.08	3.05	3.03	3.00	2.98	2.96	2.94	2.93
	5.56	5.48	5.36	5.28	5.20	5.11	5.06	5.00	4.96	4.91	4.88	4.86
9	3.02	2.98	2.93	2.90	2.86	2.82	2.80	2.77	2.76	2.73	2.72	2.71
	5.00	4.92	4.80	4.73	4.64	4.56	4.51	4.45	4.41	4.36	4.33	4.31
10	2.86	2.82	2.77	2.74	2.70	2.67	2.64	2.61	2.59	2.56	2.55	2.54
	4.60	4.52	4.41	4.33	4.25	4.17	4.12	4.05	4.01	3.96	3.93	3.91
11	2.74	2.70	2.65	2.61	2.57	2.53	2.50	2.47	2.45	2.42	2.41	2.40
	4.29	4.21	4.10	4.02	3.94	3.86	3.80	3.74	3.70	3.66	3.62	3.60
12	2.64	2.60	2.54	2.50	2.46	2.42	2.40	2.36	2.35	2.32	2.31	2.30
	4.05	3.98	3.86	3.78	3.70	3.61	3.56	3.49	3.46	3.41	3.38	3.36
13	2.55	2.51	2.46	2.42	2.38	2.34	2.32	2.28	2.26	2.24	2.22	2.21
	3.85	3.78	3.67	3.59	3.51	3.42	3.37	3.30	3.27	3.21	3.18	3.16
14	2.48	2.44	2.39	2.35	2.31	2.27	2.24	2.21	2.19	2.16	2.14	2.13
	3.70	3.62	3.51	3.43	3.34	3.26	3.21	3.14	3.11	3.06	3.02	3.00
15	2.43	2.39	2.33	2.29	2.25	2.21	2.18	2.15	2.12	2.10	2.08	2.07
	3.56	3.48	3.36	3.29	3.20	3.12	3.07	3.00	2.97	2.92	2.89	2.87
16	2.37	2.33	2.28	2.24	2.20	2.16	2.13	2.09	2.07	2.04	2.02	2.01
	3.45	3.37	3.25	3.18	3.10	3.01	2.96	2.89	2.86	2.80	2.77	2.75
17	2.33	2.29	2.23	2.19	2.15	2.11	2.08	2.04	2.02	1.99	1.97	1.96
	3.35	3.27	3.16	3.08	3.00	2.92	2.86	2.79	2.76	2.70	2.67	2.65
18	2.29	2.25	2.19	2.15	2.11	2.07	2.04	2.00	1.98	1.95	1.93	1.92
	3.27	3.19	3.07	3.00	2.91	2.83	2.78	2.71	2.68	2.62	2.59	2.57
19	2.26	2.21	2.15	2.11	2.07	2.02	2.00	1.96	1.94	1.91	1.90	1.88
	3.19	3.12	3.00	2.92	2.84	2.76	2.70	2.63	2.60	2.54	2.51	2.49
20	2.23	2.18	2.12	2.08	2.04	1.99	1.96	1.92	1.90	1.87	1.85	1.84
	3.13	3.05	2.94	2.86	2.77	2.69	2.63	2.56	2.53	2.47	2.44	2.42
21	2.20	2.15	2.09	2.05	2.00	1.96	1.93	1.89	1.87	1.84	1.82	1.81
	3.07	2.99	2.88	2.80	2.72	2.63	2.58	2.51	2.47	2.42	2.38	2.36
22	2.18	2.13	2.07	2.03	1.98	1.93	1.91	1.87	1.84	1.81	1.80	1.78
	3.02	2.94	2.83	2.75	2.67	2.58	2.53	2.46	2.42	2.37	2.33	2.31
23	2.14	2.10	2.04	2.00	1.96	1.91	1.88	1.84	1.82	1.79	1.77	1.76
	2.97	2.89	2.78	2.70	2.62	2.53	2.48	2.41	2.37	2.32	2.28	2.26
24	2.13	2.09	2.02	1.98	1.94	1.89	1.86	1.82	1.80	1.76	1.74	1.73
	2.93	2.85	2.74	2.66	2.58	2.49	2.44	2.36	2.33	2.27	2.23	2.21
25	2.11	2.06	2.00	1.96	1.92	1.87	1.84	1.80	1.77	1.74	1.72	1.71
	2.89	2.81	2.70	2.62	2.54	2.45	2.40	2.32	2.29	2.23	2.19	2.17

附表 3.3 F 界值表

分母的自由度 ν_2	分子的自由度，ν_1											
	1	2	3	4	5	6	7	8	9	10	11	12
26	4.22	3.37	2.98	2.74	2.59	2.47	2.39	2.32	2.27	2.22	2.18	2.15
	7.72	5.53	4.64	4.14	3.82	3.59	3.42	3.29	3.17	3.09	3.02	2.96
27	4.21	3.35	2.96	2.73	2.57	2.46	2.37	2.30	2.25	2.20	2.16	2.13
	7.68	5.49	4.60	4.11	3.79	3.56	3.39	3.26	3.14	3.06	2.98	2.93
28	4.20	3.34	2.95	2.71	2.56	2.44	2.36	2.29	2.24	2.19	2.15	2.12
	7.64	5.45	4.57	4.07	3.76	3.53	3.36	3.23	3.11	3.03	2.95	2.90
29	4.18	3.33	2.93	2.70	2.54	2.43	2.35	2.28	2.22	2.18	2.14	2.10
	7.60	5.42	4.54	4.04	3.73	3.50	3.33	3.20	3.08	3.00	2.92	2.87
30	4.17	3.32	2.92	2.69	2.53	2.42	2.34	2.27	2.21	2.16	2.12	2.09
	7.56	5.39	4.51	4.02	3.70	3.47	3.30	3.17	3.06	2.98	2.90	2.84
32	4.15	3.30	2.90	2.67	2.51	2.40	2.32	2.25	2.19	2.14	2.10	2.07
	7.50	5.34	4.46	3.97	3.66	3.42	3.25	3.12	3.01	2.94	2.86	2.80
34	4.13	3.28	2.88	2.65	2.49	2.38	2.30	2.23	2.17	2.12	2.08	2.05
	7.44	5.29	4.42	3.93	3.61	3.38	3.21	3.08	2.97	2.89	2.82	2.76
36	4.11	3.26	2.86	2.63	2.48	2.36	2.28	2.21	2.15	2.10	2.06	2.03
	7.39	5.25	4.38	3.89	3.58	3.35	3.18	3.04	2.94	2.86	2.78	2.72
38	4.10	3.25	2.85	2.62	2.46	2.35	2.26	2.19	2.14	2.09	2.05	2.02
	7.35	5.21	4.34	3.86	3.54	3.32	3.15	3.02	2.91	2.82	2.75	2.69
40	4.08	3.23	2.84	2.61	2.45	2.34	2.25	2.18	2.12	2.07	2.04	2.00
	7.31	5.18	4.31	3.83	3.51	3.29	3.12	2.99	2.88	2.80	2.73	2.66
42	4.07	3.22	2.83	2.59	2.44	2.32	2.24	2.17	2.11	2.06	2.02	1.99
	7.27	5.15	4.29	3.80	3.49	3.26	3.10	2.96	2.86	2.77	2.70	2.64
44	4.06	3.21	2.82	2.58	2.43	2.31	2.23	2.16	2.10	2.05	2.01	1.98
	7.24	5.12	4.26	3.78	3.46	3.24	3.07	2.94	2.84	2.75	2.68	2.62
46	4.05	3.20	2.81	2.57	2.42	2.30	2.22	2.14	2.09	2.04	2.00	1.97
	7.21	5.10	4.24	3.76	3.44	3.22	3.05	2.92	2.82	2.73	2.66	2.60
48	4.04	3.19	2.80	2.56	2.41	2.30	2.21	2.14	2.08	2.03	1.99	1.96
	7.19	5.08	4.22	3.74	3.42	3.20	3.04	2.90	2.80	2.71	2.64	2.58
50	4.03	3.18	2.79	2.56	2.40	2.29	2.20	2.13	2.07	2.02	1.98	1.95
	7.17	5.06	4.20	3.72	3.41	3.18	3.02	2.88	2.78	2.70	2.62	2.56
60	4.00	3.15	2.76	2.52	2.37	2.25	2.17	2.10	2.04	1.99	1.95	1.92
	7.08	4.98	4.13	3.65	3.34	3.12	2.95	2.82	2.72	2.63	2.56	2.50
70	3.98	3.13	2.74	2.50	2.35	2.23	2.14	2.07	2.01	1.97	1.93	1.89
	7.01	4.92	4.08	3.60	3.29	3.07	2.91	2.77	2.67	2.59	2.51	2.45
80	3.96	3.11	2.72	2.48	2.33	2.21	2.12	2.05	1.99	1.95	1.91	1.88
	6.96	4.88	4.04	3.56	3.25	3.04	2.87	2.74	2.64	2.55	2.48	2.41
100	3.94	3.09	2.70	2.46	2.30	2.19	2.10	2.03	1.97	1.92	1.88	1.85
	6.90	4.82	3.98	3.51	3.20	2.99	2.82	2.69	2.59	2.51	2.43	2.36
125	3.92	3.07	2.68	2.44	2.29	2.17	2.08	2.01	1.95	1.90	1.86	1.83
	6.84	4.78	3.94	3.47	3.17	2.95	2.79	2.65	2.56	2.47	2.40	2.33
150	3.91	3.06	2.67	2.43	2.27	2.16	2.07	2.00	1.94	1.89	1.85	1.82
	6.81	4.75	3.91	3.44	3.14	2.92	2.76	2.62	2.53	2.44	2.37	2.30
200	3.89	3.04	2.65	2.41	2.26	2.14	2.05	1.98	1.92	1.87	1.83	1.80
	6.76	4.71	3.88	3.41	3.11	2.90	2.73	2.60	2.50	2.41	2.34	2.28
400	3.86	3.02	2.62	2.39	2.23	2.12	2.03	1.96	1.90	1.85	1.81	1.78
	6.70	4.66	3.83	3.36	3.06	2.85	2.69	2.55	2.46	2.37	2.29	2.23
1000	3.85	3.00	2.61	2.38	2.22	2.10	2.02	1.95	1.89	1.84	1.80	1.76
	6.66	4.62	3.80	3.34	3.04	2.82	2.66	2.53	2.43	2.34	2.26	2.20
∞	3.84	2.99	2.60	2.37	2.21	2.09	2.01	1.94	1.88	1.83	1.79	1.75
	6.64	4.60	3.78	3.32	3.02	2.80	2.64	2.51	2.41	2.32	2.24	2.18

附表 3.4　　*F* 界值表

分母的自由度 ν_2	分子的自由度，ν_1											
	14	16	20	24	30	40	50	75	100	200	500	∞
26	2.10	2.05	1.99	1.95	1.90	1.85	1.82	1.78	1.76	1.72	1.70	1.69
	2.86	2.77	2.66	2.58	2.50	2.41	2.36	2.28	2.25	2.19	2.15	2.13
27	2.08	2.03	1.97	1.93	1.88	1.84	1.80	1.76	1.74	1.71	1.68	1.67
	2.83	2.74	2.63	2.55	2.47	2.38	2.33	2.25	2.21	2.16	2.12	2.10
28	2.06	2.02	1.96	1.91	1.87	1.81	1.78	1.75	1.72	1.69	1.67	1.65
	2.80	2.71	2.60	2.52	2.44	2.35	2.30	2.22	2.18	2.13	2.09	2.06
29	2.05	2.00	1.94	1.90	1.85	1.80	1.77	1.73	1.71	1.68	1.65	1.64
	2.77	2.68	2.57	2.49	2.41	2.32	2.27	2.19	2.15	2.10	2.06	2.03
30	2.04	1.99	1.93	1.89	1.84	1.79	1.76	1.72	1.69	1.66	1.64	1.62
	2.74	2.66	2.55	2.47	2.38	2.29	2.24	2.16	2.13	2.07	2.03	2.01
32	2.02	1.97	1.91	1.86	1.82	1.76	1.74	1.69	1.67	1.64	1.61	1.59
	2.70	2.62	2.51	2.42	2.34	2.25	2.20	2.12	2.08	2.02	1.98	1.96
34	2.00	1.95	1.89	1.84	1.80	1.74	1.71	1.67	1.64	1.61	1.59	1.57
	2.66	2.58	2.47	2.38	2.30	2.21	2.15	2.08	2.04	1.98	1.94	1.91
36	1.98	1.93	1.87	1.82	1.78	1.72	1.69	1.65	1.62	1.59	1.56	1.55
	2.62	2.54	2.43	2.35	2.26	2.17	2.12	2.04	2.00	1.94	1.90	1.87
38	1.96	1.92	1.85	1.80	1.76	1.71	1.67	1.63	1.60	1.57	1.54	1.53
	2.59	2.51	2.40	2.32	2.22	2.14	2.08	2.00	1.97	1.90	1.86	1.84
40	1.95	1.90	1.84	1.79	1.74	1.69	1.66	1.61	1.59	1.55	1.53	1.51
	2.56	2.49	2.37	2.29	2.20	2.11	2.05	1.97	1.94	1.88	1.84	1.81
42	1.94	1.89	1.82	1.78	1.73	1.68	1.64	1.60	1.57	1.54	1.51	1.49
	2.54	2.46	2.35	2.26	2.17	2.08	2.02	1.94	1.91	1.85	1.80	1.78
44	1.92	1.88	1.81	1.76	1.72	1.66	1.63	1.58	1.56	1.52	1.50	1.48
	2.52	2.44	2.32	2.24	2.15	2.06	2.00	1.92	1.88	1.82	1.78	1.75
46	1.91	1.87	1.80	1.75	1.71	1.65	1.62	1.57	1.54	1.51	1.48	1.46
	2.50	2.42	2.30	2.22	2.13	2.04	1.98	1.90	1.86	1.80	1.76	1.72
48	1.90	1.86	1.79	1.74	1.70	1.64	1.61	1.56	1.53	1.50	1.47	1.45
	2.48	2.40	2.28	2.20	2.11	2.02	1.96	1.88	1.84	1.78	1.73	1.70
50	1.90	1.85	1.78	1.74	1.69	1.63	1.60	1.55	1.52	1.48	1.46	1.44
	2.46	2.39	2.26	2.18	2.10	2.00	1.94	1.86	1.82	1.76	1.71	1.68
60	1.86	1.81	1.75	1.70	1.65	1.59	1.56	1.50	1.48	1.44	1.41	1.39
	2.40	2.32	2.20	2.12	2.03	1.93	1.87	1.79	1.74	1.68	1.63	1.60
70	1.84	1.79	1.72	1.67	1.62	1.56	1.53	1.47	1.45	1.40	1.37	1.35
	2.35	2.28	2.15	2.07	1.98	1.88	1.82	1.74	1.69	1.62	1.56	1.53
80	1.82	1.77	1.70	1.65	1.60	1.54	1.51	1.45	1.42	1.38	1.35	1.32
	2.32	2.24	2.11	2.03	1.94	1.84	1.78	1.70	1.65	1.57	1.52	1.49
100	1.79	1.75	1.68	1.63	1.57	1.51	1.48	1.42	1.39	1.34	1.30	1.28
	2.26	2.19	2.06	1.98	1.89	1.79	1.73	1.64	1.59	1.51	1.46	1.43
125	1.77	1.72	1.65	1.60	1.55	1.49	1.45	1.39	1.36	1.31	1.27	1.25
	2.23	2.15	2.03	1.94	1.85	1.75	1.68	1.59	1.54	1.46	1.40	1.37
150	1.76	1.71	1.64	1.59	1.54	1.47	1.44	1.37	1.34	1.29	1.25	1.22
	2.20	2.12	2.00	1.91	1.83	1.72	1.66	1.56	1.51	1.43	1.37	1.33
200	1.74	1.69	1.62	1.57	1.52	1.45	1.42	1.35	1.32	1.26	1.22	1.19
	2.17	2.09	1.97	1.88	1.79	1.69	1.62	1.53	1.48	1.39	1.33	1.28
400	1.72	1.67	1.60	1.54	1.49	1.42	1.38	1.32	1.28	1.22	1.16	1.13
	2.12	2.04	1.92	1.84	1.74	1.64	1.57	1.47	1.42	1.32	1.24	1.19
1000	1.70	1.65	1.58	1.53	1.47	1.41	1.36	1.30	1.26	1.19	1.13	1.08
	2.09	2.01	1.89	1.81	1.71	1.61	1.54	1.44	1.38	1.28	1.19	1.11
∞	1.69	1.64	1.57	1.52	1.46	1.40	1.35	1.28	1.24	1.17	1.11	1.00
	2.07	1.99	1.87	1.79	1.69	1.59	1.52	1.41	1.36	1.25	1.15	1.00

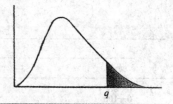

附表 4 q 界值表(Newman-Keuls 法用)
上行: $P = 0.05$ 下行: $P = 0.01$

ν	组 数, a								
	2	3	4	5	6	7	8	9	10
5	3.64	4.60	5.22	5.67	6.03	6.33	6.58	6.80	6.99
	5.70	6.98	7.80	8.42	8.91	9.32	9.67	9.97	10.24
6	3.46	4.34	4.90	5.30	5.63	5.90	6.12	6.32	6.49
	5.24	6.33	7.03	7.56	7.97	8.32	8.61	8.87	9.10
7	3.34	4.16	4.68	5.06	5.36	5.61	5.82	6.00	6.16
	4.95	5.92	6.54	7.01	7.37	7.68	7.94	8.17	8.37
8	3.26	4.04	4.53	4.89	5.17	5.40	5.60	5.77	5.92
	4.75	5.64	6.20	6.62	6.96	7.24	7.47	7.68	7.86
9	3.20	3.95	4.41	4.76	5.02	5.24	5.43	5.59	5.74
	4.60	5.43	5.96	6.35	6.66	6.91	7.13	7.33	7.49
10	3.15	3.88	4.33	4.65	4.91	5.12	5.30	5.46	5.60
	4.48	5.27	5.77	6.14	6.43	6.67	6.87	7.05	7.21
12	3.08	3.77	4.20	4.51	4.75	4.95	5.12	5.27	5.39
	4.32	5.05	5.50	5.84	6.10	6.32	6.51	6.67	6.81
14	3.03	3.70	4.11	4.41	4.64	4.83	4.99	5.13	5.25
	4.21	4.89	5.32	5.63	5.88	6.08	6.26	6.41	6.54
16	3.00	3.65	4.05	4.33	4.56	4.74	4.90	5.03	5.15
	4.13	4.79	5.19	5.49	5.72	5.92	6.08	6.22	6.35
18	2.97	3.61	4.00	4.28	4.49	4.67	4.82	4.96	5.07
	4.07	4.70	5.09	5.38	5.60	5.79	5.94	6.08	6.20
20	2.95	3.58	3.96	4.23	4.45	4.62	4.77	4.90	5.01
	4.02	4.64	5.02	5.29	5.51	5.69	5.84	5.97	6.09
30	2.89	3.49	3.85	4.10	4.30	4.46	4.60	4.72	4.82
	3.89	4.45	4.80	5.05	5.24	5.40	5.54	5.65	5.76
40	2.86	3.44	3.79	4.04	4.23	4.39	4.52	4.63	4.73
	3.82	4.37	4.70	4.93	5.11	5.26	5.39	5.50	5.60
60	2.83	3.40	3.74	3.98	4.16	4.31	4.44	4.55	4.65
	3.76	4.28	4.59	4.82	4.99	5.13	5.25	5.36	5.45
120	2.80	3.36	3.68	3.92	4.10	4.24	4.36	4.47	4.56
	3.70	4.20	4.50	4.71	4.87	5.01	5.12	5.21	5.30
∞	2.77	3.31	3.63	3.86	4.03	4.17	4.29	4.39	4.47
	3.64	4.12	4.40	4.60	4.76	4.88	4.99	5.08	5.16

附表5.1　百分率的可信区间

上行：95%可信区间　　　　下行：99%可信区间

n	0	1	2	3	4	5	6	7	8	9	10	11	12	13
1	0—98													
	0—100													
2	0—84	1—99												
	0—93	0—100												
3	0—71	1—91	9—99											
	0—83	0—96	4—100											
4	0—60	1—81	7—93											
	0—73	0—89	3—97											
5	0—52	1—72	5—85	15—95										
	0—65	0—81	2—92	8—98										
6	0—46	0—64	4—78	12—88										
	0—59	0—75	2—86	7—93										
7	0—41	0—58	4—71	10—82	18—90									
	0—53	0—68	2—80	6—88	12—94									
8	0—37	0—53	3—65	9—76	16—84									
	0—48	0—63	1—74	5—83	10—90									
9	0—34	0—48	3—60	7—70	14—79	21—86								
	0—45	0—59	1—69	4—78	9—85	15—91								
10	0—31	0—45	3—56	7—65	12—74	19—81								
	0—41	0—54	1—65	4—74	8—81	13—87								
11	0—28	0—41	2—52	6—61	11—69	17—77	23—83							
	0—38	0—51	1—61	3—69	7—77	11—83	17—89							
12	0—26	0—38	2—48	5—57	10—65	15—72	21—79							
	0—36	0—48	1—57	3—66	6—73	10—79	15—85							
13	0—25	0—36	2—45	5—54	9—61	14—68	19—75	25—81						
	0—34	0—45	1—54	3—62	6—69	9—76	14—81	19—86						
14	0—23	0—34	2—43	5—51	8—58	13—65	18—71	23—77						
	0—32	0—42	1—51	3—59	5—66	9—72	13—78	17—83						
15	0—22	0—32	2—41	4—48	8—55	12—62	16—68	21—73	27—79					
	0—30	0—40	1—49	2—56	5—63	8—69	12—74	16—79	21—84					
16	0—21	0—30	2—38	4—46	7—52	11—59	15—65	20—70	25—75					
	0—28	0—38	1—46	2—53	5—60	8—66	11—71	15—76	19—81					
17	0—20	0—29	2—36	4—43	7—50	10—56	14—62	18—67	23—72	28—77				
	0—27	0—36	1—44	2—51	4—57	7—63	10—69	14—74	18—78	22—82				
18	0—19	0—27	1—35	4—41	6—48	10—54	13—59	17—64	22—69	26—74				
	0—26	0—35	1—42	2—49	4—55	7—61	10—66	13—71	17—75	21—79				
19	0—18	0—26	1—33	3—40	6—46	9—51	13—57	16—62	20—67	24—71	29—76			
	0—24	0—33	1—40	2—47	4—53	6—58	9—63	12—68	16—73	19—77	23—81			
20	0—17	0—25	1—32	3—38	6—44	9—49	12—54	15—59	19—64	23—69	27—73			
	0—23	0—32	1—39	2—45	4—51	6—56	9—61	11—66	15—70	18—74	22—78			
21	0—16	0—24	1—30	3—36	5—42	8—47	11—52	15—57	18—62	22—66	26—70	30—74		
	0—22	0—30	1—37	2—43	3—49	6—54	8—59	11—63	14—68	17—71	21—76	24—80		
22	0—15	0—23	1—29	3—35	5—40	8—45	11—50	14—55	17—59	21—64	24—68	28—72		
	0—21	0—29	1—36	2—42	3—47	5—52	8—57	10—61	13—66	16—70	20—73	23—77		
23	0—15	0—22	1—28	3—34	5—39	8—44	10—48	13—53	16—57	20—62	23—66	27—69	31—73	
	0—21	0—28	1—35	2—40	3—45	5—50	7—55	10—59	13—63	15—67	19—71	22—75	25—78	
24	0—14	0—21	1—27	3—32	5—37	7—42	10—47	13—51	16—55	19—59	22—63	26—67	29—71	
	0—20	0—27	0—33	2—39	3—44	5—49	7—53	9—57	12—61	15—65	18—69	21—73	24—76	
25	0—14	0—20	1—26	3—31	5—36	7—41	9—45	12—49	15—54	18—58	21—61	24—65	28—69	31—72
	0—19	0—26	0—32	1—37	3—42	5—47	7—51	9—56	11—60	14—63	17—67	20—71	23—74	26—77

附表5.2　百分率的可信区间

上行：95%可信区间　　　　　下行：99%可信区间

n	X=0	1	2	3	4	5	6	7	8	9	10	11	12	13
26	0—13	0—20	1—25	2—30	4—35	7—39	9—44	12—48	14—52	17—56	20—60	23—63	27—67	30—70
	0—18	0—25	0—31	1—36	3—41	4—46	6—50	9—54	11—58	13—62	16—65	19—69	22—72	25—75
27	0—13	0—19	1—24	2—29	4—34	6—38	9—42	11—46	14—50	17—54	19—58	22—61	26—65	29—68
	0—18	0—25	0—30	1—35	3—40	4—44	6—48	8—52	10—56	13—60	15—63	18—67	21—70	24—73
28	0—12	0—18	1—24	2—28	4—33	6—37	8—41	11—45	13—49	16—52	19—56	22—59	25—63	28—66
	0—17	0—24	0—29	1—34	3—39	4—43	6—47	8—51	10—55	12—58	15—62	17—65	20—68	23—71
29	0—12	0—18	1—23	2—27	4—32	6—36	8—40	10—44	13—47	15—51	18—54	21—58	24—61	26—64
	0—17	0—23	0—28	1—33	2—37	4—42	6—46	8—49	10—53	12—57	14—60	17—63	19—66	22—70
30	0—12	0—17	1—22	2—27	4—31	6—35	8—39	10—42	12—46	15—49	17—53	20—56	23—59	26—63
	0—16	0—22	0—27	1—32	2—36	4—40	5—44	7—48	9—52	11—55	14—58	16—62	19—65	21—68
31	0—11	0—17	1—22	2—26	4—30	6—34	8—38	10—41	12—45	14—48	17—51	19—55	22—58	25—61
	0—16	0—22	0—27	1—31	2—35	4—39	5—43	7—47	9—50	11—54	13—57	16—60	18—63	20—66
32	0—11	0—16	1—21	2—25	4—29	5—33	7—36	9—40	12—43	14—47	16—50	19—53	21—56	24—59
	0—15	0—21	0—26	1—30	2—34	4—38	5—42	7—46	9—49	11—52	13—56	15—59	17—62	20—65
33	0—11	0—15	1—20	2—24	3—28	5—32	7—36	9—39	11—42	13—46	16—49	18—52	20—55	23—58
	0—15	0—20	0—25	1—30	2—34	4—37	5—41	7—44	8—48	10—51	12—54	14—57	17—60	19—63
34	0—10	0—15	1—19	2—23	3—28	5—31	7—35	9—38	11—41	13—44	15—48	17—51	20—54	22—56
	0—14	0—20	0—25	1—29	2—33	3—36	5—40	6—43	8—47	10—50	12—53	14—56	16—59	18—62
35	0—10	0—15	1—19	2—23	3—27	5—31	7—34	9—37	10—40	13—43	15—46	17—49	19—52	22—55
	0—14	0—20	0—24	1—28	2—32	3—35	5—39	6—42	8—45	10—49	12—52	14—55	16—57	18—60
36	0—10	0—15	1—18	2—22	3—26	5—29	6—33	8—36	10—39	12—42	14—45	16—48	19—51	21—54
	0—14	0—19	0—23	1—27	2—31	3—35	5—38	6—41	8—44	9—47	11—50	13—53	15—56	17—59
37	0—10	0—14	1—18	2—22	3—25	5—28	6—32	8—35	10—38	12—41	14—44	16—47	18—50	20—53
	0—13	0—18	0—23	1—27	2—30	3—34	4—37	6—40	7—43	9—46	11—49	13—52	15—55	17—58
38	0—10	0—14	1—18	2—21	3—25	5—28	6—32	8—34	10—37	11—40	13—43	15—46	18—49	20—51
	0—13	0—18	0—22	1—26	2—30	3—33	4—36	6—39	7—42	9—45	11—48	12—51	14—54	16—56
39	0—9	0—14	1—17	2—21	3—24	4—27	6—31	8—33	9—36	11—39	13—42	15—45	17—48	19—50
	0—13	0—18	0—21	1—25	2—29	3—32	4—35	6—38	7—41	9—44	10—47	12—50	14—53	16—55
40	0—9	0—13	1—17	2—21	3—24	4—27	6—30	8—33	9—35	11—38	13—41	15—44	17—47	19—49
	0—12	0—17	0—21	1—25	2—28	3—32	4—35	5—38	7—40	9—43	10—46	12—49	13—52	15—54
41	0—9	0—13	1—17	2—20	3—23	4—26	6—29	7—32	9—35	11—37	12—40	14—43	16—46	18—48
	0—12	0—17	0—21	1—24	2—28	3—31	4—34	5—37	7—40	8—42	10—45	11—48	13—50	15—53
42	0—9	0—13	1—16	2—20	3—23	4—26	6—28	7—31	9—34	10—37	12—39	14—42	16—45	18—47
	0—12	0—17	0—20	1—24	2—27	3—30	4—33	5—36	7—39	8—42	9—44	11—47	13—49	15—52
43	0—9	0—12	1—16	2—19	3—23	4—25	5—28	8—31	10—36	12—39	14—41	15—44	17—46	
	0—12	0—16	0—20	1—23	2—26	3—30	4—33	5—35	6—38	8—41	9—43	11—46	13—49	14—51
44	0—9	0—12	1—15	2—19	3—22	4—25	5—28	7—30	8—33	10—35	11—38	13—40	15—43	17—45
	0—11	0—16	0—19	1—23	2—26	3—29	4—32	5—35	6—37	8—40	9—42	11—45	12—47	14—50
45	0—8	0—12	1—15	2—18	3—21	4—24	5—27	7—30	8—32	9—34	11—37	13—39	15—42	16—44
	0—11	0—15	0—19	1—22	2—25	3—28	4—31	5—34	6—37	8—39	9—42	10—44	12—47	14—49
46	0—8	0—12	1—15	2—18	3—21	4—24	5—26	7—29	8—31	9—34	11—36	13—39	14—41	16—43
	0—11	0—15	0—19	1—22	2—25	3—28	4—31	5—33	6—36	7—39	9—41	10—43	12—46	13—48
47	0—8	0—12	1—15	2—17	3—20	4—23	5—26	6—28	8—31	9—34	11—36	12—38	14—40	16—43
	0—11	0—15	0—18	1—21	2—24	2—27	3—30	5—33	6—35	7—38	9—40	10—42	11—45	13—47
48	0—8	0—11	1—14	2—17	3—20	4—22	5—25	6—28	8—30	9—33	11—35	12—37	14—39	15—42
	0—10	0—14	0—18	1—21	2—24	2—27	3—29	5—32	6—35	7—37	8—40	10—42	11—44	13—47
49	0—8	0—11	1—14	2—17	2—20	4—22	5—25	6—27	7—30	9—32	10—35	12—37	13—39	15—41
	0—10	0—14	0—17	1—20	1—24	2—26	3—29	4—32	6—34	7—36	8—39	9—41	11—44	12—46
50	0—7	0—11	1—14	2—17	2—19	3—22	5—24	6—26	7—29	9—31	10—34	11—36	13—38	15—41
	0—10	0—14	0—17	1—20	1—23	2—26	3—28	4—31	5—33	7—36	8—38	9—40	11—43	12—45

附表5.3 百分率的可信区间

上行：95%可信区间　　　下行：99%可信区间

n	14	15	16	17	18	19	20	21	22	23	24	25
26												
27	32—71 27—76											
28	31—69 26—74											
29	30—68 25—72	33—71 28—75										
30	28—66 24—71	31—69 27—74										
31	27—64 23—69	30—67 26—72	33—70 28—75									
32	26—62 22—67	29—65 25—70	32—68 27—73									
33	26—61 21—66	28—64 24—69	31—67 26—71	34—69 29—74								
34	25—59 21—64	27—62 23—67	30—65 25—70	32—68 28—72								
35	24—58 20—63	26—61 22—66	29—63 24—68	31—66 27—71	34—69 29—73							
36	23—57 19—62	26—59 22—64	28—62 23—67	30—65 26—69	33—67 28—72							
37	23—55 19—60	25—58 21—63	27—61 23—65	30—63 25—68	32—66 28—70	34—68 30—73						
38	22—54 18—59	24—57 20—61	26—59 22—64	29—62 25—66	31—64 27—69	33—67 29—71						
39	21—53 18—58	23—55 20—60	26—58 22—63	28—60 24—65	30—63 26—68	32—65 28—70	35—68 30—72					
40	21—52 17—57	23—54 19—59	25—57 21—61	27—59 23—64	29—62 25—66	32—64 27—68	34—66 30—71					
41	20—51 17—55	22—53 19—58	24—56 21—60	26—58 23—63	29—60 25—65	31—63 27—67	33—65 29—69	35—67 31—71				
42	20—50 16—54	22—52 18—57	24—54 20—59	26—57 22—61	28—59 24—64	30—61 26—66	32—64 28—67	34—66 30—70				
43	19—49 16—53	21—51 18—56	23—53 19—58	25—56 21—60	27—58 23—62	29—60 25—65	31—62 27—66	33—65 29—69	36—67 31—71			
44	19—48 15—52	21—50 17—55	22—52 19—57	24—55 21—59	26—57 23—61	28—59 25—63	30—61 26—65	33—63 28—68	35—65 30—70			
45	18—47 15—51	20—49 17—54	22—51 19—56	24—54 20—58	26—56 22—60	28—58 24—62	30—60 26—64	32—62 28—66	34—64 30—68	36—66 32—70		
46	18—46 15—50	20—48 16—53	21—50 18—55	23—53 20—57	25—55 22—59	27—57 23—61	29—59 25—63	31—61 27—65	33—63 29—67	35—65 31—69		
47	18—45 14—19	19—47 16—52	21—49 18—54	23—52 19—56	25—54 21—58	26—56 23—60	28—58 25—62	30—60 26—64	32—62 28—66	34—64 30—68	36—66 32—70	
48	17—44 14—49	19—46 16—51	21—48 17—53	22—51 19—55	24—53 21—57	26—55 22—59	28—57 24—61	30—59 26—63	31—61 28—65	33—63 29—67	35—65 31—69	
49	17—43 14—48	18—45 15—50	20—47 17—52	22—50 19—54	24—52 20—56	25—54 22—58	27—56 23—60	29—58 25—62	31—60 27—64	33—62 29—66	34—64 31—68	36—66 32—70
50	16—43 14—47	18—45 15—49	20—47 17—51	21—49 18—53	23—51 20—55	25—53 21—57	26—55 23—59	28—57 25—61	30—59 26—63	32—61 28—65	34—63 30—67	36—65 32—68

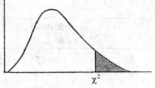

附表6 χ² 界值表

自由度 ν	概率,P												
	0.995	0.990	0.975	0.950	0.900	0.750	0.500	0.250	0.100	0.050	0.025	0.010	0.005
1					0.02	0.10	0.45	1.32	2.71	3.84	5.02	6.63	7.88
2	0.01	0.02	0.05	0.10	0.21	0.58	1.39	2.77	4.61	5.99	7.38	9.21	10.60
3	0.07	0.11	0.22	0.35	0.58	1.21	2.37	4.11	6.25	7.81	9.35	11.34	12.84
4	0.21	0.30	0.48	0.71	1.06	1.92	3.36	5.39	7.78	9.49	11.14	13.28	14.86
5	0.41	0.55	0.83	1.15	1.61	2.67	4.35	6.63	9.24	11.07	12.83	15.09	16.75
6	0.68	0.87	1.24	1.64	2.20	3.45	5.35	7.84	10.64	12.59	14.45	16.81	18.55
7	0.99	1.24	1.69	2.17	2.83	4.25	6.35	9.04	12.02	14.07	16.01	18.48	20.28
8	1.34	1.65	2.18	2.73	3.49	5.07	7.34	10.22	13.36	15.51	17.53	20.09	21.95
9	1.73	2.09	2.70	3.33	4.17	5.90	8.34	11.39	14.68	16.92	19.02	21.67	23.59
10	2.16	2.56	3.25	3.94	4.87	6.74	9.34	12.55	15.99	18.31	20.48	23.21	25.19
11	2.60	3.05	3.82	4.57	5.58	7.58	10.34	13.70	17.28	19.68	21.92	24.72	26.76
12	3.07	3.57	4.40	5.23	6.30	8.44	11.34	14.85	18.55	21.03	23.34	26.22	28.30
13	3.57	4.11	5.01	5.89	7.04	9.30	12.34	15.98	19.81	22.36	24.74	27.69	29.82
14	4.07	4.66	5.63	6.57	7.79	10.17	13.34	17.12	21.06	23.68	26.12	29.14	31.32
15	4.60	5.23	6.26	7.26	8.55	11.04	14.34	18.25	22.31	25.00	27.49	30.58	32.80
16	5.14	5.81	6.91	7.96	9.31	11.91	15.34	19.37	23.54	26.30	28.85	32.00	34.27
17	5.70	6.41	7.56	8.67	10.09	12.79	16.34	20.49	24.77	27.59	30.19	33.41	35.72
18	6.26	7.01	8.23	9.39	10.86	13.68	17.34	21.60	25.99	28.87	31.53	34.81	37.16
19	6.84	7.63	8.91	10.12	11.65	14.56	18.34	22.72	27.20	30.14	32.85	36.19	38.58
20	7.43	8.26	9.59	10.85	12.44	15.45	19.34	23.83	28.41	31.41	34.17	37.57	40.00
21	8.03	8.90	10.28	11.59	13.24	16.34	20.34	24.93	29.62	32.67	35.48	38.93	41.40
22	8.64	9.54	10.98	12.34	14.04	17.24	21.34	26.04	30.81	33.92	36.78	40.29	42.80
23	9.26	10.20	11.69	13.09	14.85	18.14	22.34	27.14	32.01	35.17	38.08	41.64	44.18
24	9.89	10.86	12.40	13.85	15.66	19.04	23.34	28.24	33.20	36.42	39.36	42.98	45.56
25	10.52	11.52	13.12	14.61	16.47	19.94	24.34	29.34	34.38	37.65	40.65	44.31	46.93
26	11.16	12.20	13.84	15.38	17.29	20.84	25.34	30.43	35.56	38.89	41.92	45.64	48.29
27	11.81	12.88	14.57	16.15	18.11	21.75	26.34	31.53	36.74	40.11	43.19	46.96	49.64
28	12.46	13.56	15.31	16.93	18.94	22.66	27.34	32.62	37.92	41.34	44.46	48.28	50.99
29	13.12	14.26	16.05	17.71	19.77	23.57	28.34	33.71	39.09	42.56	45.72	49.59	52.34
30	13.79	14.95	16.79	18.49	20.60	24.48	29.34	34.80	40.26	43.77	46.98	50.89	53.67
40	20.71	22.16	24.43	26.51	29.05	33.66	39.34	45.62	51.81	55.76	59.34	63.69	66.77
50	27.99	29.71	32.36	34.76	27.69	42.94	49.33	56.33	63.17	67.50	71.42	76.15	79.49
60	35.53	37.48	40.48	43.19	46.46	52.29	59.33	66.98	74.40	79.08	83.30	88.38	91.95
70	43.28	45.44	48.76	51.74	55.33	61.70	69.33	77.58	85.53	90.53	95.02	100.42	104.22
80	51.17	53.54	57.15	60.39	64.28	71.14	79.33	88.13	96.58	101.88	106.63	112.33	116.32
90	59.20	61.75	65.65	69.13	73.29	80.62	89.33	98.65	107.56	113.14	118.14	124.12	128.30
100	67.33	70.06	74.22	77.93	82.36	90.13	99.33	109.14	118.50	124.34	129.56	135.81	140.17

附表7 T界值表(配对比较的符号秩和检验用)

n	单侧:0.05 双侧:0.10	0.025 0.05	0.01 0.02	0.005 0.010
5	0—15	—	—	—
6	2—19	0—21	—	—
7	3—25	2—26	0—28	—
8	5—31	3—33	1—35	0—36
9	8—37	5—40	3—42	1—44
10	10—45	8—47	5—50	3—52
11	13—53	10—56	7—59	5—61
12	17—61	13—65	9—69	7—71
13	21—70	17—74	12—79	9—82
14	25—80	21—84	15—90	12—93
15	30—90	25—95	19—101	15—105
16	35—101	29—107	23—113	19—117
17	41—112	34—119	27—126	23—130
18	47—124	40—131	32—139	27—144
19	53—137	46—144	37—153	32—158
20	60—150	52—158	43—167	37—173
21	67—164	58—173	49—182	42—189
22	75—178	65—188	55—198	48—205
23	83—193	73—203	62—214	54—222
24	91—209	81—219	69—231	61—239
25	100—225	89—236	76—249	68—257
26	110—241	98—253	84—267	75—276
27	119—259	107—271	92—286	83—295
28	130—276	116—290	101—305	91—315
29	140—295	126—309	110—325	100—335
30	151—314	137—328	120—345	109—356
31	163—333	147—349	130—366	118—378
32	175—353	159—369	140—388	128—400
33	187—374	170—391	151—410	138—423
34	200—395	182—413	162—433	148—447
35	213—417	195—435	173—457	159—471
36	227—439	208—458	185—481	171—495
37	241—462	221—482	198—505	182—521
38	256—485	235—506	211—530	194—547
39	271—509	249—531	224—556	207—573
40	286—534	264—556	238—582	220—600
41	302—559	279—582	252—609	233—628
42	319—584	294—609	266—637	247—656
43	336—610	310—636	281—665	261—685
44	353—637	327—663	296—694	276—714
45	371—664	343—692	312—723	291—744
46	389—692	361—720	328—753	307—774
47	407—721	378—750	345—783	322—806
48	426—750	396—780	362—814	339—837
49	446—779	415—810	379—846	355—870
50	466—809	434—841	397—878	373—902

附表8　T界值表（两样本比较的秩和检验用）

	单侧	双侧
1行	$P=0.05$	$P=0.10$
2行	$P=0.025$	$P=0.05$
3行	$P=0.01$	$P=0.02$
4行	$P=0.005$	$P=0.01$

$T=15$

n_1 (较小 n)	\multicolumn{11}{c}{n_2-n_1}

n_1	0	1	2	3	4	5	6	7	8	9	10
2				3—13	3—15	3—17	4—18	4—20	4—22	4—24	5—25
							3—19	3—21	3—23	3—25	4—26
3	6—15	6—18	7—20	8—22	8—25	9—27	10—29	10—32	11—34	11—37	12—39
			6—21	7—23	7—26	8—28	8—31	9—33	9—36	10—38	10—41
					6—27	6—30	7—32	7—35	7—38	8—40	8—43
							6—33	6—36	6—39	7—41	7—44
4	11—25	12—28	13—31	14—34	15—37	16—40	17—43	18—46	19—49	20—52	21—55
	10—26	11—29	12—32	13—35	14—38	14—42	15—45	16—48	17—51	18—54	19—57
		10—30	11—33	11—37	12—40	13—43	13—47	14—50	15—53	15—57	16—60
			10—34	10—38	11—41	11—45	12—48	12—52	13—55	13—59	14—62
5	19—36	20—40	21—44	23—47	24—51	26—54	27—58	28—62	30—65	31—69	33—72
	17—38	18—42	20—45	21—49	22—53	23—57	24—61	26—64	27—68	28—72	29—76
	16—39	17—43	18—47	19—51	20—55	21—59	22—63	23—67	24—71	25—75	26—79
	15—40	16—44	16—49	17—53	18—57	19—61	20—65	21—69	22—73	22—78	23—82
6	28—50	29—55	31—59	33—63	35—67	37—71	38—76	40—80	42—84	44—88	46—92
	26—52	27—57	29—61	31—65	32—70	34—74	35—79	37—83	38—88	40—92	42—96
	24—54	25—59	27—63	28—68	29—73	30—78	32—82	33—87	34—92	36—96	37—101
	23—55	24—60	25—65	26—70	27—75	28—80	30—84	31—89	32—94	33—99	34—104
7	39—66	41—71	43—76	45—81	47—86	49—91	52—95	54—100	56—105	58—110	61—114
	36—69	38—74	40—79	42—84	44—89	46—94	48—99	50—104	52—109	54—114	56—119
	34—71	35—77	37—82	39—87	40—93	42—98	44—103	45—109	47—114	49—119	51—124
	32—73	34—78	35—84	37—89	38—95	40—100	41—106	43—111	44—117	45—122	47—128
8	51—85	54—90	56—96	59—101	62—106	64—112	67—117	69—123	72—128	75—133	77—139
	49—87	51—93	53—99	55—105	58—110	60—116	62—122	65—127	67—133	70—138	72—144
	45—91	47—97	49—103	51—109	53—115	56—120	58—126	60—132	62—138	64—144	66—150
	43—93	45—99	47—105	49—111	51—117	53—123	54—130	56—136	58—142	60—148	62—154
9	66—105	69—111	72—117	75—123	78—129	81—135	84—141	87—147	90—153	93—159	96—165
	62—109	65—115	68—121	71—127	73—134	76—140	79—146	82—152	84—159	87—165	90—171
	59—112	61—119	63—126	66—132	68—139	71—145	73—152	76—158	78—165	81—171	83—178
	56—115	58—122	61—128	63—135	65—142	67—149	69—156	72—162	74—169	76—176	78—183
10	82—128	86—134	89—141	92—148	96—154	99—161	103—167	106—174	110—180	113—187	117—193
	78—132	81—139	84—146	88—152	91—159	94—166	97—173	100—180	103—187	107—193	110—200
	74—136	77—143	79—151	82—158	85—165	88—172	91—179	93—187	96—194	99—201	102—208
	71—139	73—147	76—154	79—161	81—169	84—176	86—184	89—191	92—198	94—206	97—213

附表9 H界值表(三样本比较的秩和检验用)

n	n_1	n_2	n_3	P 0.05	P 0.01
7	3	2	2	4.71	
	3	3	1	5.14	
8	3	3	2	5.36	
	4	2	2	5.33	
	4	3	1	5.21	
	5	2	1	5.00	
9	3	3	3	5.60	7.20
	4	3	2	5.44	6.44
	4	4	1	4.97	6.67
	5	2	2	5.16	6.53
	5	3	1	4.96	
10	4	3	3	5.73	6.75
	4	4	2	5.45	7.04
	5	3	2	5.25	6.82
	5	4	1	4.99	6.95
11	4	4	3	5.60	7.14
	5	3	3	5.65	7.08
	5	4	2	5.27	7.12
	5	5	1	5.13	7.31
12	4	4	4	5.69	7.65
	5	4	3	5.63	7.44
	5	5	2	5.34	7.27
13	5	4	4	5.62	7.76
	5	5	3	5.71	7.54
14	5	5	4	5.64	7.79
15	5	5	5	5.78	7.98

附表10 随机单位组设计秩和检验的S界值表

单位组数	三个处理组 $H_{0.05}$	三个处理组 $H_{0.01}$	四个处理组 $H_{0.05}$	四个处理组 $H_{0.01}$
2	—	—	6.00	—
3	6.00	—	7.40	9.00
4	6.50	8.00	7.80	9.60
5	6.40	8.40	7.80	9.96
6	7.00	9.00	7.60	10.20
7	7.14	8.86	7.80	10.37
8	6.25	9.00		
9	6.22	8.67		
10	6.20	9.60		
11	6.55	9.46		
12	6.17	9.50		
13	6.00	9.39		
14	6.14	9.00		
15	6.40	8.93		

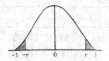

附表11 r 界值表

自由度	单侧:	0.25	0.10	0.05	0.025	0.01	0.005	0.0025	0.001	0.000
ν	双侧:	0.50	0.20	0.10	0.05	0.02	0.01	0.005	0.002	0.001
1		0.707	0.951	0.988	0.997	1.000	1.000	1.000	1.000	1.000
2		0.500	0.800	0.900	0.950	0.980	0.990	0.995	0.998	0.999
3		0.404	0.687	0.805	0.878	0.934	0.959	0.974	0.986	0.991
4		0.347	0.608	0.729	0.811	0.882	0.917	0.942	0.963	0.974
5		0.309	0.551	0.669	0.755	0.833	0.875	0.906	0.935	0.951
6		0.281	0.507	0.621	0.707	0.789	0.834	0.870	0.905	0.925
7		0.260	0.472	0.582	0.666	0.750	0.798	0.836	0.875	0.898
8		0.242	0.443	0.549	0.632	0.715	0.765	0.805	0.847	0.872
9		0.228	0.419	0.521	0.602	0.685	0.735	0.776	0.820	0.847
10		0.216	0.398	0.497	0.576	0.658	0.708	0.750	0.795	0.823
11		0.206	0.380	0.476	0.553	0.634	0.684	0.726	0.772	0.801
12		0.197	0.365	0.457	0.532	0.612	0.661	0.703	0.750	0.780
13		0.189	0.351	0.441	0.514	0.592	0.641	0.683	0.730	0.760
14		0.182	0.338	0.426	0.497	0.574	0.623	0.664	0.711	0.742
15		0.176	0.327	0.412	0.482	0.558	0.606	0.647	0.694	0.725
16		0.170	0.317	0.400	0.468	0.542	0.590	0.631	0.678	0.708
17		0.165	0.308	0.389	0.456	0.529	0.575	0.616	0.662	0.693
18		0.160	0.299	0.378	0.444	0.515	0.561	0.602	0.648	0.679
19		0.156	0.291	0.369	0.433	0.503	0.549	0.589	0.635	0.665
20		0.152	0.284	0.360	0.423	0.492	0.537	0.576	0.622	0.652
21		0.148	0.277	0.352	0.413	0.482	0.526	0.565	0.610	0.640
22		0.145	0.271	0.344	0.404	0.472	0.515	0.554	0.599	0.629
23		0.141	0.265	0.337	0.396	0.462	0.505	0.543	0.588	0.618
24		0.138	0.260	0.330	0.388	0.453	0.496	0.534	0.578	0.607
25		0.136	0.255	0.323	0.381	0.445	0.487	0.524	0.568	0.597
26		0.133	0.250	0.317	0.374	0.437	0.479	0.515	0.559	0.588
27		0.131	0.245	0.311	0.367	0.430	0.471	0.507	0.550	0.579
28		0.128	0.241	0.306	0.361	0.423	0.463	0.499	0.541	0.570
29		0.126	0.237	0.301	0.355	0.416	0.456	0.491	0.533	0.562
30		0.124	0.233	0.296	0.349	0.409	0.449	0.484	0.526	0.554
31		0.122	0.229	0.291	0.344	0.403	0.442	0.477	0.518	0.546
32		0.120	0.225	0.287	0.339	0.397	0.436	0.470	0.511	0.539
33		0.118	0.222	0.283	0.334	0.392	0.430	0.464	0.504	0.532
34		0.116	0.219	0.279	0.329	0.386	0.424	0.458	0.498	0.525
35		0.115	0.216	0.275	0.325	0.381	0.418	0.452	0.492	0.519
36		0.113	0.213	0.271	0.320	0.376	0.413	0.446	0.486	0.513
37		0.111	0.210	0.267	0.316	0.371	0.408	0.441	0.480	0.507
38		0.110	0.207	0.264	0.312	0.367	0.403	0.435	0.474	0.501
39		0.108	0.204	0.261	0.308	0.362	0.398	0.430	0.469	0.495
40		0.107	0.202	0.257	0.304	0.358	0.393	0.425	0.463	0.490
41		0.106	0.199	0.254	0.301	0.354	0.389	0.420	0.458	0.484
42		0.104	0.197	0.251	0.297	0.350	0.384	0.416	0.453	0.479
43		0.103	0.195	0.248	0.294	0.346	0.380	0.411	0.449	0.474
44		0.102	0.192	0.246	0.291	0.342	0.376	0.407	0.444	0.469
45		0.101	0.190	0.243	0.288	0.338	0.372	0.403	0.439	0.465
46		0.100	0.188	0.240	0.285	0.335	0.368	0.399	0.435	0.460
47		0.099	0.186	0.238	0.282	0.331	0.365	0.395	0.431	0.456
48		0.098	0.184	0.235	0.279	0.328	0.361	0.391	0.427	0.451
49		0.097	0.182	0.233	0.276	0.325	0.358	0.387	0.423	0.447
50		0.096	0.181	0.231	0.273	0.322	0.354	0.384	0.419	0.443

附表12 r_s界值表

	概率, P								
n	单侧: 0.25	0.10	0.05	0.025	0.01	0.005	0.0025	0.001	0.0005
	双侧: 0.50	0.20	0.10	0.05	0.02	0.01	0.005	0.002	0.001
4	0.600	1.000	1.000						
5	0.500	0.800	0.900	1.000	1.000				
6	0.371	0.657	0.829	0.886	0.943	1.000	1.000		
7	0.321	0.571	0.714	0.786	0.893	0.929	0.964	1.000	1.000
8	0.310	0.524	0.643	0.738	0.833	0.881	0.905	0.952	0.976
9	0.267	0.483	0.600	0.700	0.783	0.833	0.867	0.917	0.933
10	0.248	0.455	0.564	0.648	0.745	0.794	0.830	0.879	0.903
11	0.236	0.427	0.536	0.618	0.709	0.755	0.800	0.845	0.873
12	0.217	0.406	0.503	0.587	0.678	0.727	0.769	0.818	0.846
13	0.209	0.385	0.484	0.560	0.648	0.703	0.747	0.791	0.824
14	0.200	0.367	0.464	0.538	0.626	0.679	0.723	0.771	0.802
15	0.189	0.354	0.446	0.521	0.604	0.654	0.700	0.750	0.779
16	0.182	0.341	0.429	0.503	0.582	0.635	0.679	0.729	0.762
17	0.176	0.328	0.414	0.485	0.566	0.615	0.662	0.713	0.748
18	0.170	0.317	0.401	0.472	0.550	0.600	0.643	0.695	0.728
19	0.165	0.309	0.391	0.460	0.535	0.584	0.628	0.677	0.712
20	0.161	0.299	0.380	0.447	0.520	0.570	0.612	0.662	0.696
21	0.156	0.292	0.370	0.435	0.508	0.556	0.599	0.648	0.681
22	0.152	0.284	0.361	0.425	0.496	0.544	0.586	0.634	0.667
23	0.148	0.278	0.353	0.415	0.486	0.532	0.573	0.622	0.654
24	0.144	0.271	0.344	0.406	0.476	0.521	0.562	0.610	0.642
25	0.142	0.265	0.337	0.398	0.466	0.511	0.551	0.598	0.630
26	0.138	0.259	0.331	0.390	0.457	0.501	0.541	0.587	0.619
27	0.136	0.255	0.324	0.382	0.448	0.491	0.531	0.577	0.608
28	0.133	0.250	0.317	0.375	0.440	0.483	0.522	0.567	0.598
29	0.130	0.245	0.312	0.368	0.433	0.475	0.513	0.558	0.589
30	0.128	0.240	0.306	0.362	0.425	0.467	0.504	0.549	0.580
31	0.126	0.236	0.301	0.356	0.418	0.459	0.496	0.541	0.571
32	0.124	0.232	0.296	0.350	0.412	0.452	0.489	0.533	0.563
33	0.121	0.229	0.291	0.345	0.405	0.446	0.482	0.525	0.554
34	0.120	0.225	0.287	0.340	0.399	0.439	0.475	0.517	0.547
35	0.118	0.222	0.283	0.335	0.394	0.433	0.468	0.510	0.539
36	0.116	0.219	0.279	0.330	0.388	0.427	0.462	0.504	0.533
37	0.114	0.216	0.275	0.325	0.382	0.421	0.456	0.497	0.526
38	0.113	0.212	0.271	0.321	0.378	0.415	0.450	0.491	0.519
39	0.111	0.210	0.267	0.317	0.373	0.410	0.444	0.485	0.513
40	0.110	0.207	0.264	0.313	0.368	0.405	0.439	0.479	0.507
41	0.108	0.204	0.261	0.309	0.364	0.400	0.433	0.473	0.501
42	0.107	0.202	0.257	0.305	0.359	0.395	0.428	0.468	0.495
43	0.105	0.199	0.254	0.301	0.355	0.391	0.423	0.463	0.490
44	0.104	0.197	0.251	0.298	0.351	0.386	0.419	0.458	0.484
45	0.103	0.194	0.248	0.294	0.347	0.382	0.414	0.453	0.479
46	0.102	0.192	0.246	0.291	0.343	0.378	0.410	0.448	0.474
47	0.101	0.190	0.243	0.288	0.340	0.374	0.405	0.443	0.469
48	0.100	0.188	0.240	0.285	0.336	0.370	0.401	0.439	0.465
49	0.098	0.186	0.238	0.282	0.333	0.366	0.397	0.434	0.460
50	0.097	0.184	0.235	0.279	0.329	0.363	0.393	0.430	0.456

附表13 随机数字表

编号	1~10	11~20	21~30	31~40	41~50
1	22 17 68 65 81	68 95 23 92 35	87 02 22 57 51	61 09 43 95 06	58 24 82 03 47
2	19 36 27 59 46	13 79 93 37 55	39 77 32 77 09	85 52 05 30 62	47 83 51 62 74
3	16 77 23 02 77	09 61 87 25 21	28 06 24 25 93	16 71 13 59 78	23 05 47 47 25
4	78 43 76 71 61	20 44 90 32 64	97 67 63 99 61	46 38 03 93 22	69 81 21 99 21
5	03 28 28 26 08	73 37 32 04 05	69 30 16 09 05	88 69 58 28 99	35 07 44 75 47
6	93 22 53 64 39	07 10 63 76 35	87 03 04 79 88	08 13 13 85 51	55 34 57 72 69
7	78 76 58 54 74	92 38 70 96 92	52 06 79 79 45	82 63 18 27 44	69 66 92 19 09
8	23 68 35 26 00	99 53 93 61 28	52 70 05 48 34	56 65 05 61 86	90 92 10 70 80
9	15 39 25 70 99	93 86 52 77 65	15 33 59 05 28	22 87 26 07 47	86 96 98 29 06
10	58 71 96 30 24	18 46 23 34 27	85 13 99 24 44	49 18 09 79 49	74 16 32 23 02
11	57 35 27 33 72	24 53 63 94 09	41 10 76 47 91	44 04 95 49 66	39 60 04 59 81
12	48 50 86 54 48	22 06 34 72 52	82 21 15 65 20	33 29 94 71 11	15 91 29 12 03
13	61 96 48 95 03	07 16 39 33 66	98 56 10 56 79	77 21 30 27 12	90 49 22 23 62
14	36 93 89 41 26	29 70 83 63 51	99 74 20 52 36	87 09 41 15 09	98 60 16 03 03
15	18 87 00 42 31	57 90 12 02 07	23 47 37 17 31	54 08 01 88 63	39 41 88 92 10
16	88 56 53 27 59	33 35 72 67 47	77 34 55 45 70	08 18 27 38 90	16 95 86 70 75
17	09 72 95 84 29	49 41 31 06 70	42 38 06 45 18	64 84 73 31 65	52 53 37 97 15
18	12 96 88 17 31	65 19 69 02 83	60 75 86 90 68	24 64 19 35 51	56 61 87 39 12
19	85 94 57 24 16	92 09 84 38 76	22 00 27 69 85	29 81 94 78 70	21 94 47 90 12
20	38 64 43 59 98	98 77 87 68 07	91 51 67 62 44	40 98 05 93 78	23 32 65 41 18
21	53 44 09 42 72	00 41 86 79 79	68 47 22 00 20	35 55 31 51 51	00 83 63 22 55
22	40 76 66 26 84	57 99 99 90 37	36 63 32 08 58	37 40 13 68 97	87 64 81 07 83
23	02 17 79 18 05	12 59 52 57 02	22 07 90 47 03	28 14 11 30 79	20 69 22 40 98
24	95 17 82 06 53	31 51 10 96 46	92 06 88 07 77	56 11 50 81 69	40 23 72 51 39
25	35 76 22 42 92	96 11 83 44 80	34 68 35 48 77	33 42 40 90 60	73 96 53 97 86
26	26 29 31 56 41	85 47 04 66 08	34 72 57 59 13	82 43 80 46 15	38 26 61 70 04
27	77 80 20 75 82	72 82 32 99 90	63 95 73 76 63	89 73 44 99 05	48 67 26 43 18
28	46 40 66 44 52	91 36 74 43 53	30 82 13 54 00	78 45 63 98 35	55 03 36 67 68
29	37 56 08 18 09	77 53 84 46 47	31 91 18 95 58	24 16 74 11 53	44 10 13 85 57
30	61 65 61 68 66	37 27 47 39 19	84 83 70 07 48	53 21 40 06 71	95 06 79 88 54
31	93 43 69 64 07	34 18 04 52 35	56 27 09 24 86	61 85 53 83 45	19 90 70 99 00
32	21 96 60 12 99	11 20 99 45 18	48 13 93 55 34	18 37 79 49 90	65 97 38 20 46
33	95 20 47 97 97	27 37 83 28 71	00 06 41 41 74	45 89 09 39 84	51 67 11 52 49
34	97 86 21 78 73	10 65 81 92 59	58 76 17 14 97	04 76 62 16 17	17 95 70 45 80
35	69 92 06 34 13	59 71 74 17 32	27 55 10 24 19	23 71 82 13 74	63 52 52 01 41
36	04 31 17 21 56	33 73 99 19 87	26 72 39 27 67	53 77 57 68 93	60 61 97 22 61
37	61 06 98 03 91	87 14 77 43 96	43 00 65 98 50	45 60 33 01 07	98 99 46 50 47
38	85 93 85 86 88	72 87 08 62 40	16 06 10 89 20	23 21 34 74 97	76 38 03 29 63
39	21 74 32 47 45	73 96 07 94 52	09 65 90 77 47	25 76 16 19 33	53 05 70 53 30
40	15 69 53 82 80	79 96 23 53 10	65 39 07 16 29	45 33 02 43 70	02 87 40 41 45
41	02 89 08 04 49	20 21 14 68 86	87 63 93 95 17	11 29 01 95 80	35 14 97 35 33
42	87 18 15 89 79	85 43 01 72 73	08 61 74 51 69	89 74 39 82 15	94 51 33 41 67
43	98 83 71 94 22	59 97 50 99 52	08 52 85 08 40	87 80 61 65 31	91 51 80 32 44
44	10 08 58 21 66	72 68 49 29 31	89 85 84 46 06	59 73 19 85 23	65 09 29 75 63
45	47 90 56 10 08	88 02 84 27 83	42 29 72 23 19	66 56 45 65 79	20 71 53 20 25
46	22 85 61 68 90	49 64 92 85 44	16 40 12 89 88	50 14 49 81 06	01 82 77 45 12
47	67 80 43 79 33	12 83 11 41 16	25 58 19 68 70	77 02 54 00 52	53 43 37 15 26
48	27 62 50 96 72	79 44 61 40 15	14 53 40 65 39	27 31 58 50 28	11 39 03 34 25
49	33 78 80 87 15	38 30 06 38 21	14 47 47 07 26	54 96 87 53 32	40 36 40 96 76
50	13 13 92 66 99	47 24 49 57 74	32 25 43 62 17	10 97 11 69 84	99 63 22 32 98

附表14　样本均数与总体均数比较(或配对比较)时所需样本量

δ/σ	单侧:α=0.005 双侧:α=0.01					α=0.01 α=0.02					α=0.025 α=0.05					α=0.05 α=0.1					δ/σ
1-β=	.99	.95	.9	.8	.5	.99	.95	.9	.8	.5	.99	.95	.9	.8	.5	.99	.95	.9	.8	.5	
0.05																					0.05
0.10																					0.10
0.15																				122	0.15
0.20										139										70	0.20
0.25					110					90				128	64			139	101	45	0.25
0.30				134	78				115	63			119	90	45		122	97	71	32	0.30
0.35			125	99	58			109	85	47		109	88	67	34		90	72	52	24	0.35
0.40		115	97	77	45		101	85	66	37	117	84	68	51	26	101	70	55	40	19	0.40
0.45		92	77	62	37	110	81	68	53	30	93	67	54	41	21	80	55	44	33	15	0.45
0.50	100	75	63	51	30	90	66	55	43	25	76	54	44	34	18	65	45	36	27	13	0.50
0.55	83	63	53	42	26	75	55	46	36	21	63	45	37	28	15	54	38	30	22	11	0.55
0.60	71	53	45	36	22	63	47	39	31	18	53	38	32	24	13	46	32	26	19	9	0.60
0.65	61	46	39	31	20	55	41	34	27	16	46	33	27	21	12	39	28	22	17	8	0.65
0.70	53	40	34	28	17	47	35	30	24	14	40	29	24	19	10	34	24	19	15	8	0.70
0.75	47	36	30	25	16	42	31	27	21	13	35	26	21	16	9	30	21	17	13	7	0.75
0.80	41	32	27	22	14	37	28	24	19	12	31	22	19	15	9	27	19	15	12	6	0.80
0.85	37	29	24	20	13	33	25	21	17	11	28	21	17	13	8	24	17	14	11	6	0.85
0.90	34	26	22	18	12	29	23	19	16	10	25	19	16	12	7	21	15	13	10	5	0.90
0.95	31	24	20	17	11	27	21	18	14	9	23	17	14	11	7	19	14	11	9	5	0.95
1.00	28	22	19	16	10	25	19	16	13	9	21	16	13	10	6	18	13	11	8	5	1.00
1.1	24	19	16	14	9	21	16	14	12	8	18	13	11	9		15	11	9	7		1.1
1.2	21	16	14	12	8	18	14	12	10	7	15	12	10	8	6	13	10	8	6		1.2
1.3	18	15	13	11	8	16	13	11	9	6	14	10	9	7	5	11	8	7	6		1.3
1.4	16	13	12	10	7	14	11	10	9	6	12	9	8	7		10	8	7	5		1.4
1.5	15	12	11	9	7	13	10	9	8	6	11	8	7	6		9	7	6			1.5
1.6	13	11	10	8	6	12	10	9	7	5	10	8	7	6		8	6	6			1.6
1.7	12	10	9	8	6	11	9	8	7		9	7	6	5		8	6	5			1.7
1.8	12	10	9	8	6	10	8	7	6		8	7	6			7	6				1.8
1.9	11	9	8	7	6	10	8	7	6		8	6	6			7	5				1.9
2.0	10	8	8	7	5	9	7	7	6		7	6	5			6					2.0
2.1	10	8	7	7		8	7	6	6		7	6				6					2.1
2.2	9	8	7	6		8	7	6	5		7	6				6					2.2
2.3	9	7	7	6		8	6	6			6	5				5					2.3
2.4	8	7	7	6		7	6	6			6										2.4
2.5	8	7	6	6		7	6	6			6										2.5
3.0	7	6	6	5		6	5	5			5										3.0
3.5	6	5	5			5															3.5
4.0	6																				4.0

附表15 两样本均数比较所需样本量

$\delta/\sigma=\left(\dfrac{\mu_1-\mu_2}{\sigma}\right)$	单侧:α=0.005 双侧:α=0.01					α=0.01 α=0.02					α=0.025 α=0.05					α=0.05 α=0.1					$\delta/\sigma=\left(\dfrac{\mu_1-\mu_2}{\sigma}\right)$
1−β=	.99	.95	.9	.8	.5	.99	.95	.9	.8	.5	.99	.95	.9	.8	.5	.99	.95	.9	.8	.5	
0.05																					0.05
0.10																					0.10
0.15																					0.15
0.20																				137	0.20
0.25															124					88	0.25
30										123					87					61	0.30
35					110					90					64				102	45	0.35
0.40					85					70				100	50			108	78	35	0.40
0.45				118	68				101	55			105	79	39		108	86	62	28	0.45
0.50				96	55			106	82	45		106	86	64	32		88	70	51	23	0.50
0.55			101	79	46		106	88	68	38		87	71	53	27	112	73	58	42	19	0.55
0.60		101	85	67	39		90	74	58	32	104	74	60	45	23	89	61	49	36	16	0.60
0.65		87	73	57	34	104	77	64	49	27	88	63	51	39	20	76	52	42	30	14	0.65
0.70	100	75	63	50	29	90	66	55	43	24	76	55	44	34	17	66	45	36	26	12	0.70
0.75	88	66	55	44	26	79	58	48	38	21	67	48	39	29	15	57	40	32	23	11	0.75
0.80	77	58	49	39	23	70	51	43	33	19	59	42	34	26	14	50	35	28	21	10	0.80
0.85	69	51	43	35	21	62	46	38	30	17	52	37	31	23	12	45	31	25	18	9	0.85
0.90	62	46	39	31	19	55	41	34	27	15	47	34	27	21	11	40	28	22	16	8	0.90
0.95	55	42	35	28	17	50	37	31	24	14	42	30	25	19	10	36	25	20	15	7	0.95
· 1.00	50	38	32	26	15	45	33	28	22	13	38	27	23	17	9	33	23	18	14	7	1.00
1.1	42	32	27	22	13	38	28	23	19	11	32	23	19	14	8	27	19	15	12	6	1.1
1.2	36	27	23	18	11	32	24	20	16	9	27	20	16	12	7	23	16	13	10	5	1.2
1.3	31	23	20	16	10	28	21	17	14	8	23	17	14	11	6	20	14	11	9	5	1.3
1.4	27	20	17	14	9	24	18	15	12	8	20	15	12	10	6	17	12	10	8	4	1.4
1.5	24	18	15	13	8	21	16	14	11	7	18	13	11	9	5	15	11	9	7	4	1.5
1.6	21	16	14	11	7	19	14	12	10	6	16	12	10	8	5	14	10	8	6	4	1.6
1.7	19	15	13	10	7	17	13	11	9	6	14	11	9	7	4	12	9	7	6	3	1.7
1.8	17	13	11	10	6	15	12	10	8	5	13	10	8	6	4	11	8	7	5		1.8
1.9	16	12	11	9	6	14	11	9	8	5	12	9	7	6	4	10	7	6	4		1.9
2.0	14	11	10	8	6	13	10	9	7	5	11	8	7	6	4	9	7	6	4		2.0
2.1	13	10	9	8	5	12	9	8	6	5	10	8	6	5		8	6	5	4		2.1
2.2	12	10	8	7	5	11	9	7	6	4	9	7	6	5		7	6	5	4		2.2
2.3	11	9	8	7	5	10	8	7	6	4	9	7	6			7	5	5	4		2.3
2.4	11	9	8	6	5	10	8	7	6	4	8	6	5	4		7	5	4	4		2.4
2.5	10	8	7	6	5	9	7	6	5	4	8	6	5	4		7	5	4			2.5
3.0	8	6	6	5	4	7	6	5	4	3	6	5	4	4		5	4	3			3.0
3.5	6	5	5	4	3	6	5	4	4		5	4	4	3		4	3				3.5
4.0	6	5	4	4		5	4	3			4	4	3			4					4.0

附表16　ψ 值表(多个样本均数比较时所需样本量的估计用)

$$\alpha = 0.05, \beta = 0.1$$

ν_2	ν_1 1	2	3	4	5	6	7	8	9	10	15	20	30	40	60	120	∞
2	6.80	6.71	6.68	6.67	6.66	6.65	6.65	6.65	6.64	6.64	6.64	6.63	6.63	6.63	6.63	6.63	6.62
3	5.01	4.63	4.47	4.39	4.34	4.30	4.27	4.25	4.23	4.22	4.18	4.16	4.14	4.13	4.12	4.11	4.09
4	4.40	3.90	3.69	3.58	3.50	3.45	3.41	3.38	3.36	3.34	3.28	3.25	3.22	3.20	3.19	3.17	3.15
5	4.09	3.54	3.30	3.17	3.08	3.02	2.97	2.94	2.91	2.89	2.81	2.78	2.74	2.72	2.70	2.68	2.66
6	3.91	3.32	3.07	2.92	2.83	2.76	2.71	2.67	2.64	2.61	2.53	2.49	2.44	2.42	2.40	2.37	2.35
7	3.80	3.18	2.91	2.76	2.66	2.58	2.53	2.49	2.45	2.42	2.33	2.29	2.24	2.21	2.19	2.16	2.18
8	3.71	3.08	2.81	2.64	2.51	2.46	2.40	2.35	2.32	2.29	2.19	2.14	2.09	2.06	2.03	2.00	1.97
9	3.65	3.01	2.72	2.56	2.44	2.36	2.30	2.26	2.22	2.19	2.09	2.03	1.97	1.94	1.91	1.88	1.85
10	3.60	2.95	2.66	2.49	2.37	2.29	2.23	2.18	2.14	2.11	2.00	1.94	1.88	1.85	1.82	1.78	1.75
11	3.57	2.91	2.61	2.44	2.32	2.23	2.17	2.12	2.08	2.04	1.93	1.87	1.81	1.78	1.74	1.70	1.67
12	3.54	2.87	2.57	2.39	2.27	2.19	2.12	2.07	2.02	1.99	1.88	1.81	1.75	1.71	1.68	1.64	1.60
13	3.51	2.84	2.54	2.36	2.23	2.15	2.08	2.02	1.98	1.95	1.83	1.76	1.69	1.66	1.62	1.58	1.54
14	3.49	2.81	2.51	2.33	2.20	2.11	2.04	1.99	1.94	1.91	1.79	1.72	1.65	1.61	1.57	1.53	1.49
15	3.47	2.79	2.48	2.30	2.17	2.08	2.01	1.96	1.91	1.87	1.75	1.68	1.61	1.57	1.53	1.49	1.44
16	3.46	2.77	2.46	2.28	2.15	2.06	1.99	1.93	1.88	1.85	1.72	1.65	1.58	1.54	1.49	1.45	1.40
17	3.44	2.76	2.44	2.26	2.13	2.04	1.96	1.91	1.86	1.82	1.69	1.62	1.55	1.50	1.46	1.41	1.36
18	3.43	2.74	2.43	2.24	2.11	2.02	1.94	1.89	1.84	1.80	1.67	1.60	1.52	1.48	1.43	1.38	1.33
19	3.42	2.73	2.41	2.22	2.09	2.00	1.93	1.87	1.82	1.78	1.65	1.58	1.49	1.45	1.40	1.35	1.30
20	3.41	2.72	2.40	2.21	2.08	1.98	1.91	1.85	1.80	1.76	1.63	1.55	1.47	1.43	1.38	1.33	1.27
21	3.40	2.71	2.39	2.20	2.07	1.97	1.90	1.84	1.79	1.75	1.61	1.54	1.45	1.41	1.36	1.30	1.25
22	3.39	2.70	2.38	2.19	2.05	1.96	1.88	1.82	1.77	1.73	1.60	1.52	1.43	1.39	1.34	1.28	1.22
23	3.39	2.69	2.37	2.18	2.04	1.95	1.87	1.81	1.76	1.72	1.58	1.50	1.42	1.37	1.32	1.26	1.20
24	3.38	2.68	2.36	2.17	2.03	1.94	1.86	1.80	1.75	1.71	1.57	1.49	1.40	1.35	1.30	1.24	1.18
25	3.37	2.68	2.35	2.16	2.02	1.93	1.85	1.79	1.74	1.70	1.56	1.48	1.39	1.34	1.28	1.23	1.16
26	3.37	2.67	2.35	2.15	2.02	1.92	1.84	1.78	1.73	1.69	1.54	1.46	1.37	1.32	1.27	1.21	1.15
27	3.36	2.66	2.34	2.14	2.01	1.91	1.83	1.77	1.72	1.68	1.53	1.45	1.36	1.31	1.26	1.20	1.13
28	3.36	2.66	2.33	2.14	2.00	1.90	1.82	1.76	1.71	1.67	1.52	1.44	1.35	1.30	1.24	1.18	1.11
29	3.36	2.65	2.33	2.13	1.99	1.89	1.82	1.75	1.70	1.66	1.51	1.43	1.34	1.29	1.23	1.17	1.10
30	3.35	2.65	2.32	2.12	1.99	1.89	1.81	1.75	1.70	1.65	1.51	1.42	1.33	1.28	1.22	1.16	1.08
31	3.35	2.64	2.32	2.12	1.98	1.88	1.80	1.74	1.69	1.64	1.50	1.41	1.32	1.27	1.21	1.14	1.07
32	3.34	2.64	2.31	2.11	1.98	1.88	1.80	1.73	1.68	1.64	1.49	1.41	1.31	1.26	1.20	1.13	1.06
33	3.34	2.63	2.31	2.11	1.97	1.87	1.79	1.73	1.68	1.63	1.48	1.40	1.30	1.25	1.19	1.12	1.05
34	3.34	2.63	2.30	2.10	1.97	1.87	1.79	1.72	1.67	1.63	1.48	1.39	1.29	1.24	1.18	1.11	1.04
35	3.34	2.63	2.30	2.10	1.96	1.86	1.78	1.72	1.66	1.62	1.47	1.38	1.29	1.23	1.17	1.10	1.02
36	3.33	2.62	2.30	2.10	1.96	1.86	1.78	1.71	1.66	1.62	1.47	1.38	1.28	1.22	1.16	1.09	1.01
37	3.33	2.62	2.29	2.09	1.95	1.85	1.77	1.71	1.65	1.61	1.46	1.37	1.27	1.22	1.15	1.08	1.09
38	3.33	2.62	2.29	2.09	1.95	1.85	1.77	1.70	1.65	1.61	1.45	1.37	1.27	1.21	1.15	1.08	0.99
39	3.33	2.62	2.29	2.09	1.95	1.84	1.76	1.70	1.65	1.60	1.45	1.36	1.26	1.20	1.14	1.07	0.99
40	3.32	2.61	2.28	2.08	1.94	1.84	1.76	1.70	1.64	1.60	1.44	1.36	1.25	1.20	1.13	1.06	0.98
41	3.32	2.61	2.28	2.08	1.94	1.84	1.76	1.69	1.64	1.59	1.44	1.35	1.25	1.19	1.13	1.05	0.97
42	3.32	2.61	2.28	2.08	1.94	1.83	1.75	1.69	1.63	1.59	1.44	1.35	1.24	1.18	1.12	1.05	0.96
43	3.32	2.61	2.28	2.07	1.93	1.83	1.75	1.69	1.63	1.59	1.43	1.34	1.24	1.18	1.11	1.04	0.95
44	3.32	2.60	2.27	2.07	1.93	1.83	1.75	1.68	1.63	1.58	1.43	1.34	1.23	1.17	1.11	1.03	0.94
45	3.31	2.60	2.27	2.07	1.93	1.83	1.74	1.68	1.62	1.58	1.42	1.33	1.23	1.17	1.10	1.03	0.94
46	3.31	2.60	2.27	2.07	1.93	1.82	1.74	1.68	1.62	1.58	1.42	1.33	1.22	1.16	1.10	1.02	0.93
47	3.31	2.60	2.27	2.06	1.92	1.82	1.74	1.67	1.62	1.57	1.42	1.33	1.22	1.16	1.09	1.02	0.92
48	3.31	2.60	2.26	2.06	1.92	1.82	1.74	1.67	1.62	1.57	1.41	1.32	1.22	1.15	1.09	1.01	0.92
49	3.31	2.59	2.26	2.06	1.92	1.82	1.73	1.67	1.61	1.57	1.41	1.32	1.21	1.15	1.08	1.00	0.91
50	3.31	2.59	2.26	2.06	1.92	1.81	1.73	1.67	1.61	1.56	1.41	1.31	1.21	1.15	1.08	1.00	0.90
60	3.30	2.58	2.25	2.04	1.90	1.79	1.71	1.64	1.59	1.54	1.38	1.29	1.18	1.11	1.04	0.95	0.85
80	3.28	2.56	2.23	2.02	1.88	1.77	1.69	1.62	1.56	1.51	1.35	1.25	1.14	1.07	0.99	0.90	0.77
120	3.27	2.55	2.21	2.00	1.86	1.75	1.66	1.59	1.54	1.49	1.32	1.22	1.09	1.02	0.94	0.83	0.68
240	3.26	2.53	2.19	1.98	1.84	1.73	1.64	1.57	1.51	1.46	1.29	1.18	1.05	0.97	0.88	0.76	0.56
∞	3.24	2.52	2.17	1.96	1.81	1.70	1.62	1.54	1.48	1.43	1.25	1.14	1.01	0.92	0.82	0.65	0.00

附表17(1) 两样本率比较时所需样本量(单侧)

上行:$\alpha=0.05,1-\beta=0.80$

中行:$\alpha=0.05,1-\beta=0.90$

下行:$\alpha=0.01,1-\beta=0.95$

较小率(%)	两组率之差(%),δ													
	5	10	15	20	25	30	35	40	45	50	55	60	65	70
5	330	105	55	35	25	20	16	13	11	9	8	7	6	6
	460	145	76	48	34	26	21	17	15	13	11	9	8	7
	850	270	140	89	63	47	37	30	25	21	19	17	14	13
10	540	155	76	47	32	23	19	15	13	11	9	8	7	6
	740	210	105	64	44	33	25	21	17	14	12	11	9	8
	1370	390	195	120	81	60	46	37	30	25	21	19	16	14
15	710	200	94	56	38	27	21	17	14	12	10	8	7	6
	990	270	130	77	52	38	29	22	19	16	13	10	10	8
	1820	500	240	145	96	69	52	41	33	27	22	20	17	14
20	860	230	110	63	42	30	22	18	15	12	10	8	7	6
	1190	320	150	88	58	41	31	24	20	16	14	11	10	8
	2190	590	280	160	105	76	57	44	35	28	23	20	17	14
25	980	260	120	69	45	32	24	19	15	12	10	8	7	
	1360	360	165	96	63	44	33	25	21	16	14	11	9	
	2510	660	300	175	115	81	60	46	36	29	23	20	16	
30	1080	280	130	73	47	33	24	19	15	12	10	8		
	1500	390	175	100	65	46	33	25	21	16	13	11		
	2760	720	330	185	120	84	61	47	36	28	22	19		
35	1160	300	135	75	48	33	24	19	15	12	9			
	1600	410	185	105	67	46	33	25	20	16	12			
	2960	750	340	190	125	85	61	46	35	27	21			
40	1210	310	135	76	48	33	24	18	14	11				
	1670	420	190	105	67	46	33	24	19	14				
	3080	780	350	195	125	84	60	44	33	25				
45	1230	310	135	75	47	32	22	17	13					
	1710	430	190	105	65	44	31	22	17					
	3140	790	350	190	120	81	57	41	30					
50	1230	310	135	73	45	30	21	15						
	1710	420	185	100	63	41	29	21						
	3140	780	340	185	115	76	52	37						

附表17(2)　两样本率比较时所需样本量(双侧)

上行:$\alpha=0.05, 1-\beta=0.80$
中行:$\alpha=0.05, 1-\beta=0.90$
下行:$\alpha=0.01, 1-\beta=0.95$

较小率(%)	| 两组率之差(%),δ													
	5	10	15	20	25	30	35	40	45	50	55	60	65	70
5	420	130	69	44	31	24	20	16	14	12	10	9	9	7
	570	175	93	59	42	32	25	21	18	15	13	11	10	9
	960	300	155	100	71	54	42	34	28	24	21	19	16	14
10	680	195	96	59	41	30	23	19	16	13	11	10	9	7
	910	260	130	79	54	40	31	24	21	18	15	13	11	10
	1550	440	220	135	92	68	52	41	34	28	23	21	18	15
15	910	250	120	71	48	34	26	21	17	14	12	10	9	8
	1220	330	160	95	64	46	35	27	22	19	16	13	11	10
	2060	560	270	160	110	78	59	47	37	31	25	21	19	16
20	1090	290	135	80	53	38	28	22	18	15	13	10	9	7
	1460	390	185	105	71	51	38	29	23	20	16	14	11	10
	2470	660	310	180	120	86	64	50	40	32	26	21	19	15
25	1250	330	150	88	57	40	30	23	19	15	13	10	9	
	1680	440	200	115	77	54	40	13	24	20	16	13	11	
	2840	740	340	200	130	92	68	52	41	32	26	21	18	
30	1380	360	160	93	60	42	31	23	19	15	12	10		
	1840	480	220	125	80	56	41	31	24	20	16	13		
	3120	810	370	210	135	95	69	53	41	32	25	21		
35	1470	380	170	96	61	42	31	23	18	14	11			
	1970	500	225	130	82	57	41	31	23	19	15			
	3340	850	380	215	140	96	69	52	40	31	23			
40	1530	390	175	97	61	42	30	22	17	13				
	2050	520	230	130	82	56	40	29	22	18				
	3480	880	390	220	140	95	68	50	37	28				
45	1560	390	175	96	60	40	28	21	16					
	2100	520	230	130	80	54	38	27	21					
	3550	890	390	215	135	92	64	47	34					
50	1560	390	170	93	57	38	26	19						
	2100	520	225	125	77	51	35	24						
	3550	880	380	210	130	86	59	41						

附表18 λ 界值表(多个样本率比较时所需样本量的估计用)

$\alpha = 0.05$

ν	β								
	0.9	0.8	0.7	0.6	0.5	0.4	0.3	0.2	0.1
1	0.43	1.24	2.06	2.91	3.84	4.90	6.17	7.85	10.51
2	0.62	1.73	2.78	3.83	4.96	6.21	7.70	9.63	12.65
3	0.78	2.10	3.30	4.50	5.76	7.15	8.79	10.90	14.17
4	0.91	2.40	3.74	5.05	6.42	7.92	9.68	11.94	15.41
5	1.03	2.67	4.12	5.53	6.99	8.59	10.45	12.83	16.47
6	1.13	2.91	4.46	5.96	7.50	9.19	11.14	13.62	17.42
7	1.23	3.13	4.77	6.35	7.97	9.73	11.77	14.35	18.28
8	1.32	3.33	5.06	6.71	8.40	10.24	12.35	15.02	19.08
9	1.40	3.53	5.33	7.05	8.81	10.71	12.89	15.65	19.83
10	1.49	3.71	5.59	7.37	9.19	11.15	13.40	16.24	20.53
11	1.56	3.88	5.83	7.68	9.56	11.57	13.89	16.80	21.20
12	1.64	4.05	6.06	7.97	9.90	11.98	14.35	17.34	21.83
13	1.71	4.20	6.29	8.25	10.23	12.36	14.80	17.85	22.44
14	1.77	4.36	6.50	8.52	10.55	12.73	15.22	18.34	23.02
15	1.84	4.50	6.71	8.78	10.86	13.09	15.63	18.81	23.58
16	1.90	4.65	6.91	9.03	11.16	13.43	16.03	19.27	24.13
17	1.97	4.78	7.10	9.27	11.45	13.77	16.41	19.71	24.65
18	2.03	4.92	7.29	9.50	11.73	14.09	16.78	20.14	25.16
19	2.08	5.05	7.47	9.73	12.00	14.41	17.14	20.56	25.65
20	2.14	5.18	7.65	9.96	12.26	14.71	17.50	20.96	26.13
21	2.20	5.30	7.83	10.17	12.52	15.01	17.84	21.36	26.60
22	2.25	5.42	8.00	10.38	12.77	15.30	18.17	21.74	27.06
23	2.30	5.54	8.16	10.59	13.02	15.59	18.50	22.12	27.50
24	2.36	5.66	8.33	10.79	13.26	15.87	18.82	22.49	27.94
25	2.41	5.77	8.48	10.99	13.49	16.14	19.13	22.85	28.37
26	2.46	5.88	8.64	11.19	13.72	16.41	19.44	23.20	28.78
27	2.51	5.99	8.79	11.38	13.95	16.67	19.74	23.55	29.19
28	2.56	6.10	8.94	11.57	14.17	16.93	20.04	23.89	29.60
29	2.60	6.20	9.09	11.75	14.39	17.18	20.33	24.22	29.99
30	2.65	6.31	9.24	11.93	14.60	17.43	20.61	24.55	30.38
31	2.69	6.41	9.38	12.11	14.82	17.67	20.89	24.87	30.76
32	2.74	6.51	9.52	12.28	15.02	17.91	21.17	25.19	31.13
33	2.78	6.61	9.66	12.45	15.23	18.15	21.44	25.50	31.50
34	2.83	6.70	9.79	12.62	15.43	18.38	21.70	25.80	31.87
35	2.87	6.80	9.93	12.79	15.63	18.61	21.97	26.11	32.23
36	2.91	6.89	10.06	12.96	15.82	18.84	22.23	26.41	32.58
37	2.96	6.99	10.19	13.12	16.01	19.06	22.48	26.70	32.93
38	3.00	7.08	10.32	13.28	16.20	19.28	22.73	26.99	33.27
39	3.04	7.17	10.45	13.44	16.39	19.50	22.98	27.27	33.61
40	3.08	7.26	10.57	13.59	16.58	19.71	23.23	27.56	33.94
50	3.46	8.10	11.75	15.06	18.31	21.72	25.53	30.20	37.07
60	3.80	8.86	12.81	16.38	19.88	23.53	27.61	32.59	39.89
70	4.12	9.56	13.79	17.60	21.32	25.20	29.52	34.79	42.48
80	4.41	10.21	14.70	18.74	22.67	26.75	31.29	36.83	44.89
90	4.69	10.83	15.56	19.80	23.93	28.21	32.96	38.74	47.16
100	4.95	11.41	16.37	20.81	25.12	29.59	34.54	40.56	49.29
110	5.20	11.96	17.14	21.77	26.25	30.90	36.04	42.28	51.33
120	5.44	12.49	17.88	22.68	27.34	32.15	37.47	43.92	53.27

附录二 练习题

第一单元 数值变量资料的统计描述

一、最佳选择题

1. 测量了 100 名男性成人的体重(kg)，该资料为(　)
A. 名义变量资料　　　　　　B. 等级资料　　　　　C. 计数资料
D. 计量资料　　　　　　　　E. 定性资料

2. 计算一群同质个体的身高的平均数，应选择(　)
A. 均数　　　　　　　　　　B. 几何均数　　　　　C. 中位数
D. 四分位数　　　　　　　　E. 方差

3. 描述一组偏态分布资料的离散程度，宜选择(　)
A. 中位数　　　　　　　　　B. 标准差　　　　　　C. 变异系数
D. 离均差绝对值之和　　　　E. 四分位数间距

4. 当各观察值呈倍数变化(等比关系)时，平均数宜用(　)
A. 均数　　　　　　　　　　B. 几何均数　　　　　C. 中位数
D. 相对数　　　　　　　　　E. 四分位数

5. 计算某血清血凝抑制抗体滴度的平均水平，宜用(　)
A. 均数　　　　　　　　　　B. 几何均数　　　　　C. 中位数
D. 四分位数　　　　　　　　E. 相对数

6. 计算某病的平均潜伏期，宜用(　)
A. 均数　　　　　　　　　　B. 几何均数　　　　　C. 中位数
D. 相对数　　　　　　　　　E. 四分位数

7. 当数值变量值资料一端或两端存在无界数据时，平均数宜用(　)
A. 均数　　　　　　　　　　B. 几何均数　　　　　C. 中位数
D. 相对数　　　　　　　　　E. 四分位数

8. 比较相同人群的身高和体重的变异程度，宜用(　)
A. 极差　　　　　　　　　　B. 标准差　　　　　　C. 方差
D. 变异系数　　　　　　　　E. 四分位数间距

9. 比较某地 1~2 岁和 5~5.5 岁女童体重的变异程度，宜用(　)
A. 极差　　　　　　　　　　B. 四分位数间距　　　C. 方差
D. 变异系数　　　　　　　　E. 标准差

10. 用均数和标准差可全面描述其特征的分布是(　)
A. 正偏态分布　　　　　　　B. 负偏态分布　　　　C. 正态分布
D. 对称分布　　　　　　　　E. 任意分布

11. 正态曲线下，横轴上从 μ 到 $\mu + 1.96\sigma$ 的面积为（　　）

A. 95%　　　　　　　B. 45%　　　　　　　C. 97.5%

D. 47.5%　　　　　　E. 49.5%

12. 标准正态曲线下，横轴上从 0 到 2.58 的面积为（　　）

A. 99%　　　　　　　B. 45%　　　　　　　C. 99.5%

D. 47.5%　　　　　　E. 49.5%

13. 正态分布有（　　）

A. 均数等于几何均数　　　　B. 均数等于中位数

C. 几何均数等于中位数　　　D. 均数等于几何均数等于中位数

E. 均数、几何均数、中位数均不相等

14. 对标准正态变量 u 有（　　）

A. $u \geqslant 1.96$ 的 $P = 0.10$　　　B. $u \geqslant 1.96$ 的 $P = 0.05$

C. $u \geqslant 1.96$ 的 $P = 0.025$　　D. $u \geqslant 1.96$ 的 $P = 0.01$

E. $u \geqslant 1.96$ 的 $P = 0.005$

15. 对标准正态分布变量 u 有（　　）

A. $u \geqslant 2.58$ 的 $P = 0.10$　　　B. $u \geqslant 2.58$ 的 $P = 0.05$

C. $u \geqslant 2.58$ 的 $P = 0.005$　　D. $u \geqslant 2.58$ 的 $P = 0.01$

E. $u \geqslant 2.58$ 的 $P = 0.025$

16. 用某药治疗某病患者 120 例，治愈 110 例，好转 8 例，未愈 2 例，该资料为（　　）

A. 计量资料　　　　　B. 计数资料　　　　　C. 等级资料

D. 定量资料　　　　　E. 定性资料

17. 检测 50 名小学生粪便标本，发现蛔虫卵阳性者 40 人，阴性者 10 人，该资料为（　　）

A. 定性资料　　　　　B. 定量资料　　　　　C. 等级资料

D. 有序分类变量资料　E. 计量资料

18. 统计学中所指的总体是（　　）

A. 按行政区域划分的研究对象的全体

B. 按自然人群划分的研究对象的全体

C. 按研究目的确定的研究对象的全体

D. 按时间范围划分的研究对象的全体

E. 按空间范围划分的研究对象的全体

19. 统计学中所指的样本是（　　）

A. 总体中的任意一部分观察单位

B. 总体中随机抽取的一部分观察单位

C. 总体中较为典型的一部分观察单位

D. 总体中有意义的一部分观察单位

E. 总体中选定的一部分观察单位

20. 统计学中所指的抽样误差是（　　）

A. 个体值与总体参数值之差

B. 个体值与样本统计量之差

C. 个体值与个体值之差

D. 样本统计量与总体参数值之差

E. 总体参数值与总体参数值之差

二、简答题

1. 某研究者为了解某年某地 10 万名 10 岁正常男孩的体重情况，从中随机抽取 100 个对象，测量他们的体重，通过分析这 100 个男孩的体重来推断该地区 10 岁正常男孩的体重情况。根据该研究，如何理解总体和样本，同质和变异，变量和变量值，研究对象和观察单位，参数和统计量，统计描述和统计推断？

2. 某年级甲班、乙班各有男生 50 人。从两个班各抽取 10 人测量身高，并求其平均身高。如果甲班的平均身高大于乙班，能否推论甲班所有同学的平均身高大于乙班？为什么？

3. 均数、中位数、几何均数的适用范围有何异同？

4. 同一资料的标准差是否一定小于均数？

5. 极差、四分位数间距、标准差、变异系数的适用范围有何异同？

6. 说明频数分布表的用途。

7. 变异系数的用途是什么？

8. 试述正态分布的面积分布规律。

9. 简述医学中参考值范围的含义及制定参考值范围的一般步骤。

三、计算分析题

1. 从某单位 1999 年的职工体检资料中获得 101 名正常成年女子的血清总胆固醇 (mmol/L) 的测量结果如下：(1) 编制频数表并绘制直方图，简述频数分布类型和频数分布特征；(2) 计算适当的集中趋势指标和离散程度指标；(3) 估计正常女子血清总胆固醇在 4.00mmol/L 以下者占正常女子总人数的百分比；(4) 估计正常成年女子血清总胆固醇的 95% 参考值范围。

2.35	4.21	3.32	5.35	4.17	4.13	2.78	4.26	3.58	4.34	4.84	4.41
4.78	3.95	3.92	3.58	3.66	4.28	3.26	3.50	2.70	4.61	4.75	2.91
3.91	4.59	4.19	2.68	4.52	4.91	3.18	3.68	4.83	3.87	3.95	3.91
4.15	4.55	4.80	3.41	4.12	3.95	5.08	4.53	3.92	3.58	5.35	3.84
3.60	3.51	4.06	3.07	3.55	4.23	3.57	4.83	3.52	3.84	4.50	3.96
4.50	3.27	4.52	3.19	4.59	3.75	3.98	4.13	4.26	3.63	3.87	5.71
3.30	4.73	4.17	5.13	3.78	4.57	3.80	3.93	3.78	3.99	4.48	4.28
4.06	5.26	5.25	3.98	5.03	3.51	3.86	3.02	3.70	4.33	3.29	3.25
4.15	4.36	4.95	3.00	3.26							

2. 测得某年某地 282 名正常人的尿汞值如下表。(1) 计算适当的集中趋势指标和离散程

度指标；（2）制定该地正常人尿汞值的95%参考值范围。

某年某地 282 名正常人尿汞值测量结果

尿汞值（μg/L）	频数 f
0 ~	45
8.0 ~	64
16.0 ~	96
24.0 ~	38
32.0 ~	20
40.0 ~	11
48.0 ~	5
56.0 ~	2
64.0 ~	1

3.69 例类风湿关节炎（RA）患者血清 EBV – VCA – lgG 抗体滴度的分布见下表，求其平均抗体滴度。

69 例 RA 患者血清 EBV – VCA – lgG 抗体测定结果

抗体滴度	人数
1∶10	4
1∶20	3
1∶40	10
1∶80	10
1∶160	11
1∶320	15
1∶640	14
1∶128	2
合 计	69

第二单元　数值变量资料的统计推断

一、最佳选择题

1.统计学中所指的抽样误差是(　　)

A.个体值与总体参数值之差

B.个体值与样本统计量之差

C.个体值与个体值之差

D.样本统计量与总体参数值之差

E.总体参数值与总体参数值之差

2.当样本含量增大时,以下关于标准差和标准误说法正确的是(　　)

A. 标准差会变小　　　　　B. 标准差会变大

C. 均数的标准误会变小　　D. 均数的标准误会变大

E. 标准差与标准误均不变

3.当两总体方差不等时,适用于两样本均数比较的方法是(　　)

A. t 检验　　　　　B. t' 检验　　　　　C. u 检验

D. 方差齐性 F 检验　　E. 方差分析

4.抽样误差产生的原因是(　　)

A. 个体差异　　　　　B. 非正态资料　　　　C. 非分类变量资料

D. 观察对象太少　　　E. 抽样方法错误

5.进行成组设计 t 检验时需考虑的两个前提条件,一是各样本是否来自正态总体,二是(　　)

A. 核对数据　　　　　B. 作变量变换　　　　C. 处理缺失值

D. 检验总体方差是否相等　E. 计算相关的检验统计量

6.总体均数95%可信区间的含义是指(　　)

A. 某指标的可能取值范围

B. 95%的样本均数在此范围内

C. 总体均数有95%的可能性落在这个范围内

D. "正常人群"某指标95%的观察值所在的范围

E. 平均每100个样本中,有95个样本所得的区间包含总体均数

7.关于单侧检验和双侧检验,说法正确的是(　　)

A. 采用单侧检验更好

B. 采用双侧检验更好

C. 根据专业知识确定

D. 根据检验统计量的计算结果确定

E. 采用单侧或是双侧检验均可

8.关于Ⅰ型错误和Ⅱ型错误,说法不正确的是(　　)

A. 欲减小犯Ⅰ型错误的概率,可取较小的 α

B. 欲减小犯Ⅱ型错误的概率,可取较小的 β

C. 欲减小犯Ⅱ型错误的概率,可取较大的 α

D. 当样本含量确定时，α 越小，β 越大

E. 若样本含量足够大，可同时避免犯这两型错误

9. 关于可信区间的叙述，正确的是(　　)

A. 可信度越高越好

B. 可信区间宽度越窄越好

C. 可信区间表示样本均数的波动范围

D. 可信区间表示总体中个体值的波动范围

E. 在可信度确定的情况下，增加样本含量可减小区间宽度

10. 关于 t 检验的叙述，错误的是(　　)

A. u 检验是 t 检验的特例

B. t 检验要求样本来自正态分布的总体

C. Cochran & Cox 法是对自由度进行校正

D. 配对 t 检验的实质与单样本 t 检验相同

E. 当两总体方差相等时，可作两样本合并方差的 t 检验

11. 为研究两种方法的检测效果是否不同，将24名患者配成12对，采用配对 t 检验进行统计分析，则其自由度为(　　)

A. 24　　　　　　　B. 23　　　　　　　C. 12

D. 11　　　　　　　E. 2

12. 完全随机化设计的方差分析中，必然有(　　)

A. $SS_{组间} < SS_{组内}$　　B. $MS_{组间} < MS_{组内}$　　C. $MS_{总} = MS_{组间} + MS_{组内}$

D. $SS_{总} = SS_{组间} + SS_{组内}$　　E. $\nu_{组间} > \nu_{组内}$

13. 随机区组设计的方差分析中，$\nu_{区组}$ 等于(　　)

A. $\nu_{总} - \nu_{误差}$　　　　B. $\nu_{总} - \nu_{处理}$　　　　C. $\nu_{处理} - \nu_{误差}$

D. $\nu_{总} - \nu_{处理} + \nu_{误差}$　　E. $\nu_{总} - \nu_{处理} - \nu_{误差}$

14. 为比较某新药与常规药治疗糖尿病的疗效是否有差别，将80名患者按年龄相近、病情轻重程度相同配成40对。将对子中的两名患者随机分为两组，一组给予新药，另一组给予常规药物。经过一个疗程的治疗后，测量其血糖浓度。假设新药组和常规药物组的血糖浓度降低值服从正态分布，适宜的假设检验方法为(　　)

A. 成组 t 检验　　　B. 配对 t 检验　　　C. 两样本 χ^2 检验

D. 配对 χ^2 检验　　E. 成组设计两样本比较的秩和检验

15. 已知某地12岁男童身高的均数为143.10 cm，标准差为5.67 cm。某医生从该地随机抽取50名男童，测得其身高的均数为148.60 cm；又从该地随机抽取50名12岁女童，测得其身高的均数为140.50 cm。经成组 t 检验，12岁男童身高与12岁女童身高在 $\alpha = 0.05$ 的水准上差别有统计学意义。则下列说法正确的是(　　)

A. 148.60 cm 与 143.10 cm 不同是由系统误差造成

B. 148.60 cm 与 143.10 cm 不同是因为两总体均数不同

C. 148.60 cm 与 140.50 cm 不同是由抽样误差造成

D. 148.60 cm 与 140.50 cm 不同是因为两总体均数不同

E. 143.10 cm 与 140.50 cm 不同是由抽样误差造成

二、简答题

1. 试举例说明标准差与标准误的区别与联系。

2. u 分布与 t 分布有何不同?

3. 均数的可信区间与参考值范围有何不同?

4. 假设检验时,一般当 $P < 0.05$ 时,则拒绝 H_0,理论根据是什么?

5. 假设检验中 α 和 P 的区别何在?

6. 怎样正确选用单侧检验和双侧检验?

7. t 检验的应用条件是什么?

8. Ⅰ型错误与Ⅱ型错误有何区别与联系? 了解这两类错误有何实际意义?

9. 假设检验和区间估计有何联系?

10. 为什么假设检验的结论不能绝对化?

11. 方差分析的基本思想和应用条件是什么?

12. 在完全随机设计方差分析中 $SS_{组间}$、$SS_{组内}$ 各表示什么含义?

13. 随机区组设计的方差分析与完全随机设计方差分析在设计和变异分解上有什么不同?

14. 为什么在方差分析的结果为拒绝 H_0、接受 H_1 之后,对多个样本均数的两两比较要用多重比较的方法?

三、计算分析题

1. 某地随机抽样调查了部分健康成人的红细胞数和血红蛋白量,结果见下表。

某年某地健康成年人的红细胞数和血红蛋白含量

指标	性别	例数	均数	标准差	标准值 *
红细胞数/($10^{12} \cdot L^{-1}$)	男	360	4.66	0.58	4.84
	女	255	4.18	0.29	4.33
血红蛋白/($g \cdot L^{-1}$)	男	360	134.5	7.1	140.2
	女	255	117.6	10.2	124.7

*《实用内科学》(1976 年)所载均数(转为法定单位)。

请就上表资料:

(1) 说明女性的红细胞数与血红蛋白的变异程度何者为大?

(2) 分别计算男、女两项指标的抽样误差。

(3) 试估计该地健康成年男、女红细胞数的均数。

(4) 该地健康成年男、女血红蛋白含量有无差别?

(5) 该地男、女两项血液指标是否均低于上表的标准值(若测定方法相同)?

2. 为了解某高寒地区小学生血红蛋白含量的平均水平,某人于 1993 年 6 月随机抽取了该地小学生 708 名,算得其血红蛋白均数为 103.5g/L,标准差为 1.59g/L。试求该地小学生血红蛋白均数的 95% 可信区间。

3. 某医生测量了 36 名从事铅作业男性工人的血红蛋白含量，算得其均数为 130.83 g/L，标准差为 25.74g/L。问从事铅作业工人的血红蛋白是否不同于正常成年男性平均值 140g/L？

4. 将钩端螺旋体患者的血清分别用标准株和水生株作凝溶试验，测得稀释倍数如下表，问两组的平均效价有无差别？

钩端螺旋体病患者血清作凝溶试验测得的稀释倍数

标准株(11 人)	100	200	400	400	400	400	800	1600	1600	1600	3200
水生株(9 人)	100	100	100	200	200	200	200	400	400		

5. 为比较两种方法对乳酸饮料中脂肪含量测定结果是否不同，随机抽取了 10 份乳酸饮料制品，分别用脂肪酸水解法和哥特里－罗紫法测定其结果如下表。问两法测定结果是否不同？

两种方法对乳酸饮料中脂肪含量的测定结果(%)

编号	哥特里－罗紫法	脂肪酸水解法
1	0.840	0.580
2	0.591	0.509
3	0.674	0.500
4	0.632	0.316
5	0.687	0.337
6	0.978	0.517
7	0.750	0.454
8	0.730	0.512
9	1.200	0.997
10	0.870	0.506

6. 某医生用依降钙素治疗绝经后妇女骨质疏松症，收集 30 例绝经后骨质疏松症妇女，随机分成两组，一组服用依降钙素＋乳酸钙，另一组只服用乳酸钙，24 周后观察两组患者腰椎 L_{2-4} 骨密度的改善率，结果如下表。问依降钙素治疗绝经后妇女骨质疏松是否有效？

各组患者 L_{2-4} 骨密度的改善率(%)

依降钙素 + 乳酸钙	乳酸钙
-0.20	-0.83
0.21	0.26
1.86	0.47
1.97	1.07
9.20	1.18
3.56	1.26
2.80	1.69
3.29	1.75
3.30	2.31
3.47	2.65
3.60	2.78
4.30	6.02
4.39	3.36
8.42	2.10
6.02	3.14

7. 某医生为了研究一种降血脂新药的临床疗效,按统一纳入标准选择 120 名高血脂患者,采用完全随机设计方法将患者等分为 4 组,进行试验。6 周后测得低密度脂蛋白作为试验结果,见下表。问 4 个处理组患者的低密度脂蛋白含量总体均数有无差别?

4 个处理组低密度脂蛋白测量值(mmol/L)

分　　组	测量值									
安慰剂组	3.53	4.59	4.34	2.66	3.59	3.13	2.64	2.56	3.50	3.25
	3.30	4.04	3.53	3.56	3.85	4.07	3.52	3.93	4.19	2.96
	1.37	3.93	2.33	2.98	4.00	3.55	2.96	4.3	4.16	2.59
降血脂新药	2.42	3.36	4.32	2.34	2.68	2.95	1.56	3.11	1.81	1.77
	1.98	2.63	2.86	2.93	2.17	2.72	2.65	2.22	2.90	2.97
24 g 组	2.36	2.56	2.52	2.27	2.98	3.72	2.80	3.57	4.02	2.31
	2.86	2.28	2.39	2.28	2.48	2.28	3.21	2.23	2.32	2.68
	2.66	2.32	2.61	3.64	2.58	3.65	2.66	3.68	2.65	3.02
48 g 组	3.48	2.42	2.41	2.66	3.29	2.70	3.04	2.81	1.97	1.68
	0.89	1.06	1.08	1.27	1.63	1.89	1.19	2.17	2.28	1.72
72 g 组	1.98	1.74	2.16	3.37	2.97	1.69	0.94	2.11	2.81	2.52
	1.31	2.51	1.88	1.41	3.19	1.92	2.47	1.02	2.10	3.71

8. 某研究者采用随机区组设计进行实验,比较 3 种抗癌药物对小白鼠肉瘤的抑瘤效果。先将 15 只染有肉瘤小白鼠按体重大小配成 5 个区组,每个区组内 3 只小白鼠随机接受 3 种抗癌药物,以肉瘤的重量为指标,试验结果见下表。问 3 种不同药物的抑瘤效果有无差别?

3 种不同药物作用后小白鼠肉瘤重量(g)

区组	A 药	B 药	C 药
1	0.82	0.65	0.51
2	0.73	0.54	0.23
3	0.43	0.34	0.28
4	0.41	0.21	0.31
5	0.68	0.43	0.24

第三单元　分类变量资料的统计描述与推断

一、最佳选择题

1.计算某地某年麻疹发病率，其分母为（　　）

A. 该地体检人数　　　　　　B. 该地年平均就诊人数

C. 该地年平均人口数　　　　D. 该地平均患者人数

E. 该地易感人群人数

2.关于相对比计算的叙述，正确的是（　　）

A. 相对比公式中的甲乙指标一定要是绝对数

B. 甲乙指标一定要选用相对数

C. 要求两指标必须性质相同，否则无法比较

D. 对公式中的甲乙指标无明确限制

E. 为便于对比，计算得的相对比数值应一律乘上100%

3.应用相对数时，以下哪一种说法是错误的（　　）

A. 构成比和率是意义不同的两个指标

B. 计算相对数时，分母的例数不应该太少，例数少时，计算结果的误差较大，此时使用绝对数好

C. 如果要将两个率合并时，应将两个率直接求平均数

D. 在进行率的比较时，应保证资料的可比性。除对比因素外，其他影响因素应该相同。各组观察对象的内部结构也应该相同

E. 率也有抽样误差，需要进一步作统计学分析

4.标准化死亡比 SMR 是（　　）

A. 期望死亡数/实际死亡数

B. 实际死亡数/期望死亡数

C. 一种比例，分子是分母的一部分

D. 一种率，表示事物发展的速度

E. 反映了实际死亡水平

5.标准化以后的总死亡率（　　）

A. 标化后的率比原来的率低

B. 标化后的率比原来的率高

C. 反映了实际水平

D. 反映了相对水平，仅作为比较的基础

E. 不随标准选择的变化而变化

6.率的标准化的主要目的是（　　）

A. 消除内部构成的差异，使率具有更好的可比性

B. 使率能够在任意两组资料间可比

C. 把率变成实际水平

D. 使大的率变小，小的率变大

E. 使大的率变大，小的率变小

7. 用以说明某现象发生的频率或强度的指标为( )

A. 率   B. 构成比   C. 相对比

D. 绝对数   E. 均数

8. 下列指标不属于相对数的是( )

A. 率   B. 构成比   C. 相对比

D. 均数   E. 比

9. 构成比具有的特点为( )

A. 各个组成部分的构成比之和等于100%或1

B. 各个组成部分的构成比之和小于100%或1

C. 各个组成部分的构成比之和大于100%或1

D. 各个组成部分的构成比之和大于或小于100%或1

E. 以上都不对

10. 下列哪种说法是错误的( )

A. 计算相对数尤其是率时应有足够数量的观察单位数或观察次数

B. 分析大样本数据时可以用构成比代替率

C. 应分别将分子和分母合计求合计率或平均率

D. 相对数的比较应注意其可比性

F. 样本率或构成比比较时应作假设检验

11. 以下对于标准化法的描述错误的是( )

A. 标准化率是通过选择同一参照标准而计算的，目的是为了消除因年龄构成不同等混杂因素的影响，从而达到可比性

B. 样本的标准化率是样本指标值，亦存在抽样误差，若要比较其代表的总体标准化率是否相同，同样需做假设检验

C. 标准化率代表真实的死亡(或患病、发病)率水平

D. 一般在已知被标化组各年龄组死亡率时，宜采用直接法计算标准化率

E. 当所比较的两组内部各分组率的变化呈现交叉或非平行变化趋势时，不宜采用标准化法

12. 标准化死亡比 SMR 是( )

A. 被标化组的预期死亡数与实际死亡数之比

B. 被标化组的实际死亡数与预期死亡数之比

C. 标准化死亡率

D. 标化后待比较两组的预期死亡数之比

E. 以上都不是

13. 间接标准化法的应用条件为( )

A. 已知标准组年龄别人口构成比和被标化组的年龄别死亡率

B. 已知标准组人口总数、标准组年龄别人口数和被标化组的年龄别死亡率

C. 已知被标化组的年龄别人口数、死亡总数和标准组的年龄别死亡率

D. 任何情况下都可用

E. 以上都不是

14. 当 4 个样本率比较,得到 $\chi^2 > \chi^2_{0.05,3}$,则可以认为(　　)

A. 4 个样本率都不相同

B. 4 个总体率都不相同

C. 4 个样本率不同或不全相同

D. 4 个总体率不同或不全相同

E. 以上都不对

15. 行 × 列表 χ^2 检验应注意(　　)

A. 计算 χ^2 值时,必须用相对数,而不能用绝对数

B. 任一格的理论数小于 5,要用校正公式

C. 任一格的实际数小于 5,要用校正公式

D. 要求理论数不宜太小。理论数大小界定为:有 1/5 以上

E. 格子的理论数小于 5,或有 1 个格子的理论数小于 1。要求实际数不宜太小

16. 行 × 列表中,对于理论频数太小的情形,最好采用(　　)

A. 增大样本容量,以达到增大理论频数的目的

B. 删去理论频数太小的格子所对应的行或列

C. 理论频数太小的行或列与性质相近的邻行或邻列中的实际频数合并

D. 性质不同的行或列中的实际频数合并

E. 使用连续性校正公式

二、简答题

1. 常用的相对数有哪几种?各种相对数指标的含义,计算方法及特点?

2. 以实例说明为什么不能以构成比代替率?

3. 何为标准化法?简述直接标准化法与间接标准化法的区别。

4. 应用标准化率进行比较时要注意什么问题?

5. 相对数的动态指标有哪几种?各有何用处?

6. 对于四格表资料,如何正确选用检验方法?

7. 说明行 × 列表资料 χ^2 检验应注意的事项。

三、计算分析题

1. 某地某年循环系统疾病死亡资料如下表。

某地某年循环系统疾病死亡资料

年龄组 （岁）	平均人口数	循环系统 死亡人数	死亡人数构成比 （%）	死亡率 （1/10 万）	相对比（各年龄 组死亡率/0～组死亡率）
0 ～	745000	25			
30 ～	538760	236			
40 ～	400105	520			
50 ～	186537	648			
60 ～	52750	373			
合　计	1923152	1802			

（1）请根据以上数据计算各年龄组死亡人数构成比、死亡率和相对比。

（2）分析讨论各指标的含义。

2. 请就下表资料比较甲、乙两个医院某传染病的治愈率（%）。

甲、乙两院某传染病治愈率的比较

类型	甲医院			乙医院		
	患者数	治愈数	治愈率（%）	患者数	治愈数	治愈率（%）
普通型	414	248	59.9	138	90	65.2
重　型	138	55	39.9	414	186	44.9
暴发型	126	25	19.8	126	32	25.4
合　计	678	328	48.4	678	308	45.4

3. 对甲地一个由 40 名新生儿组成的随机样本进行某病的基因检测，结果阳性 2 例。据此资料，估计该地此病的基因总体携带率的 95% 可信区间。

4. 已知一般人群中慢性气管炎患病率为 9.7%，现调查了 300 名吸烟者，发现其中有 63 人患有慢性气管炎，试推断吸烟人群慢性气管炎患病率是否高于一般人群。

5. 为了解某中药治疗原发性高血压的疗效，将 44 名高血压患者随机分为两组。试验组用该药加辅助治疗，对照组用安慰剂加辅助治疗，观察结果如下表，问该药治疗原发性高血压是否有效？

两种疗法治疗原发性高血压的疗效

分组	例数	有效	有效率（%）
试验组	23	21	91.30
对照组	21	5	23.81

6. 某医生欲比较胞磷胆碱与神经节苷酯治疗脑血管疾病的疗效，将 78 例脑血管疾病患者随机分为两组，结果见下表。问两种药物治疗脑血管疾病的有效率是否相等？

两种药物治疗脑血管疾病有效率的比较

组 别	有效	无效	合计	有效率(%)
胞磷胆碱组	46	6	52	88.46
神经节苷酯组	18	8	26	69.23
合 计	64	14	78	82.05

7. 100 例确诊糖尿病病例,用 A 试纸检测结果尿葡萄糖阳性 90 例,同时用 B 试纸检测阳性 74 例,其中 A、B 均阳性 70 例,问 A、B 两种试纸阳性率是否不同?

8. 某医生在研究血管紧张素 I 转化酶(ACE)基因 I/D 多态与 2 型糖尿病肾病(DN)的关系时,将 249 例 2 型糖尿病患者按有无糖尿病肾病分为两组,资料见下表,问两组 2 型糖尿病患者的 ACE 基因型总体分布有无差别?

DN 组与无 DN 组 2 型糖尿病患者 ACE 基因型分布的比较

组 别	DD	ID	II	合计
DN 组	42	48	21	111
无 DN 组	30	72	36	138
合 计	72	120	57	249

9. 测得某地 5801 人的 ABO 血型和 MN 血型结果如下表,问两种血型系统之间是否有关联?

某地 5801 人的血型

ABO 血型	MN 血型			合计
	M	N	MN	
O	431	490	902	1823
A	388	410	800	1598
B	495	587	950	2032
AB	137	179	32	348
合 计	1451	1666	2684	5801

10. 某医师研究物理疗法、药物治疗和外用膏药 3 种疗法治疗周围性面神经麻痹的疗效,资料见下表。问 3 种疗法的有效率有无差别?

3 种疗法有效率的比较

疗法	有效	无效	合计	有效率(%)
物理疗法组	199	7	206	96.60
药物治疗组	164	18	182	90.11
外用膏药组	118	26	144	81.94
合 计	481	51	532	90.41

第四单元 秩和检验

一、最佳选择题

1. 两个独立小样本计量资料比较的假设检验,首先应考虑( )

A. 用 t 检验   B. 用 u 检验

C. 用 Wilcoxon 秩和检验

D. t 检验或 Wilcoxon 秩和检验均可

E. 资料符合 t 检验还是 Wilcoxon 秩和检验条件

2. 配对样本差值的 Wilcoxon 符号秩检验,确定 P 值的方法为( )

A. T 越大,P 越大   B. T 越大,P 越小

C. T 值在界值范围内,P 小于相应的 α

D. T 值在界值范围内,P 大于相应的 α

E. T 值即 u 值,查 u 界值表

3. 等级资料比较宜用( )

A. t' 检验   B. t 检验   C. u 检验

D. 非参数检验   E. 方差分析

4. 多样本计量资料的比较,当分布类型不清时选择( )

A. t 检验   B. χ^2 检验   C. u 检验

D. H 检验   E. F 检验

5. 以下检验方法中,不属于非参数检验的方法是( )

A. t 检验   B. H 检验   C. T 检验

D. χ^2 检验   E. M 检验

6. 成组设计两样本比较的秩和检验,其检验统计量 T 是( )

A. 以秩和较小者为 T B. 以秩和较大者为 T

C. 以例数较小者秩和为 T D. 以例数较大者秩和为 T

E. 当两样本例数不等时,可任取一样本的秩和为 T

二、简答题

1. 参数检验和非参数检验的区别何在?各有何优缺点?

2. 对同一资料,又出自同一研究目的,用参数检验和非参数检验所得结果不一致时,宜以何者为准?

3. 非参数检验适用哪些情况?

4. 两样本比较的秩和检验,当 $n_1 > 10$,$n_2 - n_1 > 10$ 时采用 u 检验,这时检验是属于参数检验还是非参数检验,为什么?

三、计算分析题

1. 下表资料是 10 名健康人用离子交换法与蒸馏法测定尿汞值的结果,问两法测定结果有无差别?

10 名健康人用离子交换法与蒸馏法测定尿汞值(μg/L)

编　号	1	2	3	4	5	6	7	8	9	10
离子交换法	0.5	2.2	0.0	2.3	6.2	1.0	1.8	4.4	2.7	1.3
蒸馏法	0.0	1.1	0.0	1.3	3.4	4.6	1.1	4.6	3.4	2.1

2. 某实验室观察局部温热治疗小鼠移植肿瘤的疗效,以生存日数作为观察指标,实验结果如下,问局部温热治疗小鼠移植肿瘤是否可延长小鼠生存日数?

实验组	10	12	15	15	16	17	18	20	23	90 以上		
对照组	2	3	4	5	6	7	8	9	10	11	12	13

3. 下表资料是某药治疗两种不同病情的老年慢性支气管炎患者的疗效,问该药对两种病情的疗效是否不同?

某药对两种病情的老年慢性支气管炎患者的疗效

疗　　效	单纯型	单纯型合并肺气肿
控　　制	65	42
显　　效	18	6
有　　效	30	23
无　　效	13	11
合　　计	126	82

4. 据下表资料,问 3 种不同人群的血浆总皮质醇测定值有无差别? 如果有差别,作两两比较。

3 种人群的血浆总皮质醇测定值($\times 10^2$/μmol/L)

正常人	单纯性肥胖	皮质醇增多症
0.11	0.17	2.70
0.52	0.33	2.81
0.61	0.55	2.92
0.69	0.66	3.59
0.77	0.86	3.86
0.86	1.13	4.08
1.02	1.38	4.30
1.08	1.63	4.30
1.27	2.04	5.96
1.92	3.75	6.62

5. 据下表资料,问 3 种产妇在产后 1 个月内的泌乳量有无差别?

3 种产妇在产后 1 个月内的泌乳量

乳量	早产	足月产	过期产
无	30	132	10
少	36	292	14
多	31	414	34
合 计	97	838	58

6.10 例食管癌患者在某种药物保护下，作不同强度的放射照射，观察血中淋巴细胞畸变百分数，结果如下表。问三者的淋巴细胞畸变百分数有无差别？如果有差别，作两两比较。

10 例食管癌患者放射线照射后血中淋巴细胞畸变百分数(%)

病例号	照射前	照射 6000γ	照射 9000γ
1	1.0	0.0	0.0
2	1.0	18.0	12.0
3	0.0	6.7	9.7
4	1.2	0.0	6.3
5	1.0	29.0	16.0
6	1.0	17.0	16.7
7	1.0	5.0	25.0
8	1.0	6.0	2.5
9	1.0	10.0	9.0
10	4.0	7.0	7.0

第五单元　回归与相关

一、最佳选择题

1. 若决定系数为 0.04，则下列说法错误的是（　　）

A. 散点图中所有的实测点都排列在一条回归线上

B. 决定系数即是 r^2

C. y 的总变异中有 4% 可以由 x 的变化来解释

D. 相关系数 $|r| = 0.2$

E. 回归贡献相对较小

2. 关于回归系数的描述，下列说法错误的是（　　）

A. $b > 0$，表示回归直线与 y 轴交点在原点上方

B. $b = 0$，回归直线与 x 轴平行

C. $|b|$ 越大，则回归直线越陡

D. b 一般有单位

E. $b < 0$ 表示回归直线从左上方走向右下方

3. 直线相关分析中，下列描述错误的是（　　）

A. r 没有单位

B. r 的取值范围为 $-1 \leqslant r \leqslant 1$

C. r 的绝对值越接近 1，表示两变量间相关关系密切程度越高

D. $|r| = 0$ 表示完全相关

E. 直线相关是描述具有直线关系的两变量的相互关系

4. 回归系数 b 的 t 检验，其自由度 ν 为（　　）

A. n　　　　　　　　　B. $2n - 1$　　　　　　　　　C. $n - 1$

D. $n - 2$　　　　　　　　E. 以上说法都不对

5. 在同一双变量 (x, y) 的相关与回归分析中，下列说法正确的是（　　）

A. r 值与 b 值毫无数量关系

B. r 值和 b 值的符号毫无关系

C. r 值与 b 值的符号相同

D. r 值与 b 值相等

E. r 值与 b 值有相同的单位

6. 回归系数的假设检验，其无效假设 H_0 是（　　）

A. $\beta = 1$　　　　　　　　B. $\beta \neq 0$　　　　　　　　C. $\beta > 0$

D. $\beta < 0$　　　　　　　　E. $\beta = 0$

7. 在秩相关的分析中，下列描述不正确的是（　　）

A. 它适用于不服从双变量正态分布的资料

B. 总体分布型未知的资料宜计算 r_s

C. $|r_s| \leqslant 1$

D. 查 r_s 界值表时，计算的统计量 $|r_s|$ 越小，所对应的 P 越小

E. 它也适用于等级资料

8. 散点呈直线趋势, 当 x 减小而 y 增加时, 可初步判断两变量为( )

A. 正的直线相关关系　　　B. 无直线相关关系

C. 非线性关系　　　　　　D. 负的直线相关关系

E. 无法确定

9. 若 $r = 0.40$, 经假设检验得 $P < 0.05$, 则( )

A. 尚不能认为两变量存在相关关系

B. 尚不能认为两变量存在直线关系

C. 两变量相关关系密切

D. 可以认为两变量存在直线关系

E. 不能得出总体相关系数 $\rho \neq 0$ 的结论

10. 直线相关分析中, 对相关系数作假设检验, 其目的是( )

A. 检验相关系数 r 是否等于 0

B. 推断两变量间是否存在直线相关关系

C. 检验两总体相关系数是否相等

D. 推断两变量间相关方向

E. 推断两变量间密切程度

11. 已知两样本 $r_1 = r_3$, $n_1 \neq n_2$, 那么( )

A. $b_1 = b_2$　　　　　　B. $b_{0_1} = b_{0_2}$　　　　　　C. $t_{r1} = t_{b1}$

D. $t_{b1} = t_{b2}$　　　　　E. $t_{r1} = t_{r2}$

12. 用最小二乘法确定直线回归方程的原则是( )

A. 各观测点距直线的纵向距离相等

B. 各观测点距直线的纵向距离平方和最小

C. 各观测点距直线的垂直距离相等

D. 各观测点距直线的垂直距离平方和最小

E. 各观测点距直线的纵向距离最小

13. 直线回归与相关分析中, 下列哪项正确( )

A. $\rho = 0$ 时, $r = 0$　　　B. $|r| > 0$, $b > 0$　　　C. $r > 0$ 时, $b < 0$

D. $|r| < 0$ 时, $b < 0$　　　E. $|r| = 1$ 时, $b = 1$

14. 直线回归分析中, 有直线回归方程 $\hat{Y} = 0.004 + 0.0488X$, 代入两点描出回归线。下面选项中哪项正确( )

A. 所有实测点都应在回归线上

B. 所绘回归直线必过点 $(\bar{X}, \bar{Y})$

C. 原点是回归直线与 Y 轴的交点

D. 回归直线 X 的取值范围为 $(-1, 1)$

E. 实测值与估计值差的平方和必小于零

15. 直线相关系数的假设检验, $r > r_{0.05, \nu}$, 可认为( )

A. 回归系数 $\beta = 0$

B. 相关系数 $\rho = 0$

C. 决定系数等于零

D. X、Y 间线性关系存在

E. X、Y 差别有统计学意义

16. 如果直线相关系数 $r=1$，则一定有（　　）

A. $SS_{总}=SS_{残}$　　　　　B. $SS_{残}=SS_{回}$　　　　　C. $SS_{总}=SS_{回}$

D. $SS_{总}>SS_{回}$　　　　　E. $MS_{回}=MS_{残}$

17. $|r|>r_{0.05,\nu}$ 时，可认为两变量 X，Y 间（　　）

A. 有一定关系　　　　　　B. 有正相关关系　　　　　C. 有递增关系

D. 肯定有直线关系　　　　E. 线性相关关系存在

二、简答题

1. 直线回归分析中应注意哪些问题？

2. 简述直线回归与直线相关的区别与联系。

3. 简述直线相关与秩相关的区别与联系。

三、计算分析题

1. 随机抽取某校 10 名一年级女大学生，测量胸围（cm）与肺活量（L），数据如下表。

10 名一年级女大学生的胸围与肺活量测量结果

学生编号	1	2	3	4	5	6	7	8	9	10
胸围 X（cm）	72.4	83.9	78.3	88.4	77.1	81.7	78.3	74.8	73.7	79.4
肺活量 Y（L）	2.41	3.11	1.91	3.28	2.83	2.86	3.16	1.91	2.98	3.28

（1）建立直线回归方程，绘制回归直线。

（2）计算相关系数并对其进行假设检验。

2. 两名放射科医生对 13 名肺炎患者肺部 X 片肺门阴影密度级别各自作出诊断，结果如下表。问两等级评定结果间是否存在相关关系？

两名放射科医生肺部 X 片的评定结果

患者编号	1	2	3	4	5	6	7	8	9	10	11	12	13
甲医生	+	++	-	±	-	+	++	++	++	+++	-	++	+
乙医生	±	++	+	+		++	++	++	+++	+++	±	++	++

第六单元　调查设计和实验设计

一、最佳选择题

1. 实验设计的三个基本要素是(　　)

A. 受试对象、实验效应、观察指标

B. 随机化、重复、设置对照

C. 齐同对比、均衡性、随机化

D. 处理因素、受试对象、实验效应

E. 设置对照、重复、盲法

2. 实验设计的基本原则是(　　)

A. 随机化、盲法、设置对照

B. 重复、随机化、配对

C. 随机化、盲法、配对

D. 齐同、均衡、随机化

E. 随机化、重复、设置对照

3. 实验设计和调查设计的根本区别是(　　)

A. 实验设计以动物为对象　B. 调查设计以人为对象

C. 实验设计可随机分组　　D. 实验设计可人为设置处理因素

E. 两者无区别

4. 实验研究与调查研究相比，主要优点是(　　)

A. 完成任务时间少　　　B. 完成任务人力少

C. 完成任务需钱少　　　D. 干扰因素少

E. 统计分析指标少

5. 估计样本含量时，所定容许误差愈小，则(　　)

A. 所要的样本含量愈大　B. 所要的样本含量愈小

C. 不影响样本含量　　　D. 所定的样本含量愈准确

E. 所定的样本含量愈粗糙

6. 估计样本含量时，所定第 I 类误差愈小，则(　　)

A. 所要的样本含量愈大　　B. 所要的样本含量愈小

C. 不影响样本含量　　　　D. 所定的样本含量愈准确

E. 所定的样本含量愈粗糙

7. 估计样本含量时，所定第 II 类误差愈小，则(　　)

A. 所要的样本含量愈大

B. 所要的样本含量愈小

C. 不影响样本含量

D. 所定的样本含量愈准确

E. 所定的样本含量愈粗糙

8. 应用随机区组设计应遵循的原则是(　　)

A. 单位组间差别越大越好，单位组内差别越小越好

B. 单位组间差别越小越好，单位组内差别越大越好

C. 单位组间差别越大越好，单位组内差别越大越好

D. 单位组间差别越小越好，单位组内差别越小越好

E. 与单位组间和单位组内的变异程度无关

9. 研究 A 药抗癌效果，将患有某种肿瘤的大白鼠随机分为两组，一组未给药，一组饲服抗癌 A 药。2 周后检测体内存活的肿瘤细胞数。这种对照在实验设计中称为(   )

A. 实验对照　　　　　　B. 空白对照　　　　　　C. 安慰剂对照

D. 标准对照　　　　　　E. 历史对照

10. 研究某活菌苗预防菌痢的效果，选择某部队作现场实验，一部分人服药，一部分人不服药，一定时间后，观察这两部分人菌痢的发病情况。这种对照属于(   )

A. 实验对照　　　　　　B. 空白对照　　　　　　C. 安慰剂对照

D. 标准对照　　　　　　E. 历史对照

11. 为研究膳食中强化铁预防缺铁性贫血的效果，试验组儿童食用强化铁酱油烹饪的食物，对照组儿童食用普通酱油烹饪的食物。这种对照在实验设计中称为(   )

A. 实验对照　　　　　　B. 空白对照　　　　　　C. 安慰剂对照

D. 标准对照　　　　　　E. 历史对照

12. 为研究新药"胃灵丹"治疗胃病(胃炎、胃溃疡)疗效，在某医院选择 40 例胃炎和胃溃疡患者，随机分成试验组和对照组，试验组用胃灵丹治疗，对照组用公认有效的"胃苏冲剂"。这种对照在试验设计中称为(   )

A. 实验对照　　　　　　B. 空白对照　　　　　　C. 安慰剂对照

D. 标准对照　　　　　　E. 历史对照

13. 某医生研究丹参预防冠心病的作用，试验组用丹参，对照组用无任何作用的糖丸。这属于(   )

A. 实验对照　　　　　　B. 空白对照　　　　　　C. 安慰剂对照

D. 标准对照　　　　　　E. 历史对照

14. 某研究欲调查某市中学生对艾滋病的认识，从全市 40 所中学随机抽取 4 所，对该 4 所学校的全部学生实施问卷调查。该种抽样方法属于(   )

A. 整群抽样　　　　　　B. 分层抽样　　　　　　C. 系统抽样

D. 简单随机抽样　　　　E. 多阶段抽样

15. 某研究调查某地卫生技术人员的医疗保健服务能力，分为县、乡、村 3 级，从各级随机抽取 1/10 卫生技术人员进行问卷调查和技术考核。该种抽样方法属于(   )

A. 整群抽样　　　　　　B. 分层抽样　　　　　　C. 系统抽样

D. 简单随机抽样　　　　E. 多阶段抽样

二、简答题

1. 调查设计包含哪些内容?

2. 调查表或问卷的一般结构是什么?

3. 调查研究和实验研究有何区别?

4．什么是普查？什么是抽样调查？它们各有什么特点？

5．为什么要进行抽样调查？

6．随机化的作用是什么？

7．欲了解某小学在校生龋齿患病情况，已知该小学共有 6 个年级学生，每个年级 10 个班，每个班 50 名学生。试用分层整群抽烟方法调查 600 名学生，问如何抽样？

8．同样是比较 G 个总体均数差别，为什么有时用完全随机设计，有时则用随机区组设计？

9．比较甲、乙、丙、丁四种饲料对小白鼠体重的影响。实验对象为 8 窝小白鼠，每窝 4 只，应采用何种实验设计方法？

三、计算分析题

1．某地区有孕产妇 6000 人，拟用单纯随机抽样了解该地区孕产妇血红蛋白的平均水平。希望控制误差不超过 1g/L，据以往资料，孕产妇血红蛋白的标准差为 10g/L，若取 $\alpha = 0.05$，问需调查多少人？

2．为了解某地区儿童营养不良的发生情况，拟在该地区作儿童营养不良率的抽样调查，根据已经掌握的资料，该地区现阶段营养不良率在 0.25 上下波动，若容许误差定为 0.01，α 定为 0.05，试按单纯随机抽样，估计调查的儿童样本例数。

3．为比较两种药物治疗消化性溃疡的疗效，以纤维胃镜检查结果作为判断标准，选 14 名患者，以患者的年龄、性别、病型和病情等条件进行配对，在纤维胃镜下观察每一患者的溃疡面积减少百分率，面积减少百分率为 40% 以上者为治疗有效。（1）如何将患者分组？并写出分组结果。（2）如何对结果进行统计分析处理？

4．某项研发降压药 A 与标准降压药 B 的疗效比较。已知 B 药能使血压平均下降 2.2 kPa，期望 A 药能平均下降 4 kPa。若降压值的标准差为 5 kPa。规定 $\alpha = 0.05$，$1 - \beta = 0.8$，如果想发现 A 药比 B 药疗效更好，需观察多少例病例？

5．用 3 种不同的抗凝剂处理血液标本后测得红细胞沉降率（mm/h）的预实验结果如下表。如果想发现这 3 种抗凝剂的抗凝效果不同，规定 $\alpha = 0.05$，$\beta = 0.10$，正式实验需要多少样品？

3 种抗凝剂的红细胞沉降率预实验结果

抗凝剂	均数（mm/h）	标准差
A	16.0	4.1
B	11.3	4.9
C	9.3	4.6

6．据以往调查结果，缺碘地区母婴之间 TSH 水平之间直线相关系数为 0.8。如果在规定 $\alpha = 0.05$，$\beta = 0.20$ 的水平上得到相关系数有统计学意义的结论，至少需要观察多少人？

7．慢性肾炎治疗采用常规治疗方法的控制率为 30%。现试验某新药，其控制率要求达到 50% 即可认为新药比常规药物疗效好。若规定 $\alpha = 0.05$，$\beta = 0.10$，至少需要多少病例可以发现两种药物疗效不同?

　　8. 某医生用 A、B 两药治疗慢性萎缩性胃炎患者，预试验中得到 A 药显效率为 60%，B 药显效率为 85%。拟进一步正式试验，取 $\alpha = 0.05$，$\beta = 0.20$，若要得出药效有差别的结论，每组需观察多少例患者?

第七单元 医学人口统计与疾病统计

一、最佳选择题

1.老年人口系数下降，可使( )

A.粗死亡率上升 　　　　　 B.粗死亡率下降 　　　　　 C.婴儿死亡率上升

D.婴儿死亡率下降 　　　　 E.以上都不对

2.少年儿童人口系数下降，可使( )

A.粗死亡率上升 　　　　　 B.粗死亡率下降 　　　　　 C.出生率上升

D.出生率下降 　　　　　　 E.生育率下降

3.能够不受年龄结构的影响，反映整个人群死亡水平的指标是( )

A.死因别死亡率 　　　　　 B.粗死亡率 　　　　　 C.标准化死亡率

D.年龄别死亡率 　　　　　 E.死因构成百分比

4.欲计算某年婴儿死亡率，则应选用作为分母的是( )

A.某年活产总数 　　　　　 B.某年平均人口数

C.某年中 0 岁组人口数 　　 D.某年末 0 岁组人口数

E.某年未满 1 周岁婴儿数

5.欲计算某年新生儿死亡率，则应选用作为分母的是( )

A.某年新生儿总数 　　　　 B.某年活产总数

C.当年怀孕的妇女数 　　　 D.妊娠 28 周以上的妇女数

E.妊娠 28 周以上出生并存活的新生儿

6.寿命表的编制根据的是特定人群的( )

A.年龄组死亡率 　　　　　 B.总死亡率

C.人口构成比 　　　　　　 D.某病的年龄别死亡率

E.性别死亡率

7.简略寿命表的"出生时平均预期寿命"( )

A.是各年龄组预期寿命的平均

B.是 1 岁组的平均寿命

C.是平均死亡年龄

D.综合反映了各年龄组死亡率水平

E.是寿命表的一种指标，不能反映实际健康状况

8.某地 2000 年女性平均寿命为 73.36 岁，2002 年女性平均寿命为 75.19 岁。两年的平均预期寿命可以进行比较，是因为寿命表指标( )

A.不受总死亡率的影响

B.不受人口数量的影响

C.不受环境或地区的影响

D.不受总发病率的影响

E.不受人口年龄构成的影响

二、简答题

1. 何谓人口老龄化? 请简述其影响因素。
2. 病死率、死亡率、死亡概率有何区别。
3. 寿命表各项指标用途?

三、计算分析题

1. 某市共有 100 000 人, 2004 年因各种疾病共有 1000 人死亡。该年共有心脏病患者 356 例, 其中当年新发生 131 例, 2002 年共有 52 人死于心脏病。试计算以下指标: (1) 该市 2004 年总死亡率; (2) 该市 2004 年心脏病的发病率; (3) 该市 2004 年心脏病的患病率; (4) 该市 2004 年心脏病的病死率; (5) 该市 2004 年因心脏病死亡人数在总死亡人数中所占的比重; (6) 该市 2004 年心脏病的死亡率。

2. 已知某地 2000 年男性各年龄组平均人口数及死亡人数如下表, 以此资料编制该地 2000 年男性简略寿命表。

2000 年某市男性各年龄组人数及死亡数

年龄组	人口数	实际死亡数
$x \sim$	P_x	D_x
0 ~	43681	446
1 ~	98053	124
5 ~	100407	75
10 ~	166626	116
15 ~	199860	162
20 ~	249279	250
25 ~	194560	210
30 ~	141843	165
35 ~	99965	154
40 ~	95662	231
45 ~	95652	376
50 ~	85074	563
55 ~	69403	852
60 ~	51560	1129
65 ~	39865	1652
70 ~	28956	1789
75 ~	14000	1564
80 ~	4465	986
85 ~	1023	265

附录三 英汉名词对照

A.

abridged life table	简略寿命表
acceptability	可接受性
accidental sampling	偶遇抽样
active life expectancy, ALE	健康期望寿命
actives of daily living, ADL	日常生活活动
actual frequency	实际频数
age-specific death rate, ASDR	年龄别死亡率
age-specific fertility rate, ASFR	年龄别生育率, 年龄组生育率
age structure	年龄构成
alternative hypothesis	备择假设
analysis of data	分析资料
analysis of variance, ANOVA	方差分析
animal experiment	动物实验
average	平均数

B.

bar chart	直条图
bias	偏倚
biostatistics	生物统计学
blank control	空白对照
blind method	盲法
block	区组
block randomization	区组随机化
box plot	箱式图

C.

case-control study	病例 – 对照研究
case fatality	病死率
categorical variable	分类变量
cause-specific death rate	死因别死亡率
census	普查
chi-square distribution	卡方分布
chi-square test	卡方检验
clinical trial	临床试验
cluster sampling	整群抽样

coefficient of determination	决定系数
coefficient of kurtosis	峰度系数
coefficient of product-moment correlation of Pearson	Pearson 积差相关系数
coefficient of regression	回归系数
coefficient of skewness	偏度系数
coefficient of variation	变异系数
cohort study	队列研究
collection of data	搜集资料
column	列
complete life table	完全寿命表
complete randomization	完全随机化
complete survey	全面调查
completely random design	完全随机设计
confidence bound/confidence interval, CI	可信区间或置信区间
confidence level	可信度或置信度
confidence limit, CL	可信限/置信限
confounding	混杂
confounding bias	混杂偏倚
confounding factor	混杂因素
control	对照
convenience sampling	便利抽样
correlation	相关
correlation coefficient	相关系数
critical value	界值(临界值)
cross-sectional study	横断面研究
crude birth rate, CBR	粗出生率
crude death rate, CDR	粗死亡率
cumulative death rate	累计死亡率
cumulative incidence rate	累计发病率
cure rate	治愈率
current life table	现时寿命表

D.

data	资料
data collection	资料收集
degree of freedom, df 或 v	自由度
dependency ratio	抚养比, 抚养系数, 负担系数
dependent variable	应变量
design	设计
deviance	偏差

disability adjusted life years，DALYs	残疾调整寿命年
distribution-free test	任意分布检验
double blind	双盲

E.

effect magnitude	效应尺度
effect size，ES	效应量
efficiency of experiment	实验效率
eigenvalue	特征值
eigenvector	特征向量
enumeration data	计数资料
equamax	均方最大旋转
equivalence	等效
error	误差
error bar	误差条图
estimation of parameter	参数估计
experiment design	实验设计
experimental control	实验对照
experimental effect	实验效应
experimental object	实验对象
experimental study	实验研究

F.

field trial	现场试验
finite population	有限总体
Fisher probabilities in 2×2 table	四格表的 Fisher 确切概率
forward selection	前进法
fourfold table	四格表
frequency distribution	频数分布
frequency table	频数分布表
Friedman's M test	Friedman's M 检验

G.

Gaussian distribution	Gauss 分布
general fertility rate，GFR	总生育率
geometric mean	几何均数
gold standard	金标准
graph of frequency distribution	频数分布图
gross error	过失误差
gross reproduction rate，GRR	粗再生育率
grouping variable	分组变量

H.

health statistics	卫生统计学
histogram	直方图
homogeneity	同质
homogeneity of variance	方差齐性
homogeneity of variance test	方差齐性检验
hypothesis test / significance test	假设检验/显著性检验
hypothesis under test / to be tested	检验假设

I.

incidence density	发病密度
incidence rate	发病率
independent variable	自变量
individual	个体
induce abortion rate	人工流产率
infant mortality rate, IMR	婴儿死亡率
infinite population	无限总体
intercept	截距

K.

Kruskal-Wallis H test	Kruskal-Wallis H 检验
Kurtosis	峰度

L.

least sum of squares	最小二乘
level	水平
life expectancy	期望寿命
life expectancy free of disability, LEFD	无残疾期望寿命
life table	寿命表
line graph	线图
linear correlation	直线相关
linear regression	直线回归
linear regression equation	直线回归方程
lower limit, L	可信下限

M.

maternal mortality rate	孕产妇死亡率
mean	均数
mean length of generation, LG	平均世代年数
mean square	均方
mean square deviation	均方差
measurement data	计量资料
measurement error	测量误差

median	中位数
medical reference range	医学参考值范围
medical statistics	医学统计学
methods of randomization	随机化方法
mortality rate	死亡率
multiple comparison	多重比较
multiple linear regression	多元线性回归
mutual control	相互对照

N.

natural increase rate, NIR	自然增长率
negative correlation	负相关
negative predict value	阴性预测值
negative skewness distribution	负偏态分布
Nemenyi test	Nemenyi 检验
neonatal mortality rate, NMR	新生儿死亡率
net reproduction rate, NRR	净再生育率
non-probability sampling	非概率抽样
non-significant / no significance	无统计学意义/无显著性
normal distribution	正态分布
normality test	正态性检验
null hypothesis	无效假设或零/原假设
numerical variable	数值变量

O.

observational study	观察性研究
observed unit	观察单位
observed value	观察值
omission diagnostic rate	漏诊率
one-factor ANOVA	单因素方差分析
one-sided test	单侧检验
one-tailed probability	单侧概率或单尾概率
one-way classification ANOVA	单向分类的方差分析
one sample / group t-test	单样本 t 检验

P.

P-value	P 值
paired / matched t-test	配对(样本)t 检验，成对 t 检验
paired design	配对设计
parameter	参数
parametric test	参数检验
percent bar chart	百分比条图

percentile	百分位数
perfect negative correlation	完全负相关
perfect positive correlation	完全正相关
perinatal mortality rate	围生儿死亡率，围产儿死亡率
period prevalence rate	时期患病率
person-time incidence rate	人时发病率
person-years	人年
pie chart	圆图
point estimation	点（值）估计
point prevalence rate	时点患病率
population	总体
population pyramid	人口金字塔
population size	人口总数
positive correlation	正相关
positive predict value	阳性预测值
positive skewness distribution	正偏态分布
potential control	潜在对照
potential years of life lost, PYLL	减寿年数
power of a test	检验效能，把握度
predicted value	预测值
prevalence rate	患病率，现患率
probability-probability plot, P-P plot	概率图，P-P 图
probability	概率
probability sampling	概率抽样
product-limited method	乘积极限法
proportion	比例
proportion of low birth weight	低出生体重百分比
proportion of dying of a specific cause	死因构成比
proportional hazard regression model	比例风险回归模型

Q.

qualitative data	定性资料
quality adjusted life years, QALYs	生存质量调整寿命年
quantile-quantile plot, Q-Q plot	分位数图，Q-Q 图
quantitative data	定量资料
quartile	四分位数
quartile range	四分位数间距
questionnaire	问卷

R.

random error	随机误差

random error of measurement   随机测量误差

random number   随机数

randomization   随机化

randomized allocation   随机分配

randomized block design   随机区组设计

randomized control trials，RCTs   随机对照试验

randomized sampling   随机抽样

range   极差

rank correlation   秩相关、等级相关

ranked data   等级资料

rate   率

ratio   比

ratio of induced abortion and live birth   人流活产比

receiver operator characteristic   受试者工作特征

reference range   参考值范围

reference value   参考值

regression   回归

relative frequency   频率

replication   重复

representativeness   代表性

residual   残差、剩余值

residual analysis   残差分析

residual plot   残差图

response variable   反应变量

row   行

S.

sample   样本

sample size   样本含量

sample survey   抽样调查

sampling   抽样

sampling distribution   抽样分布

sampling error   抽样误差

scatter plot   散点图

semi-logarithmic line graph   半对数线图

semi-quantitative data   半定量资料

sensitivity   灵敏度

separate variance estimation t-test   近似 t 检验，t' 检验

sex ratio   性别比

significance test   显著性检验

simple correlation	简单相关
simple random sampling	单纯随机抽样
simple regression	简单回归
size of a test/significance level	检验水准
skewed to the left distribution	左偏态分布
skewed to the right distribution	右偏态分布
skewness	偏度
slope	斜率
snowball sampling	雪球抽样
sorting data	整理资料
specificity	特异度
SPSS(Statistical Package for Social Science)	社会科学统计软件包
standard control	标准对照
standard deviation	标准差
standard deviation of residuals	剩余标准差
standard error of mean, SEM	均数的标准误
standard error of the difference between two means	两均数之差的标准误
standard error, SE	标准误
standard expected years of life lost	标准寿命表减寿年数
standard mortality ratio , SMR	标准化死亡比
standard normal distribution	标准正态分布
standardization	标准化
standardized rate	标准化率
statistic	统计量
statistical analysis plan	统计分析计划
statistical description	统计描述
statistical graph	统计图
statistical inference	统计推断
statistical map	统计地图
statistical significance	统计学意义
statistical table	统计表
statistics	统计学
Student's t-distribution	Student 氏 t 分布
subject	受试对象
sum of squares of deviation from mean	离均差平方和
systematic error	系统误差
systematic sampling	系统抽样

T.

t-distribution	t 分布

t-test / Student's t-test	t 检验
table of random number	随机数字表
target population	目标人群
theoretical frequency	理论频数
ties	相同秩
total fertility rate, TFR	总和生育率
treatment	处理
treatment factor	处理因素
two-sided test	双侧检验
two-sample / group t-test	两样本 t 检验，成组 t 检验
two-tailed probability	双侧概率或双尾概率
type I error	I 型错误
type II error	II 型错误
typical survey	典型调查

U.

U test	U 检验
univariate	单变量
univariate ANOVA	单变量方差分析
upper limit, U	可信上限

V.

value of variable	变量值
variable	变量
variance	方差
variation	变异

W.

Wilcoxon rank sum test	Wilcoxon 秩和检验
Wilcoxon signed-rank test	Wilcoxon 符号秩检验

Y.

years lived with disability, YLD	健康生命损失年
years of life lost, YLL	生命损失年

Z.

zero correlation	零相关

参考文献

[1] 孙振球. 医学科学研究与设计. 北京：人民卫生出版社，2008

[2] 方积乾. 卫生统计学. 第6版. 北京：人民卫生出版社，2008

[3] 赵耐青，陈峰. 卫生统计学. 北京：高等教育出版社，2008

[4] 马斌荣. 医学统计学. 第5版. 北京：人民卫生出版社，2008

[5] 王乐三. SPSS在医学科研中的应用. 北京：化学工业出版社，2007

[6] 车宏生，王爱平，卞冉. 心理与社会研究统计方法. 北京：北京师范大学出版社，2006

[7] 罗家洪，徐天和. 医学统计学. 北京：科学出版社，2006

[8] 孙振球. 医学统计学. 第2版. 北京：人民卫生出版社，2005

[9] 颜虹. 医学统计学. 北京：人民卫生出版社，2005

[10] 徐勇勇. 医学统计学. 第2版. 北京：高等教育出版社，2004

[11] 赵耐青. 医学统计学. 北京：高等教育出版社，2004

[12] 倪宗瓒. 医学统计学. 北京：人民卫生出版社，2003

[13] 倪宗瓒. 卫生统计学. 第4版. 北京：人民卫生出版社，2001

[14] 郭祖超. 医学统计学. 北京：人民军医出版社，1999

[15] 徐勇勇. 医学统计学. 北京：高等教育出版社，2001

[16] 杨树勤. 卫生统计学. 第3版. 北京：人民卫生出版社，1995

[17] 郭祖超. 医用数理统计方法. 第3版. 北京：人民卫生出版社，1988

[18] 钟才高. 预防医学(二). 北京：北京大学医学出版社，2009

[19] 傅华. 预防医学. 第4版. 北京：人民卫生出版社，2004

图书在版编目(CIP)数据

医学统计学/王乐三主编 . 一长沙:中南大学出版社,2010
ISBN 978 - 7 - 5487 - 0010 - 4

Ⅰ.医... Ⅱ.王... Ⅲ.医学统计 - 高等学校:技术学校 - 教材
Ⅳ. R195.1

中国版本图书馆 CIP 数据核字(2010)第 047620 号

医学统计学

王乐三 主编

□责任编辑 李 娴
□责任印制 易红卫
□出版发行 中南大学出版社

　　　　　社址:长沙市麓山南路　　　　邮编:410083
　　　　　发行科电话:0731-88876770　　传真:0731-88710482
□印　装 长沙市宏发印刷有限公司

□开　本 787×1092 1/16 □印张 18.75 □字数 460 千字
□版　次 2010 年 5 月第 1 版 □2016 年 11 月第 11 次印刷
□书　号 ISBN 978 - 7 - 5487 - 0010 - 4
□定　价 35.00 元